Katja Doubek

Lexikon merkwürdiger Todesarten

SERIE PIPER

Zu diesem Buch

Nichts ist so sicher wie der Tod – doch dieser kann bekanntlich auf die unterschiedlichste Art eintreten. Katja Doubek hat skurrile, grausige und bisweilen sogar komische Geschichten in einem bunten Kaleidoskop versammelt. Sie erzählt vom Schriftsteller Ödön von Horváth, der in Paris von einem herabstürzenden Ast erschlagen wurde, weil er aus Angst das Autofahren ablehnte, oder von einem Hot-dog-Dieb in St. Louis, der seine Beute sichern wollte, indem er sie in einem Stück herunterschlang – und daran erstickte. Makaber auch die Geschichte jenes Amerikaners, der sich versehentlich erschoß, als er vom Telefon geweckt wurde: Anstelle des Hörers hielt er sich seine auf dem Nachttisch liegende Waffe ans Ohr, aus der sich ein Schuß löste ... In einer gelungenen Gratwanderung zwischen Spannung und Nachdenklichkeit fördert die Autorin Verblüffendes aus Geschichte und Gegenwart zutage.

Katja Doubek, geboren 1958, studierte Psychologie, Germanistik, Philosophie und Geschichte, ist heute als Psychotherapeutin tätig und verfaßte zahlreiche psychologische Sachbücher zu Paar- und Familienproblemen. Sie lebt in Wiesbaden und Sperlonga/Italien.

Katja Doubek
Lexikon merkwürdiger Todesarten

Seltsame Spielarten und Formen des Exitus
von Amoklauf bis Zyankali

Ein Eichborn. Lexikon

Piper München Zürich

Die außergewöhnlichen Lexika in der Serie Piper:
Walter Krämer, Götz Trenkler: Lexikon der populären Irrtümer (2446)
Walter Krämer, Michael Schmidt: Lexikon der populären Listen (2591)
Karen Duve, Thies Völker: Lexikon der berühmten Tiere (2684)
Charles Panati: Populäres Lexikon religiöser Bräuche und Gegenstände (2795)
Walter Gerlach: Das neue Lexikon des Aberglaubens (2796)
Walter Krämer, Götz Trenkler, Denis Krämer: Das neue Lexikon der populären Irrtümer (2797)
Dirk Maxeiner, Michael Miersch: Lexikon der Öko-Irrtümer (2873)
Michael Miersch: Das bizarre Sexualleben der Tiere (3009)
Wolfgang Hars: Nichts ist unmöglich! Lexikon der Werbesprüche (3010)
Werner Fuld: Das Lexikon der Fälschungen (3011)
Wolf-Ulrich Cropp: Das andere Fremdwörter-Lexikon (3160)
Klaus Waller: Lexikon der klassischen Irrtümer (3278)
Das Beste aus dem Lexikon der populären Irrtümer (3279)
Katja Doubek: Das intime Lexikon (3280)
Matthew Richardson: Das populäre Lexikon der ersten Male (3388)
Robert Anton Wilson, Miriam Joan Hill: Das Lexikon der Verschwörungstheorien (3389)
Christian Eichler: Lexikon der Fußballmythen (3397)
Katja Doubek: Lexikon merkwürdiger Todesarten (3408)
Rolf Degen: Lexikon der Psycho-Irrtümer (3409)
Walter Krämer: Modern Talking auf deutsch (3443)
Peter D'Epiro, Mary Desmond Pinkowish: Sieben Weltwunder, drei Furien und 64 andere Fragen, auf die Sie keine Antwort wissen (3639)

Ungekürzte Taschenbuchausgabe
Piper Verlag GmbH, München
August 2002

Umschlag/Bildredaktion: Büro Hamburg
Isabel Bünermann, Julia Martinez, Charlotte Wippermann
Umschlagabbildung: Christian Clayton
Foto Umschlagrückseite: Monika Werneke
Gesamtherstellung: Clausen & Bosse, Leck
Printed in Germany ISBN 3-492-23408-9

www.piper.de

Vorwort

> Der Tod ist kein Abschnitt des Daseins,
> sondern nur ein Übergang
> aus einer Form des endlichen Wesens
> in eine andere.
>
> W. v. Humboldt

Wie alles auf dieser Welt hat auch die menschliche Existenz irgendwann ein Ende. Etwa vier Jahre beträgt die Lebenserwartung von Ratten, 120 Jahre sind für den Menschen im äußersten Fall erreichbar und üppige vier Jahrtausende nähren den Mammutbaum seine Wurzeln.

Die Natur sorgt vor: Damit keine Spezies überhandnimmt, hat sie den Alterungsprozeß und schließlich den Tod vorgesehen. Aber alt wollen die Menschen heute nicht mehr sein. Ewig jung will man sein oder sich zumindest dafür halten, analysiert der Berliner Soziologe Prof. Dr. Alexander Schuller. Die Lebenserwartung hat sich in den Industrieländern in den letzten hundert Jahren verdoppelt. Wer heute geboren wird, hat gute Chancen, hundert zu werden, prognostizieren die Altersforscher. Irgendwann jedoch, und da hilft auch die wissenschaftliche Forschung nicht, müssen wir alle sterben. Der Umgang mit dem Tod fällt unserer jugendorientierten Gesellschaft allerdings zunehmend schwerer.

Wenn es ans Sterben geht, haben wir heute alle die denkbar größten Aussichten, die letzten Tage und Stunden unseres Lebens in der sterilen Einsamkeit eines Krankenhauszimmers zu verbringen.

Das war nicht immer so. Wie die Geburt war auch der Tod des Menschen bis ins 19. Jahrhundert eine durchaus öffentliche Angelegenheit. Die Sterbenden waren in der Regel mit vollem Einverständnis Mittelpunkt einer ihres Ablebens wegen stattfindenden Versammlung. Von Madame de Montespan, einer der Geliebten Ludwigs des XIV., wird berichtet, daß sie weniger Angst vor dem Tod hatte als davor, allein zu sterben. Deswegen schlief sie bei geöffneten Vorhängen inmitten ihrer Zofen, umgeben von Dutzenden von Kerzen. Das bemitleidenswerte Personal hatte die Order, die ganze Nacht hindurch zu plaudern, zu scherzen oder gar zu essen, damit die Montespan das Leben um sich pulsieren spürte, wenn sie des Nächtens erwachte. Als sie dann tatsächlich ihren Tod nahen fühlte, rief sie am 27. Mai 1707 ihre Dienerschaft zusammen, bat sie um Verzeihung, bekannte ihre Sünden und bestimmte – wie es Brauch war – bis zum letzten Atemzug die Zeremonie.

Gegen Ende des 18. Jahrhunderts führten überfüllte Sterbezimmer zu Beschwerden der Mediziner, doch ihr Wunsch nach Hygiene und mehr Ruhe für die Sterbenden blieb ungehört.

Die Menschen hatten keine Furcht vor dem Tod selbst, dazu war er vor allem in früher Zeit zu sehr Bestandteil des Alltags. Die Drohungen der Kirchenmänner bezogen sich entsprechend auch weniger auf das Sterben als auf die Hölle, vor der sie die Ängste allerdings außerordentlich zu schüren wußten.

Die Angewohnheit der Spanier, sich beim Tode eines Angehörigen in Schwarz zu kleiden, wurde andernorts im 12. Jahrhundert mit Verwunderung zur Kenntnis genommen. Erst im 16. Jahrhundert hatte sich Schwarz als Trauerfarbe wirklich durchgesetzt, war jedoch auch dann weder für Könige noch für die Würdenträger der Kirche verbindlich.

Philippe Ariès beschreibt in seiner »Geschichte des Todes«, daß die Verstorbenen in der Blüte des Mittelalters je nach finanziellen Möglichkeiten der Familie entweder in kostbares Leinen, in Goldstoffe, in bunte – rote, blaue, grüne – Gewebe oder in einfaches Leinen gehüllt wurden. So bedeckt wurde der Leichnam einige Zeit aufgebahrt und schließlich bestattet. Natürlich trauerten auch unsere Vorfahren um ihre Toten, aber den Abschied von ihnen nahm man zu Lebzeiten und wenn möglich bei vollem Bewußtsein der Sterbenden. Sogar die Leiden des sogenannten Todeskampfes wurden als etwas völlig Normales gesehen. 1561 vertrat der Brite Thomas Bacon die Meinung, die Agonie sei eine ganz natürliche Sache, die zu dramatisieren unzulässig wäre:

»Es ist natürlich zu sterben, warum also bemühen wir uns denn, der Natur ein Schnippchen zu schlagen?«

Vermutlich würde sich der kluge Puritaner im Grabe umdrehen, wüßte er, mit welchen technischen Finessen die Menschen heutzutage die Natur zu überlisten versuchen. Freilich haben wir dem medizinischen Fortschritt viel zu verdanken: Schmerzen können betäubt werden, Kranke müssen nicht mehr leiden wie ehedem – und dennoch, unsere Angst vor dem Sterben und vor allem die allgemeinen Berührungsängste mit dem Tod sind durch diese Erleichterungen im Laufe der Jahrhunderte keineswegs geringer, sondern eher heftiger geworden.

Die menschlichen Todesursachen sind weltweit – wenn auch quantitativ verändert – immer noch beinahe dieselben wie in den vergangenen Jahrhunderten. Hinzugekommen sind natürlich all die Gefahren, die uns heute durch motorisierte Verkehrsmittel und andere technische Erfindungen drohen. Manche sind tragisch, manche unvermeidlich und wieder andere sogar ein wenig skurril. Krankheiten, die früher mit Sicherheit zum Tode führten, kann man heute heilen oder doch zumindest lindern.

Doch immer noch gilt, was der große Staatsmann und Schriftsteller Benjamin Franklin vor mehr als zweihundert Jahren formulierte:

»Es gibt auf dieser Welt nichts Sichereres als den Tod und die Steuern.«

Katja Doubek

A

Adipositas

In Deutschland überschreiten derzeit etwa 60 Prozent der Menschen das sogenannte Idealgewicht, und die Vereinigten Staaten stehen dieser Quote dank Junk-Food und mangelnder Bewegung in nichts nach. Die Begriffe Adipositas, Obesitas, Fettsucht und Fettleibigkeit werden weitgehend synonym angewendet und beschreiben Übergewichtigkeit infolge von Vermehrung des Körperfettes. In Überflußgesellschaften ist Adipositas eine der häufigsten Krankheitserscheinungen, ein Wohlstandsproblem also.

Dieses Übergewicht entspricht allerdings nicht nur nicht unserem Schönheitsideal, es hat auch gesundheitliche Schäden zur Folge. Dicke muten ihren Organen und dem Kreislauf zuviel zu:

So erlag auch Jon Brower Minnoch (1941–1983) aus Bainbridge Island, Washington (USA), letztendlich seinem Übergewicht. Ein Notarztteam hatte ihn im März 1978 auf einer großen Bohle erstmals in die Universitätsklinik von Seattle gebracht. Der behandelnde Arzt Dr. Robert Schwartz kam aufgrund von Hochrechnungen über Minnochs Nahrungs- und Ausscheidungsmengen zu dem Ergebnis, daß sein Patient wahrscheinlich mehr als 635 Kilogramm wog. 13 kräftige Pfleger waren nötig, um das Schwergewicht in seinem Krankenbett umzudrehen. Nachdem Minnoch zwei Jahre lang auf eine Diät von 1200 Tageskalorien gesetzt worden war, brachte er nur noch 216 Kilogramm auf die Waage. Im Oktober 1981 mußte der Vielfraß jedoch wieder in die Klinik, weil er – kaum entlassen – binnen einer Woche 91 Kilogramm zugenommen hatte. Der ehemalige Taxifahrer, 1,85 Meter groß, hatte 1963 noch 181 Kilogramm gewogen; 1966 waren es schon 317 und im September 1976 dann 442. Bis 1995 ging Jon Brower Minnoch, der schon lange nicht mehr in sein Taxi paßte, als schwerster Mann in die Geschichte der Medizin ein.

Obwohl eine Vererbung der Dickleibigkeit bisher nicht nachgewiesen werden konnte, sind 80 Prozent aller Kinder von übergewichtigen Eltern ebenfalls fettleibig – allerdings nicht alle so gravierend, wie die 13jährige Christina aus San Francisco, die sich buchstäblich zu Tode fraß. Mit sieben Jahren wog das Mädchen bereits 85 Kilo. Anfängliche Versuche ihrer Mutter, die Fettsucht der Tochter in den Griff zu kriegen, scheiterten kläglich. Christina aß und aß und aß. Mit 13 wog sie sage und schreibe 306 Kilogramm, war schon seit einem Jahr nicht mehr in der Schule gewesen, hatte tagelang ihr Bett nicht verlassen und litt am ganzen Körper an Hautentzündungen. Schließlich ertrug ihr Herz das Übergewicht nicht mehr, und Christina starb. Ihre überforderte Mutter mußte sich vor Gericht wegen Kindesmißhandlung verantworten.

Guiness Buch der Rekorde, Ullstein Verlag, Frankfurt/Berlin, 1995/1999; W. Siegenthaler, W. Kaufmann, H. Hornbostel, H. D. Waller, Lehrbuch der inneren Medizin, Georg Thieme Verlag, Stuttgart/New York, 1992; Bild-Zeitung, 30. 12. 1997

Agonie

Der Begriff Agonie steht für den Todeskampf, die Zeitspanne, in der die Lebensfunktionen des Organismus langsam erlöschen und die wichtigen Stoffwechselfunktionen herabgesetzt werden, bis sie ganz aufhören. Es ist der Zustand, in dem für Außenstehende klar wird, daß der Tod nicht mehr weit ist, der Sterbende »seine Seele aushaucht«. Soweit wir heute wissen, wird das wirkliche Eintreten des Todes vom Sterbenden nicht mehr wahrgenommen, da das Bewußtsein bereits vorher schwindet, das langsame Erlöschen der Organfunktionen kann jedoch sehr wohl registriert werden.

»Wir wollen doch noch miteinander spazierenfahren; der Tod hat mich noch nicht«, sagte Johann Gottfried Herder (1744–1803) kurz vor seinem Ende zu seiner Frau. Noch bevor es zu dem Ausflug kam, schlief er am 18. Dezember gegen Mittag ein, »atmete bis des Abends zehn Uhr, und weiter nicht mehr«. Seine Witwe berichtete, wie sich Herders Natur heftig gegen den Tod gewehrt hatte und wie er die Hoffnung auf eine Fortsetzung seiner Arbeit nicht aufgeben wollte: »In guten Stunden arbeitete er fort. Er wollte noch etwas hinzusetzen, und so blieb das Blatt auf seinem Schreibpult offen liegen.« Zwei Monate dauerte der Kampf zwischen seiner kraftvollen Natur und den so sehr geschwächten Nerven. Mehrere Nervenschläge brachten endlich eine Agonie aller Lebensfunktionen, »und so sah er seine Kräfte sinken bei völligem Bewußtsein, bei voller Kraft seines Geistes und in täglicher Hoffnung zur Besserung«. Herder verbat sich alle Krankenbesuche, die ihn nur kränker machten, wie er sagte. Lesen und sich vorlesen lassen war seine liebste Unterhaltung. In den ersten Wochen seiner Krankheit sagte er oft: »Ach, wenn mir nur eine neue, große, geistige Idee woher käme, die meine Seele durch und durch ergriffe und erfreute – ich würde auf einmal gesund!« Und mürrisch, weil er nicht mehr schlafen konnte, schließlich: »Ich begreife meine Krankheit nicht. Mein Geist ist gesund und nur mein Körper doch krank, wenn ich aus dem Bette sein könnte, ich wollte viel, viel arbeiten.« Doch das war ihm nicht mehr vergönnt.

Friedrich W. Kantzenbach, Johann Gottfried Herder, rororo Bildmonographie, Rowohlt Verlag, Reinbek, 1970; Ingo Wirth, Tote geben zu Protokoll, Bechtermünz Verlag, Augsburg, 1998

Aids

Zunächst hatte alles ganz harmlos ausgesehen. Als Anfang der 80er Jahre der kalifornische Arzt Dr. Marcus Conant in San Francisco die ersten amerikanischen Patienten mit eigentümlichen Krankheitssymptomen untersuchte, war ihm sofort klar, daß es sich hier um eine neues, bis dahin unbekanntes Krankheitsbild handelte. Das mit diesen Untersuchungen in seiner Praxis aber ein neues Kapitel der Seuchengeschichte der Menschheit beginnen sollte, das schon nach wenigen Jahren die gesamte Welt in Atem halten würde, konnte er damals nicht ahnen.

Im August 1981 wußte man nichts Genaueres über die Krankheit und hatte 108 Infizierte gezählt – fast alle homosexuell. Das neue Leiden breitete sich schnell aus, doch die Ursachen lagen im dunkeln. Spezialisten waren bald überzeugt, sie in den sexuellen Gewohnheiten Homosexueller zu finden, und nannten die Krankheit GRID (Gay Related Immunity Defiecency). Zwölf Monate später kam die große Ernüchterung: Das Leiden trat auch außerhalb dieser Gruppe auf, hatte Bluter und Rauschgiftsüchtige befallen. Damit war klar, daß es sich nicht um eine »Homosexuellenseuche« handelte. GRID war vom Tisch, man benannte die Krankheit um in AIDS (Acquired Immune Deficiency Syndrome). Jetzt begann weltweit eine fieberhafte Suche nach dem Erreger. In allen Labors wurde geforscht und getestet – und schließlich fand man ihn. Offen blieb allerdings die Frage, woher er stammte und warum er nicht schon viel früher aufgetaucht war. Schnell verbreitete sich das Gerücht, dieses Virus sei als Kampfmittel für die bakteriologische Kriegsführung entwickelt worden und nur durch die Unachtsamkeit der Wissenschaftler einem geheimen CIA-Labor entschlüpft. Wahrscheinlicher schien Fachleuten allerdings die Mutmaßung, daß das Virus von einer afrikanischen Meerkatzenart auf den Menschen gewandert war, und einigermaßen sicher konnte man davon ausgehen, daß dieser Erreger durch eine Mutation, eine genetische Veränderung seiner Erbanlagen, von einem wahrscheinlich harmlosen »Parasiten« zu dem gefährlichen AIDS-Virus wurde. 1983 war die Zahl der AIDS-Kranken auf 4000 angestiegen, 3000 von ihnen waren inzwischen tot – und wirksame Hilfe für Infizierte noch nicht in Sicht. Die zentralafrikanischen Länder waren von der WHO 1985 offiziell für AIDS-frei erklärt worden, nur ein Jahr später mußte die Organisation zugeben, daß sie sich entsetzlich geirrt hatte: 90 Prozent der afrikanischen Bevölkerung waren vom Virus befallen. Im südlichen Afrika, so mußten Experten inzwischen eingestehen, ist die Seuche außer Kontrolle geraten und hat sich zum schrecklichen »Top-Killer« entwickelt.

Die allwissende Kirche hatte den Grund für die sich weltweit anbahnende Katastrophe schnell gefunden. Eine »Heimsuchung Gottes«, ließ ein deutscher Kardinal höchst unqualifiziert verlauten. Trotz Aufklärung, Safer Sex und medizinischem Bemühen, AIDS zu Leibe zu rücken, ist inzwischen erwiesen, daß bereits im Jahre 1991 – exakt zehn Jahre nach der Entdeckung der Seuche – mehr Amerikaner durch das Virus ihr Leben verloren als im Vietnamkrieg. Deutschland liegt in der traurigen Entwicklung etwa zweieinhalb Jahre hinter den USA zurück.

Am 5. Juni 1984 wurde dem amerikanischen Filmstar Rock Hudson (1925–1985) die Diagnose »HIV-positiv« gestellt. Der Liebling aller Schwiegermütter, der sich ein ganzes Leben bemüht hatte, seine Homosexualität zu verbergen, war vermutlich von einem Liebhaber angesteckt worden. Verzweifelt ob der Aussichtslosigkeit auf Heilung, verheimlichte Hudson die Krankheit. Bis auf zwei Freunde vertraute er sich bis zu seinem Tod am 2. Oktober 1985 keinem Menschen an.

Kaum zwei Jahre nach Hudsons Tod sah sich ein anderer Mann mit der todbringenden Krankheit konfrontiert, zog jedoch andere Konsequenzen aus der Diagnose: »Ich denke nicht, daß es mir an Männlichkeit mangelt, und was andere über mich denken, interessiert mich nicht«, pflegte der Eislauf-Olympiasieger John Curry (1949–1994) zu antworten, wenn er nach seinem Privatleben gefragt wurde. Als Ärzte seine Infektion mit dem tödlichen HI-Virus 1987 entdeckten, dauerte es noch vier Jahre, bis die Krankheit ausbrach, und ein weiteres Jahr, bis der weltberühmte Sportler sich zu ihr und seiner Homosexualität bekannte. »Mein ganzer Freundeskreis in New York war gestorben. Das waren dunkle Tage. Ich hatte Angst, daß die Leute mir die Scheiben einwerfen.« Curry zog die Konsequenzen und verließ New York, um sich in seine britische Heimat in der Nähe von Stratford-upon-Avon zurückzuziehen. Gezeichnet von der Krankheit nutzte John Curry die letzten beiden Lebensjahre und versuchte, die Öffentlichkeit über Homosexualität und AIDS aufzuklären. »Ich wollte den Leuten die Angst nehmen, die ich jahrelang hatte. Offenheit entmystifiziert die Krankheit.« Curry starb am 15. April 1994.

Jeden Tag 8000 neue Aidsfälle, weitere 1000 Kinder kommen bereits mit dem Erreger infiziert auf die Welt. Zwar hilft seit kurzem eine neue Klasse von AIDS-Medikamenten, die Protease-Hemmer, etwa 50 Prozent derer, die sie sich leisten können, doch wegen ihres Preises von etwa 18000 Mark im Jahr stehen diese Pharmaka nur sechs Prozent der HIV-Infizierten in aller Welt zur Verfügung. Und so kann dem Sterben an den Folgen der Immunschwäche bisher kein Einhalt geboten werden. Die Mutigen unter den Kranken gehen inzwischen offensiver mit ihrem Leiden um, wenn auch selten so öffentlich wie der Schriftsteller Harold Brodkey (1930–1996), der unbarmherzig über seine letzten Jahre Buch führte und protokollierte, wie die tödliche Krankheit sein Leben veränderte, was sie seinem Körper, seinem Geist, seiner Frau und seinen Freunden antat. »Ich bin am Ende der Liste von Medikamenten gegen AIDS angelangt. Ich bin voll Furcht, wenn ich nun aufwache; es ist eine sonderbare Furcht – ebenmäßig, begrenzt, final. Im Kranksein, wie ich es nun erlebe, verbinden sich Schocks – diesmal werde ich sterben – mit einem Schmerz, mit Qualen. Dennoch erwache ich nicht voller Wut oder wütend darauf erpicht, zu kämpfen und anzuklagen. Jedem habe ich die Frage gestellt – wirklich jedem: ›Wie lange willst du leben?‹ – ›Bis zum Ende des Jahrhunderts‹, sagte ich, wenn man mich fragte. Nun, ich werde es nicht schaffen.« Harold Brodkey starb am 26. Januar 1996.

Harold Brodkey, Die Geschichte meines Todes, Rowohlt Taschenbuch Verlag, Reinbek, 1998; Daniel Knop, Von Pest bis Aids. Die Infektionskrankheiten und ihre Geschichte, Sommer-Verlag GmbH, Teningen, 1988; Brenda Scott Royce, Rock Hudson, Greenwood Press, Westport, Connecticut, London 1995; dpa-Basisdienst, Hamburg; Focus, 10. 5. 99; sid-Sport-Informations-Dienst

Alkoholismus

Alkoholmißbrauch und Alkoholismus sowie die daraus resultierenden gesundheitlichen Schäden sind so alt wie die Menschheit. Und gerade in Künstler- und Intellektuellenkreisen verharmlost man von jeher die letztendlich tödlichen Konsequenzen von übermäßigem Alkoholkonsum.

»Erst nimmt sich der Mann einen Drink, dann nimmt sich der Drink einen Drink, dann nimmt sich der Drink den Mann«, lautet ein japanisches Sprichwort, das exakt auf das erschreckend kurze Leben des Malers Henri Toulouse-Lautrec zutrifft.

Eine Antwort für wohlmeinende Freunde, die ihn zu mäßigerem Umgang mit Alkohol aufforderten, hatte Toulouse-Lautrec (1864–1901) stets parat: »Einverstanden, man muß wenig trinken, aber oft.« Lieber jedoch war ihm, daß seine Freunde ihn gutgelaunt begleiteten, wenn er vorschlug: »Gehen wir ein Glas trinken.« Natürlich blieb es nie bei einem Glas, denn der kleine Mann mit dem großen Kopf hatte eine außerordentliche Vorliebe für Cocktails. Voller Sorge beobachteten Freunde den schleichenden Suizid, mit seinem stetig steigenden Alkoholkonsum steuerte Lautrec auf eine Katastrophe zu. Man erörterte Ablenkungsmanöver;

doch weil sie ihm unbequeme Vorhaltungen machten, mied der Künstler nun die Kameraden und hielt sich zunehmend in der schädlichen Gesellschaft von Saufkumpanen auf.

Anfang 1899 litt er unter erheblichen Aggressionen und Verfolgungswahn, und im Februar brach er auf offener Straße zusammen. Man brachte ihn in eine Nervenklinik. Als er aufwachte und registrierte, wo er sich befand, war Henri Toulouse-Lautrec vor Angst tatsächlich dem Wahnsinn nahe. Verzweifelt schrieb er an seinen Vater: »Papa, Sie haben die Gelegenheit, menschlich zu handeln. Ich bin eingesperrt, doch alles, was eingesperrt ist, stirbt.« Der Vater zeigte allerdings keinerlei Intentionen, seinem Sohn den gefürchteten Zwangsentzug zu ersparen. Die ärztlich verordnete Abstinenz bewirkte eine Besserung seines Gesundheitszustandes, und Lautrec begann wieder zu zeichnen. »Wenn ich eine gewisse Anzahl von Zeichnungen gemacht habe, wird man mich nicht hierbehalten können.« Mitte Mai durfte er endlich gehen. Die Familie beauftragte einen entfernten Verwandten, ihn vor Rückfällen zu bewahren. Doch Paul Viaud, den Lautrec stets als »Mein Elefantenführer, ein ruinierter Mann von Welt«, vorzustellen pflegte, hatte nicht mit der Raffinesse des Alkoholkranken gerechnet. Der Maler besorgte sich einen innen ausgehöhlten Spazierstock, den er regelmäßig mit hochprozentigen Getränken füllte und unbeobachtet von seinem ahnungslosen Aufpasser leerte. Der Alkohol konnte seine zerstörerische Wirkung ungehindert entfalten, bis Lautrec Ende März 1901 einem Freund mißmutig schrieb: »Ich ernähre mich vom Erbrechen: auch Bacchus und Venus ist der Weg versperrt.« Da sein Magen die Annahme seiner Lieblingsgetränke verweigerte, litt der Künstler unter ständigen Entzugserscheinungen. Mitte August ereilte ihn ein Lähmungsanfall, von dem er sich jedoch unter der fürsorglichen Pflege seiner Mutter wieder halbwegs erholte. Die Lähmung führte endlich dazu, daß Lautrec den traurigen Ernst der Lage begriff und zu seiner Mutter sagte: »Wie gut, daß du mir endlich so viel Tee machen kannst, wie du nur willst.« Gefaßt ließ er die Letzte Ölung über sich ergehen, verlangte noch einmal seinen Lieblingsvetter zu sehen und sagte giftig zu seinem Vater, der sich am Bett einfand: »Ich habe es ja gewußt, Papa, daß Sie das Halali nicht versäumen würden.«

Bei klarem Verstand starb Henri de Toulouse-Lautrec am 9. September 1901 um Viertel nach zwei am Morgen an den Folgen seiner Alkoholkrankheit. Die letzten Worte galten seiner Mutter: »Mama, nur Sie! Sterben ist verdammt hart!«

Nicht leichter hatte es wenig später Kollege Gauguin, auch er mußte im sogenannten besten Mannesalter vor den berauschenden Giften kapitulieren.

Sein turbulentes und extravagantes Leben beendete der Maler Paul Gauguin (1848–1903) als einsamer, von Alkohol und Syphilis schwer gezeichneter Mann auf einer kleinen Insel. Kurz nachdem Pater Vernier 1903 nach Atuana, der wichtigsten Siedlung auf der Insel Hira-Hoa kam, erhielt er einen kleinen Zettel: »Lieber Herr Vernier, dürfte ich Sie mit der Bitte um eine Konsultation belästigen? Meine Augen werden immer schwächer. Ich bin sehr krank. Ich kann nicht mehr laufen. P. G.« Vernier fand Paul Gauguin auf einem schmuddeligen Bett liegend vor. »Ist es Tag oder Nacht?« wurde er gefragt. »Es ist Tag. Darf ich zunächst die Verbände um Ihre Beine erneuern?« antwortete Vernier, den die hygienischen Zustände in dem kleinen Zimmer nicht gerade erfreuten. Gauguin klagte über furchtbare Schmerzen in den Beinen, was seinen Wohltäter nicht weiter wunderte, als er die offenen, völlig vereiterten Geschwüre sah. Alkohol und Syphilis forderten ihren Tribut, und der Mann, der so lange gegen jede Konvention und alle Vernunft gelebt hatte, zahlte nun einen hohen Preis dafür. Die beiden ungleichen Männer freundeten sich an, debattierten über Religion und Kunst. Nur von Zeit zu Zeit haderte Gauguin mit seinem Schicksal und klagte: »Der Körper ist zerbrochen, aber der Geist ist rege. Ich schrieb einmal, ich werde lachend sterben! Das ist nicht wahr, Pfarrer, der Mensch stirbt nicht lachend … vor allem nicht, wenn er so hochmütig war wie ich.«

Am Morgen des 9. Mai kam ein kleiner Junge zu Vernier gelaufen – »Komm schnell, Ko Kè ist tot!« Der Pfarrer fand den Maler leblos, das eine Bein hing aus dem Bett, als habe er ein letztes Mal aufzustehen versucht. Vernier versuchte ihn zu beatmen, ein alter Maori und Freund Gauguins biß dem Toten nach Landessitte fest mit seinen weißen Zähnen ins behaarte Fleisch, doch auch dieser gutgemeinte Wiederbelebungsversuch war erfolglos. Ko Kè, wie die Maori den Weißen nannten, war tot. Keine seiner vielen Geliebten war bei ihm, und keines seiner zahlreichen Kinder.

Matthias Arnold, Toulouse-Lautrec, rororo Bildmonographie, Rowohlt Verlag, Reinbek, 1982; Herbert Lewandowski, Paul Gauguin – Die Flucht vor der Zivilisation, Ullstein Verlag, Frankfurt a. M., 1991; Focus, 15. 6. 1998

Allergie

Wenn unser Immunsystem auf Substanzen, mit denen wir in Berührung kommen, unangemessen heftig reagiert, sprechen Fachleute von allergischen Reaktionen. Zu den Nahrungsmitteln, die immer wieder Allergien hervorrufen, gehören Milch, Eier, Schalentiere, Trockenobst und Nüsse.

»Lassen Sie mich durch, ich bin Arzt, ich weiß, was zu tun ist!« Der Doktor sprang eilig von der Tafel auf. Richard Cohen, Exgatte der Entertainer-Tochter Tina Sinatra und Erbe eines Supermarktimperiums, aß gerade ein Steak, als er plötzlich röchelte und puterrot anlief. Ein Stück Fleisch war in seinem Hals steckengeblieben und verstopfte die Luftröhre. Ein zufällig anwesender Arzt eilte zu Hilfe und wendete als erstes den »Heimlich-Griff« an. Dabei drückt man von hinten mit beiden Armen ruckartig den Brustkorb zusammen, um den Fremdkörper aus der Luftröhre herauszukatapultieren. Der übereifrige Doktor drückte zu stark und brach dem nach Luft schnappenden Cohen eine Rippe, die sich tief in dessen Lunge bohrte. Cohen verlor sofort das Bewußtsein. Der Mediziner ging zur Mund-zu-Mund-Beatmung über. Noch ein Fehler: Er hatte Nüsse gegessen – und gegen die war Cohen allergisch. Er fiel in ein Koma und starb wenig später im Krankenhaus. Seine Witwe und Haupterbin lehnte eine Autopsie jedoch ab. Sie wollte den Arzt, dessen Name geheimgehalten wird, nicht belangen.

K. U. Benner, Gesundheit und Medizin heute, Midena Verlag Küttigen / Aarau, 1994; Bild-Zeitung, 10. 6. 1999

Altersschwäche

Auch in Zeiten mit einer vergleichsweise geringen Lebenserwartung gab es immer wieder Menschen, deren Alter weit über dem Durchschnitt lag. Je höher die Zahl der gelebten Jahre, um so deutlicher spürbar die kontinuierliche Abnahme der körperlichen (Altersmarasmus) und oft auch der geistigen Kräfte (Seneszenz), bis der Organismus irgendwann erschöpft vom Lauf der Jahre seine Funktionen einstellt.

Als des alten Bismarcks (1815–1898) Gattin Johanna starb, erschütterte dies seine Gesundheit sichtlich. Fortan entwickelte er sich zum unleidlichen Greis, dem einer der beiden Diener aus Frust weglief, während der andere sich in den Alkohol flüchtete. Von neuralgischen Gesichtsschmerzen gepeinigt, hielt sich der Gründer des Deutschen Reiches von 1871 oftmals sogar beim Essen eine Wärmflasche an die Wange. Lediglich Champagner konnte ihn aufheitern. Das schmerzlindernde Morphium steigerte Leibarzt Schwenninger nur langsam. Statt dessen riet er als Ablenkung zu Ausfahrten mit der Kutsche, die auch tatsächlich eine Weile halfen. Doch der prominente Fürst hatte zunehmend weniger Lust, sich von Gaffern bestaunen zu lassen, und so ließ er das Ausfahren bald wieder sein. Drei adlige Damen um die 50 wurden schließlich von der Familie auserwählt, die Pflege des Kranken zu übernehmen. Die meiste Zeit im Tiefschlaf, lag Fürst Otto von Bismarck mittlerweile ausschließlich im Bett. Am Nachmittag des 30. Juli 1898 wachte er auf und sah seine Tochter Marie neben seinem ältesten Sohn Herbert stehen: »Warum ist Marie so traurig«, fragte er. »Weil du so krank bist, Papa«, antwortete Graf Herbert. Leibarzt Schwenninger trat hinzu. Während er Bismarcks Hand hielt, will er gehört haben –, und dies war des Fürsten letztes Lebenszeichen – daß der leise die Lieblingsarie seiner Tochter vor sich hinpfiff: »La Donna è mobile.«

Zwei Fotografen mit Namen Wilcke und Priester können als die skrupellosesten und ausgebufftesten Paparazzi der Jahrhundertwende gelten. Wilcke hatte einen Bediensteten Bismarcks bestochen, damit er sich darum kümmere, daß die Aufnahmen im Sterbezimmer reibungslos vonstatten gingen. Und Spörcke kümmerte sich: Am Nachmittag des 30. Juli rief er die beiden Fotografen nach Friedrichsruh, versprach, die Totenwache zu organisieren und sich selbst zur ersten Schicht einteilen zu lassen. Während der Nachtwache brachten die beiden Fotografen Kamera und Blitzlichteinrichtung von außen an das Sterbezimmer heran und machten zwei Aufnahmen. Wilcke hatte zuvor den Kopf Bismarcks etwas nach oben gerückt, damit das Gesicht des Verstorbenen besser zu sehen war. Die Uhr auf dem Nachttisch wurde so eingestellt, daß sie auf 23.20 Uhr zeigte, obwohl es bereits vier Uhr morgens war. Das alles dauerte keine zehn Minuten, und die beiden Fotografen entwickelten die Bilder sofort anschließend im Eiskeller eines benachbarten Gasthauses. Dann beauftragten sie einen Retuscheur, denn für die Nachwelt, so Wilcke, wollten sie ein Bild liefern, auf dem »das Nachtgeschirr, ein buntes Taschentuch und das ungeordnete Bett nicht zur Geltung kommen sollten«. Um das sensationelle Foto möglichst teuer zu verkaufen, gaben die beiden Paparazzi eine Zeitungsannonce auf: »Aufnahme einige Stunden nach dem Tode. Originalfotografie.« Das Interesse war rege und versprach ein lukratives Geschäft. Eine Illustrierte bot 5000 Mark nur für das Durchpausen des Bildes. Schließlich erwarb Dr. Baltz, der Besitzer des Deutschen Verlages, das Urheberrecht für 30000 Mark und 20 Prozent des Umsatzes; eine Summe, die heute umgerechnet etwa 400000 Mark entspricht. In den Genuß des Geldes kamen die beiden Fotografen jedoch nicht: Bismarcks Sohn Herbert erreichte am 4. August die sofortige Beschlagnahme des Corpus delicti, und noch am selben Tag verbot das Amtsgericht die Verbreitung der Fotos. Wilcke und Priester wurden wegen Hausfriedensbruchs verurteilt – das Recht am Bild wurde erst 1907 festgeschrieben – und erlebten den Jahrestag ihres großen Coups im Gefängnis.

Es heißt, geistige Arbeit hält jung und rege. Ein Mann, der den Beweis für diese These bis ins hohe Alter antrat, war Thomas Alva Edison.

Als der weltberühmte Erfinder (1847–1931) am 18. Oktober 1931 in den Vereinigten Staaten das Zeitliche segnete, wunderte sich eigentlich niemand. Der über 80jährige litt an Harnvergiftung, der Brightschen Krankheit, war zuckerkrank, hatte ein Magengeschwür und arbeitete trotzdem ununterbrochen. Am 31. August

A

1931 ließen seine Kräfte plötzlich nach; er konnte kaum noch Nahrung zu sich nehmen. Dennoch bemühte er sich, seine Kräfte noch einmal zu sammeln, um wieder aufzustehen. Erst als ihm bewußt wurde, daß er nie wieder würde arbeiten können, schien sein Lebenswille zu brechen. Bis Oktober behandelten ihn mehrere berühmte Mediziner. Edison bestand auf der Diskussion ihrer Behandlungsmethoden und fragte ständig, welche Medikamente ihm verordnet würden und wie sein Körper darauf reagiere. Zum Entsetzen der Doktoren entschied er häufig selbst, was er in welcher Dosierung zu sich nahm. Wenn ihm Blutproben entnommen wurden, verlangte er, daß ihm der leitende Arzt Objektträger und Mikroskop zur eigenen Untersuchung bringen sollte. Als man ihm das Krankenblatt mit einer eindeutig verlaufenden Kurve vorlegte, konnte er es deuten und seine Entwicklung verfolgen. Die Linie neigte sich in der ersten Oktoberwoche nach unten, und Edison wußte genau, daß die Schlacht verloren war. Sein Geist verdunkelte sich schließlich, und zeitweise versank er in Bewußtlosigkeit. Wenn er bei klarem Bewußtsein war, setzte man ihn an eines der Fenster seines Schlafzimmers. Seine Frau Mina fragte ihn: »Mußt Du leiden?«, und Edison antwortete ihr gleichmütig: »Nein, ich warte nur noch.« Einen Seelsorger, der ihn nach seiner Einstellung zum Leben nach dem Tode fragte, beschied er abschlägig: »Religion ist nur Humbug. Ich habe niemals auch nur den geringsten wissenschaftlichen Beweis dafür gesehen, daß es Himmel und Hölle, ein Leben nach dem Tod oder einen Gott gibt.« Am Sonntag, dem 18. Oktober 1931, gaben die Ärzte um 3.24 Uhr bekannt, daß der große Erfinder Thomas Alva Edison gestorben war. An höchster Stelle überlegte man, wie man seiner in außergewöhnlicher Weise gedenken könnte. Der Präsident der Vereinigten Staaten schlug vor, am Tage der Beerdigung um zehn Uhr abends alle Lampen auszuschalten. Viele zollten dem Verstorbenen schweigend diesen letzten Tribut.

Weit weniger diszipliniert schied eine Filmdiva aus dem Leben, die nach all dem Rampenlicht die Einsamkeit des langen Alters nicht ertragen konnte. Nachdem sie sich bei einem Sturz in ihrem Schlafzimmer 1979 das Hüftgelenk gebrochen hatte, weigerte sich Marlene Dietrich (1901–1992), jemals wieder das Bett zu verlassen. Wenn sie nur liegenbliebe, davon war sie überzeugt, könne sich nichts derartiges mehr wiederholen. Zahllose wohlmeinende Krankenschwestern und Pfleger mußten sich ihre unerträglichen Launen gefallen lassen und wurden gnadenlos gefeuert, wenn sie es wagten, den übermäßigen Alkoholkonsum der alternden Diva zu kritisieren. Nur wer ihr Scotch verschaffte, wurde weiterhin beschäftigt. Normalerweise wachte die Dietrich gegen sechs Uhr morgens auf, um acht Uhr hatte sie bereits ihren ersten Whisky intus. Für den Rest des Tages hatte sie nur ein Anliegen: Den Alkoholpegel einigermaßen stabil zu halten. Sicherheitshalber bestand sie darauf, immer zwei Flaschen Scotch unter ihrem Bett zu haben. Mit Launen und Allüren trieb sie ihren unglücklichen Sekretär Hall nach über 30 Jahren loyaler Dienstbarkeit schließlich aus dem Haus. Selbst nicht minder schmuddelig als ihre Bettwäsche, die zu wechseln sie sich weigerte, beschimpfte sie jeden, der ihr ein reinigendes Bad vorschlug. Ihre Haare schnitt sie in angetrunkenem Zustand mit einer Nagelschere kurz und färbte sie rosa mit schmutzigweißen Flecken. Ihre Zähne – wie stolz war sie immer darauf gewesen – waren schwarz und brüchig; ein grauer Star, den behandeln zu lassen sie sich ebenfalls starrsinnig weigerte, hatte ihr linkes Auge eingetrübt. Der Teint, ehemals durchscheinend wie edles Porzellan, glich jetzt eher zerknittertem Pergament, und über allem lag der beißende Geruch von Scotch und körperlichem Verfall.

Die Dietrich starb am 6. Mai 1992 in ihrer Pariser Wohnung in der Avenue Montaigne No. 12, bis auf die Knochen abgemagert und inmitten Dutzender leerer Flaschen, fleckiger Teppiche und alter Koffer, die sie seit Jahrzehnten nicht mehr angerührt hatte. Ihr letzter Wunsch war, neben ihrer Mutter in ihrer Geburtsstadt Berlin bestattet zu werden.

Lothar Gall, Bismarck. Der weiße Revolutionär, Propyläen, Frankfurt, Berlin, Wien, 1980; Matthew Josephson, Edison, Verlag Das Beste, Stuttgart, 1995; Maria Riva, Meine Mutter Marlene, C. Bertelsmann Verlag, München 1992; Donald Spoto, Marlene Dietrich, Wilhelm Heyne Verlag, München, 1992; Fritz Vögtle, Thomas Alva Edison, rororo Bildmonographie, Rowohlt Verlag Reinbek, 1982; Focus, 11. 4. 1998; Der Spiegel, 6. 7. 1998

Alzheimer-Syndrom

Dieses Leiden gilt als eine der häufigsten Ursachen für den geistigen Verfall bei älteren Menschen. Hochgradige Vergeßlichkeit und Sprachstörungen sind die wesentlichen Anzeichen für den immer weiter fortschreitenden Abbau der Gehirnleistungen. Die durchschnittliche Lebenserwartung liegt nach Ausbruch der Krankheit je nach Konstitution zwischen fünf und 15 Jahren. Da die wirkliche Ursache der Krankheit noch immer unbekannt ist, können Ärzte zwar mit lindernden Therapien helfen, nach wie vor jedoch nicht heilen. Überall auf der Welt suchen Forscher nach wirksamen Medikamenten, und es scheint, als wäre in Amerika jüngst ein bahnbrechender Erfolg erzielt worden: Im Tierversuch gelang zum ersten Mal der Nachweis, daß die Verwüstung im Kopf mit einer Art Impfstoff prinzipiell heilbar ist. Die Alzheimer-Krankheit tritt fast nie vor dem 60. Lebensjahr auf, unter den 85jährigen leidet jedoch bereits jeder dritte unter den gravierenden Gedächtnisstörungen. Die Patienten, die sich eine Weile zwar noch an längst Vergangenes wie ihre Schulzeit erinnern können, wissen bald nicht mehr, was sie gestern im Fernsehen gesehen haben, wer sie besucht hat und was sie vor zwei Stunden gegessen haben. Das Gefühl für Zeit und Ort geht verloren und führt zu großen Ängsten, Unsicherheiten und unter Umständen Depressionen bei den Betroffenen. Die einst wunderschöne Filmdiva Rita Hayworth versank ebenso wie der ehemals schlagfertige und witzige Sir Rudolf Bing in diesem Sumpf des Vergessens.

Erstmals beschrieb der deutsche Pathologe Alois Alzheimer 1906 die Symptome des Leidens, das allein in den USA jedes Jahr schätzungsweise zweieinhalb bis drei Millionen Menschen heimsucht.

Alzheimer notierte einst in der Krankenakte seiner Patientin Auguste D.: »Sitzt im Bett mit ratlosem Gesichtsausdruck.«

Ähnlich ratlos weiß der ehemalige Präsident der Vereinigten Staaten, Ronald Reagan, schon lange nicht mehr, daß er diese Position einmal innehatte. Als er dazu noch in der Lage war, nannte er die Krankheit »Reise in den Sonnenuntergang meines Lebens«. Reagans Tochter Patti Davis, die ihren Vater gemeinsam mit Bruder

Michael kurz vor Weihnachten 1998 besuchte, schildert die Begegnung mit dem einst mächtigsten Mann der Welt: »Wir hatten Geschenke für ihn mitgebracht. Geschenke von uns beiden und unserem Bruder Ron. Zunächst überreichten wir Vater Schneekugeln und zeigten ihm, wie die weißen Flocken auf Winterlandschaften aus Plastik rieseln. Dann gaben wir ihm ein Buch mit Fotografien der Stadt Seattle, in der Ron lebt. Und schließlich eine Pralinenschachtel. Ihr schenkte er seine größte Aufmerksamkeit. Seine Augen funkelten damals noch. Ganz besonders jedenfalls, als er die Pralinen aus dem Papier wickelte und ihr süßes, zuckriges Aroma roch. ›Du mußt sie mit niemandem teilen‹, sagte Michael, ›sie gehören dir, dir ganz allein.‹ – ›Oh, das ist gut‹, antwortete er, steckte sich mit der einen Hand eine Praline in den Mund und umklammerte mit der anderen die Schachtel. Noch weiß ich nicht, wie Weihnachten dieses Jahr sein wird. Die Augen meines Vaters sind blasser geworden. Sie funkeln nicht mehr. Schweigen zog ein, wo noch bruchstückhafte Sprache wohnte. Ins Büro geht er nicht mehr. Vor einem Jahr ist er noch ein paar Stunden am Tag dort gewesen, meist um die Mittagszeit. Es war ein Ritual, und im Reich seiner Krankheit sind Rituale wichtig. Sie füllen die Stunden, geben dem Tag Struktur. Er ist jetzt 89 Jahre alt. Das muß ich mir immer wieder klarmachen, wenn ich ihn in seinem Lieblingsstuhl im Wohnzimmer meiner Eltern sitzen sehe. Auch ohne die Krankheit würde sein Körper schwächer werden, zerbrechlicher. Aber ich erschrecke darüber, wie dünn sich seine Arme anfühlen. Diese Arme, die mich auf ein Pferd hoben, als ich ein Kind war, die mich hinaus auf den Ozean trugen, die Holz hackten, die Sprungschanzen bauten und Zäune reparierten.«

Nicht nur für die Angehörigen, sondern besonders für die Betroffenen ist die Diagnose, an der Alzheimer-Krankheit zu leiden, mit Ängsten und Schrecken verbunden – ganz speziell, wenn sie fachlich geschult sind und somit genau wissen, was auf sie zukommt:

Richard R. war als Neurologe ein fabelhafter Diagnostiker. Als sein Internist vor drei Jahren die Verdachtsdiagnose Alzheimer äußerte, wies Richard R. ihn scharf zurück: völlig inkompetent, der Mann. Zu groß war das Entsetzen, heftig die Abwehr gegen das, was da mit ihm geschah. Herr R. schwieg und hortete Ge-

A

dächtnisstützen in Form von Zetteln mit Terminen und Fachbegriffen. Er muß geahnt haben, wie es um ihn stand, glaubt seine Frau und quält sich mit dem Gedanken, wie sehr ihr Mann in der Phase von Erkennen und Verleugnen gelitten haben muß. Doch das war irgendwann vorbei. Vergessen und fremd wie sein Leben, sein Beruf und zunehmend auch seine Frau. Lange vor seinem Tod hatte er sich weit von der Welt entfernt, saß im Wohnzimmer seines Hauses, das er nicht mehr als sein Haus erkannte, schaute aus dem Fenster und sagte, den Blick auf den rauchenden Schornstein des Nachbarhauses gerichtet: »Da kommt ein Schiff.«

K. U. Benner, Gesundheit und Medizin heute, Midena Verlag, Küttigen/Aarau 1995; Focus, 18. 10. 1999; Stern, 23. 12. 1997/15. 7. 199; Der Spiegel, 8. 9. 1997

Amoklauf

Der Begriff Amok leitet sich aus dem malaiischen Wort für »Wut« ab und bezeichnet eine Form des Wahns, die mit Mordtrieb einhergeht und bei den Eingeborenen der malaiischen Inseln besonders häufig vorkommt. Seit dem 16. Jahrhundert ist der Brauch der Malaien bekannt, sich voll Rachsucht in einen Opiumrausch zu versetzen und mit dem Ruf »Amock« die folgende Raserei anzukündigen. Der von dieser eigentümlichen Wut Befallene zieht plötzlich den Kris (Dolch) und sticht im Laufen wahllos Menschen nieder, bis er zusammenbricht, sich selbst tötet oder getötet wird. Auf den Inseln gelten Amokläufer als vogelfrei, sie zu töten ist legitim.

Verschmähte Liebe, Ärger im Job oder Epilepsie, schizophrene Schübe und andere psychische Störungen können dazu führen, daß Menschen nicht mehr Herr ihrer selbst sind und im wahrsten Sinne des Wortes durchdrehen. Die Chronik des Grauens beschreibt Amokläufe zu allen Zeiten und in allen Ländern:

1964 tötete ein Mann in Köln durch ein Klassenzimmerfenster acht Kinder mit einem Flammenwerfer. Danach erstach er zwei Lehrerinnen mit einer Lanze und beging mit Gift Selbstmord.

1982 erschoß ein betrunkener Polizist in Südkorea innerhalb von acht Stunden 69 Menschen und stellte damit den traurigen Rekord auf, der Amokläufer mit den meisten Opfern zu sein. Anschließend sprengte er sich mit einer Handgranate in die Luft.

Je nach Kulturkreis und Verfügbarkeit wählen Amokläufer Stich-, Spreng- und Schußwaffen und nehmen in ihrer Verwirrung meist Unschuldige mit in den Tod. So auch ein Chinese, der am 6. April 1993 mit seinem Jagdgewehr loszog. Der Mann hatte nach einer heftigen Auseinandersetzung über die vorgeschriebenen Anwesenheitszeiten seinen Vorgesetzten umbringen wollen. Als er diesen nicht im Büro antraf, erschoß er statt seiner drei Kollegen. Als die sofort alarmierten Sicherheitskräfte anrückten, floh der Täter auf die Straße und tötete in seinem Wahn einen Mann und zwei Frauen, die zufällig auf einem Motorrad mit Beiwagen vorbeikamen. Dann streckte er einen ahnungslosen Radfahrer nieder, schnappte sich das Zweirad und machte sich davon. Wenig später stoppte er an einer Kreuzung ein Taxi, erschoß ohne viele Worte den Fahrer und flüchtete mit dem Auto so lange, bis er über eine Klippe in den Tod stürzte.

13. März 1996: Dunblane, eine kleine Stadt im schottischen Hochland, zählte etwas über 7000 friedfertige Einwohner. Einer von ihnen, Thomas Hamilton, war an diesem Tag allerdings bis an die Zähne bewaffnet. In der Grundschule trieben gerade 29 Kinder Sport, als Hamilton die Turnhalle betrat, die erste Waffe zog und wild in die Schar der Schüler feuerte. Schützend warf sich die Lehrerin vor die Kinder und starb im Kugelhagel; sie konnte nicht verhindern, daß 16 der Fünf- und Sechsjährigen ermordet und zwölf von ihnen schwer verletzt wurden – nur ein Kind entkam dem Anschlag des Wahnsinnigen wie durch ein Wunder unversehrt. Als Hamilton seine vier Pistolen endlich fast leer geschossen hatte, tötete er sich selbst.

Auch der gelernte Betonbauer Günter Hermann Ewen setzte seinem Leben nach einem Amoklauf ein Ende. Der Kleinkriminelle ließ seinem Frust auf entsetzliche Weise freien Lauf, als Türsteher ihm den Eingang der Diskothek des kleinen Dorfes Dillingen versperrten. Innerhalb einer Stunde erschoß er fünf Menschen. 200 Polizisten jagten ihn drei Tage lang mit Hunden, Motorrädern und Hubschraubern. Ewen entzog sich seiner Verhaftung, indem er seine Magnum auf sich selbst richtete und abdrückte.

Amokläufe sind immer Stoff für Schlagzeilen: Scheinbar normale Menschen verwandeln sich in Massenmörder und hinterlassen eine Spur des Grauens. Nahezu ausschließlich handelt es sich dabei um männliche Einzeltäter, die meistens zwischen 20 und 40 Jahren alt sind. Immer häufiger jedoch finden sich Teenager unter denen, die scheinbar spontan durchdrehen. So auch im April 1999, als zwei Jugendliche in Littleton/Colorado ein furchtbares Blutbad anrichteten und zwölf Mitschüler und einen Lehrer mit Sprengsätzen und Gewehren töteten.

Hrsg. Explosiv RTL Buchedition, Unser Jahrhundert im Bild, Kriminalfälle und Skandale, Orbis Verlag, München, 1999; dpa-Basisdienst, Hamburg; Focus, 26. 4. 1999/23. 5. 1999

Anorexia nervosa

Die Magersucht, eine psychisch bedingte Erkrankung, nimmt derzeit vor allem in der westlichen Überflußgesellschaft und in Japan zu.

Da sich viele Magersüchtige nie in Behandlung begeben, ist die genaue Anzahl der von Magersucht Betroffenen nicht bekannt. Anorexia nervosa äußert sich durch die massive Angst vor Gewichtszunahme oder Fettleibigkeit, die durch Eßunlust und starken Bewegungsdrang gekennzeichnet ist. Magersucht, wie der Volksmund sagt, ist jedoch nicht, wie oft fälschlich vermutet, die Folge einer bereits bestehenden körperlichen Erkrankung. Sie tritt bei Frauen in der Pubertät 20- bis 25mal häufiger auf als bei jungen Männern. Postum wurde der Schriftsteller Franz Kafka von einigen Wissenschaftlern als magersüchtig bezeichnet. In neun von zehn Fällen beginnt die Anorexia nervosa zwischen dem zwölften und 20. Lebensjahr. Betroffen sind – so die Mediziner – vorwiegend Angehörige der sozialen Mittel- und Oberschicht. Models von Weltruf kämpfen ebenso wie ehrgeizige Schauspielerinnen häufig so lange mit ihren vermeintlich überflüssigen Pfunden, bis das Hungern eine nicht mehr steuerbare Eigendynamik bekommt. In bis zu 18 Prozent der bekannten Fälle führt Anorexia nervosa trotz Psychotherapie und sogar Zwangsernährung zum Tod durch Verhungern.

So auch bei den sogenannten »Pudding-Zwillingen« aus Birmingham (England). 14jährig wogen Michaela und Samantha Kendall 1981 jeweils stolze 75 Kilogramm und mußten sich von ihrem Onkel wenig schmeichelhafte Kommentare gefallen lassen: »Mädchen, guckt euch mal an, wie groß eure Hinterteile sind.« Das und der Spott ihrer Schulkameraden führte dazu, daß die beiden beschlossen, ab sofort Gewicht zu verlieren. Sie begannen einen Wettlauf, wer von ihnen binnen der nächsten sechs Wochen mehr abnehmen würde. Mit zwei Eiern und einem Müsliriegel täglich verloren die Zwillinge in kurzer Zeit etwa 20 Kilo, doch das reichte ihnen nicht. Im Alter von 20 Jahren trugen die Mädchen Kinderkleidung, und drei Jahre später hatten beide mehrere Krankenhausaufenthalte hinter sich, ließen sich jedoch nicht abbringen, neben einem Toast und etwas Pudding täglich etwa 100 Abführpillen zu sich zu nehmen.

Michaelas Körper gab zuerst auf: am 20. April 1991 starb die junge Frau mit einem Gewicht von weniger als 30 Kilogramm. Schwester Samantha begriff schlagartig, daß es höchste Zeit war, etwas zu unternehmen. Erfolgreich absolvierte sie eine Therapie in einer berühmten kanadischen Klinik und flog fünf Monate später immerhin 50 Kilogramm schwer zurück nach England. Was so erfreulich begonnen hatte, endete allerdings in einer Krise und schließlich mit dem Tod. Die Reise nach England – eigentlich nur als kurze Unterbrechung der Therapie geplant – führte zu einem Rückfall. Samantha ernährte sich von schwarzem Kaffee, Zigaretten und zwei Scheiben Knäckebrot täglich und weigerte sich strikt, in das kanadische Krankenhaus zurückzukehren, bis sie Ende Oktober 1997 ebenfalls an Unterernährung starb.

Hrsg. W. Siegenthaler, W. Kaufmann, H. Hornbostel, H. D. Waller, Lehrbuch der inneren Medizin, Georg Thieme Verlag, Stuttgart/New York, 1992; The Times, 10. 5. 1994; Bild am Sonntag, 19. 9. 1995; Welt am Sonntag, 16. 11. 1997

Arsen

Das nachgerade klassische Mordgift ist elementar nicht giftig. Jedoch oxidiert es leicht zu Arsentrioxid, dem Arsenik. In dieser Verbindung ist es bereits in Mengen von etwa 65 Milligramm hochgiftig. Die Giftwirkung tritt sowohl bei einer einmaligen hohen

Dosis als auch bei wiederholter Gabe kleinerer Mengen ein. Schon im achten Jahrhundert soll es dem legendären Alchimisten Gabir Ibn Hayyan gelungen sein, durch Erhitzen von Auripigment (Arsentrisulfid) das weiße Arsenik herzustellen. Bis zum ausgehenden Mittelalter vervollkommneten arabische Ärzte das toxikologische Wissen über das weitverbreitete Gift. Das geruch- und geschmacklose Arsenikpulver konnte dem Opfer unschwer mit Speisen oder Getränken verabreicht werden und garantierte bereits in geringer Menge einen sicheren Erfolg. Zudem waren die Vergiftungserscheinungen vielgestaltig und verschiedenen Krankheiten zum Verwechseln ähnlich. Noch ein weiterer Vorteil ließ Giftmörder bevorzugt zum Arsenik greifen: Aufgrund seines Gebrauchs als Arzneimittel hielten es die Apotheken vorrätig; darüber hinaus kam es gegen Mäuse und Ratten zum Einsatz, so daß die Beschaffung keinerlei Schwierigkeiten bereitete.

Papst Alexander VI. aus dem Geschlecht der Borgia, der 1492 den Heiligen Stuhl in Rom bestieg, wurde zum berüchtigtsten der Renaissance-Päpste. Tatkräftig unterstützt von seinem Sohn Cesare versuchte er, die Macht und den Reichtum der Familie zu mehren. Ob Intrige, Korruption oder Mord – das fromme Duo schreckte vor nichts zurück. Als am Morgen des 3. Januar 1503 der betagte Kardinal Giovanni Battista Orsini in den Vatikan kam, gab der Papst den Befehl, dessen Palast zu plündern. Die Beute teilten sich Vater und Sohn. Der Kardinal wurde eingekerkert und trotz eines angebotenen Lösegeldes nicht freigelassen. Er starb am 22. Februar durch Gift, das ihm Alexander VI. hatte geben lassen.

Den Tod durch die Cantarella, das Arsengemisch der Borgia, fand wenig später auch der Schatzmeister des Papstes, der sich seit langem gehörig bereichert hat. Sein Grabstein erhielt die bezeichnende Inschrift: »Hier ruht Giovanni Battista Ferrara. Die Erde hat seinen Leib, Borgia sein Geld und der Styx seine Seele.« Über elf Jahre währte die verbrecherische Herrschaft der Borgia im Vatikan. Im August 1503 erkrankten Alexander VI. und sein Sohn Cesare während eines Festessens des Kardinals von Corneto. Wenige Tage später starb der Papst. Angeblich – so sagten Gerüchte – fiel er seiner eigenen Arseniklösung zum Opfer, weil ein Diener die Weinkaraffen vertauscht hatte. Wenn dies wirklich so war, geschah die Verwechslung allerdings nicht zufällig. Einem venezianischen Bericht zufolge soll es dem Kardinal gelungen sein, den Mundschenk des Papstes mit 10000 Dukaten zu bestechen. Andere Quellen bestehen allerdings darauf, daß Alexander VI. ein Opfer der damals grassierenden Malaria wurde.

Noch lange nach des Papstes Ableben war Arsen im Körper nicht nachweisbar und daher auch in den folgenden 150 Jahren weiterhin ausgesprochen beliebt, wollte man sich seiner Nächsten entledigen:

Die Französin Marie-Marguerite Marquise de Brinvillier verwendete eine Arseniklösung, die als *Eau Admirable* bekannt wurde. Die Giftmischerei und das Zubereiten des Wundertrankes hatte sie von ihrem Liebhaber erlernt. Erste praktische Erfahrungen sammelte die mordlustige Dame bei Experimenten mit Tieren. Weil die Marquise jedoch befürchtete, der menschliche Körper könnte anders reagieren, verteilte sie zunächst vergifteten Zwieback an die Armen in Pariser Hospitälern, um die Wirkung genau zu beobachten. Zum selben Zweck setzte sie Gästen und Angestellten ihres Hauses vergiftete Speisen vor. Schließlich glaubte sie, erfahren genug zu sein, und schritt zur eigentlichen Tat. Als erstes starb 1666 nach achtmonatigem Krankenlager ihr Vater. Der Anteil, den die feine Dame vom elterlichen Vermögen erhielt, reichte nur wenige Jahre, so daß sie sich gezwungen sah, mit der gleichen Methode auch ihre beiden Brüder zu beseitigen. Im Juni 1670 erlöste der Tod den älteren Bruder von seinem qualvollen Leiden, drei Monate später den jüngeren. Lediglich ein Zufall brachte die Morde zutage. Nach dem mysteriösen Ende des Liebhabers der Marquise fand man neben einem Vorrat verschiedener Gifte in seiner Hinterlassenschaft mehrere Briefe und von der Marquise ausgestellte Schuldscheine für Hilfeleistungen. Die Marquise de Brinvillier wurde im Juli 1676 in Paris öffentlich enthauptet, ihr Leichnam verbrannt und die Asche in alle Winde verstreut.

Jürgen Thorwald, Handbuch für Giftmischer, Droemersche Verlagsanstalt, Zürich, 1968; Ingo Wirth, Tote geben zu Protokoll, Bechtermünz Verlag, Augsburg, 1998

A

Arteriosklerose

Die häufigste Erkrankung arterieller Blutgefäße ist die sogenannte Arterienverkalkung: Durch Einlagerung von Fett und Kalk verhärten und verengen sich die Blutgefäße und verlieren zwangsläufig die notwendige Elastizität.

Joseph Haydn (1732–1809) litt unter Ödemen in den Beinen und daraus folgenden Entzündungen. Fast fünf Jahre saß er in Gumpendorf an seinen Lehnstuhl gefesselt, zu schöpferischer Arbeit nicht mehr fähig. Mühsam versuchte er, einen Katalog seiner Kompositionen zu erstellen und sich damit ein wenig abzulenken. Am 7. Februar 1809, wenige Wochen vor seinem Tod, verfaßte er schließlich sein Testament. Als am 10. Mai 1809 die Napoleonische Armee in Wien einrückte, gingen in der Nähe seines Hauses vier Kartätschenschüsse los, während Helfer gerade damit beschäftigt waren, den Meister aus dem Bett zu heben. Durch den Luftdruck sprang die Schlafzimmertür auf, und auf der Gasse entstand großer Lärm. Der arme Haydn erschrak so furchtbar, daß er laut ausrief: »Kinder, fürchtet euch nicht, denn wo ein Haydn ist, kann euch kein Unglück treffen.« Dabei zitterte er am ganzen Körper. Nach diesem Ereignis konnte sich der Komponist nicht mehr ohne fremde Hilfe in seinem Zimmer bewegen. Am 27. Mai wurde er ganz bettlägerig, und zwei Tage später bat man den behandelnden Arzt, einen Konsiliarius zu Rate zu ziehen, ein damals in Wien üblicher Brauch bei der Behandlung von Schwerkranken. Erwartungsgemäß konnte jedoch auch dieser Arzt nichts mehr für Joseph Haydn tun. Haydn verstarb am 31. Mai um 0.40 Uhr. Im Totenprotokoll der Pfarrei Gumpendorf ist zu lesen, daß Haydn »an der Entkräftung« gestorben sei, doch läßt sich heute rekonstruieren, daß der große Musiker an Arteriosklerose litt. Haydn empfand die Vergreisung, das Dahindämmern und die Gebrechlichkeit bis zum Ende tief; seine Krankheit blieb ihm bis zu seinem Tod bewußt.

Die letzte Ruhe fand er jedoch nicht, denn kaum war Joseph Haydn beerdigt, da wurde das Grab auch schon wieder geöffnet. Joseph Carl Rosenbaum, einer seiner ehemaligen Bekannten, der aus Liebhaberei Phrenologie betrieb, sammelte die Schädel interessanter Persönlichkeiten. Er hielt auch Haydn mit Recht für eine solche und ließ ihn postum kurzerhand köpfen, um am Haupt des Verstorbenen seine Untersuchungen durchführen zu können. In seinem Tagebuch vermerkte Rosenbaum, daß er den Totengräber Jakob Demuth um die »Abnahme dieses in jeder Rücksicht so verehrungswürdigen Kopfes« bat, dann zum Friedhof fuhr und sich denselben von Herrn Demuth aushändigen ließ. Bevor er ihn höchstpersönlich zum Präparieren ins Allgemeine Wiener Spital brachte, mußte er sich zur Strafe für den Frevel in seiner Kutsche allerdings erst einmal heftig übergeben, denn aus dem Kopf des Musikers strömte ein grauenvoller Verwesungsgeruch.

Als alle Untersuchungen abgeschlossen waren, nahm Rosenbaum den Schädel mit und bewahrte ihn in einem Mausoleum auf seinem Grundstück auf. Ein Zufall brachte die Sache ans Licht, Rosenbaum erhielt Besuch von der Polizei und wurde aufgefordert, den Komponistenkopf herauszugeben. Vorgewarnt, hatte der den Schädel allerdings im Bett seiner Frau versteckt, und seine Gattin weigerte sich mit dem Hinweis, sie leide unter weiblicher Unpäßlichkeit, die Schlafstätte zu verlassen. Unverrichteter Dinge kehrten die Gendarmen um und erstatteten ihrem Fürsten Bericht, der Rosenbaum jetzt mit Geld zu locken versuchte. Rosenbaum suchte aus seiner Sammlung einen anderen Schädel und gab ihn als Haydns aus. Ärgerlicherweise wurden die Knochen auf ihr Alter untersucht, und es dauerte nicht lange, bis klar war, daß es sich unmöglich um den Schädel des Komponisten handeln konnte. Wieder ging man zu Rosenbaum, und wieder wartete der mit einem Fremdschädel auf – diesmal der eines alten Mannes. Der wurde dann feierlich in einer stillen Zeremonie am 4. Dezember 1820 den übrigen Gebeinen beigefügt. Als Rosenbaum starb, vermachte er das begehrte Haupt einem Freund, der es seinerseits weitervererbte, und so geisterte der präparierte Kopf des toten Haydn durch Privathände, pathologische Museen und 1895 schließlich in die Obhut der Gesellschaft der Musikfreunde in Wien. Inzwischen hatte die Regierung allerdings herausbekommen, daß Haydns Körper mit einem falschen Kopf bestattet war. Das Hin und Her dauerte bis 1954, dann endlich konnte der echte Schädel überführt und mit einem großen Festakt zur letzten Ruhe geleitet werden.

Franz Hermann Franken, Die Krankheiten großer Komponisten, Florian Noetzel Verlag, Wilhelmshaven, 1986

Ast, herabstürzender

Am 1. Juni 1938 ging der Schriftsteller Ödön von Horváth (1901–1938) gegen halb acht abends gut gelaunt über die Champs-Elysées in Paris. Gerade hatte er sich mit dem amerikanischen Produzenten Robert Siodmak geeinigt, daß sein Roman »Jugend ohne Gott« verfilmt werden sollte, und Horváth wollte sich das eben getroffene Arrangement in Ruhe durch den Kopf gehen lassen. Siodmaks Ehefrau hatte dem Autor angeboten, ihn mit dem Wagen ins Hotel zu bringen, doch Horváth, der aus Angst das Autofahren ebenso ablehnte wie das Betreten eines Fahrstuhls, hatte darauf bestanden, zu Fuß zu gehen. Wenige Tage zuvor hatte ihm eine Wahrsagerin verkündet: »Sie werden in Paris das größte Abenteuer ihres Lebens haben.« Doch Horváth hatte ihre Worte nicht als Warnung verstanden. Einem Freund hatte der etwas verschrobene Autor jüngst anvertraut: »Vor den Nazis habe ich keine so große Angst. Es gibt ärgere Dinge, nämlich die, vor denen man Angst hat, ohne zu wissen, warum. Ich fürchte mich zum Beispiel vor der Straße. Straßen können einem übelwollen, können einen vernichten. Straßen machen mir angst.« Dennoch ging er also just an diesem hochsommerlich schwülen 1. Juni auf einer der berühmtesten Straßen der Welt, als ein Unwetter aufkam. Das Gewitter tobte besonders heftig über Paris, und in der Avenue Mavigny wurde ein alter Kastanienbaum vom Blitz getroffen. Ein Mann, der gerade von den Champs-Elysées abgebogen war, wurde von einem der herabstürzenden Äste am Hinterkopf getroffen und von aufmerksamen Passanten sofort in das nächstgelegene Krankenhaus gebracht. Doch die Ärzte konnten ihm nicht mehr helfen, er starb an seinen schweren Kopfverletzungen. Im Mantel des Toten fand man ein Päckchen mit weiblichen Aktfotos und einem auf einer Zigarettenschachtel notierten kleinen Gedicht. Am übernächsten Tag stand in der Pariser Tageszeitung zu lesen: »Ödön von Horváth ... ist vorgestern Opfer eines jener Unfälle geworden, die wir als sinnlos zu bezeichnen pflegen, weil uns das Unerklärliche sinnlos erscheint.«

Kein Geringerer als Carl Zuckmayer schilderte Horváths Beerdigung: »Dort, wo das Grab geschaufelt war, an der fernsten Ecke des Friedhofs, führten die Geleise eines Rangierbahnhofs vorbei; und während nun die längeren und kürzeren Reden abrollten, hörte man ohne Unterlaß das Rattern und Bremskreischen verschobener Güterwagen und das laute Rufen und Schreien von Bahnarbeitern, die einander Weisungen gaben, Verabredungen trafen, mit hallenden Stimmen, welche die weniger stimmbegabten Redner übertönten. Ödön, dachte ich, würde sich, wenn er noch am Leben wäre, totlachen. Zum Schluß trat der kleine, unscheinbare Kaplan ans Grab, nahm ein Papiersäckchen aus der Tasche, schüttete den Inhalt auf den Sarg herunter und sagte mit leiser Stimme: ›Erde aus Ungarn.‹ Aber jeder hörte ihn. Es schien als sei es auf den Rangiergleisen plötzlich still geworden.«

Dieter Hildebrandt, Ödön von Horváth, rororo Bildmonographie, Rowohlt Verlag, Reinbek, 1975

A

Asthma

Während in Deutschland etwa fünf Prozent aller Erwachsenen unter schweren Anfällen von Atemnot leiden, steigt die Zahl der Kinder, die sich mit engen Atemwegen und keuchendem Atem quälen, auf das Doppelte und weist in den Industrieländern steigende Tendenzen auf. Eine neue Studie ergab, daß in den Sommermonaten allein in Deutschland jedes Jahr 4000 asthmagefährdete Menschen an den Folgen ihrer Atemnot sterben. Neben Infektionen und Allergien können auch Streß oder Ängste Asthmaanfälle auslösen, die unter Umständen zum Erstickungstod führen können.

Am 1. Dezember des Jahres 1814 konnte der schwer asthmatische Marquis de Sade (1740–1814) sein Bett nicht mehr verlassen. Gefangen in der Nervenheilanstalt Charenton, wurde Donatien-Alphonse François de Sade von einem jungen Pfleger, dem 19jährigen Ramon, betreut. Von ihm stammen die Schilderungen der letzten Tage des berühmten Marquis.

»Ich begegnete ihm häufig, wenn er allein mit schweren, schleifenden Schritten durch die Korridore ging, die zu seiner Wohnung führten. Er war recht nachlässig gekleidet, auch habe ich nie beobachtet, daß er mit Vorüberkommenden sprach. Meinen Gruß beantwortete er stets mit einer so frostigen Höflichkeit, daß man es gar nicht wagte, mit ihm ein Gespräch zu beginnen. Nichts brachte mich damals auf die Vermutung, es handele sich um den Autor von ›Justine‹ und ›Juliette‹; ich hatte bloß den Eindruck eines hochmütigen, greisen Aristokraten.«

Nachdem de Sade sein Lager nicht mehr verlassen konnte, wurde der Sohn des Patienten benachrichtigt und erschien am Krankenbett seines Vaters. Auf seine Bitte gab der medizinisch versierte Ramon die Zusage, die Nacht im Zimmer des Marquis zu verbringen. Daß Monsieur de Sade kurz vor seinem Tode noch den Frieden mit der lebenslang verhaßten Kirche machte, hielte man sicherlich für unglaubhaft, wäre es nicht von dem äußerst zuverlässigen Pfleger bezeugt. Als er erschien, um seine Nachtwache anzutreten, kam gerade der Pfarrer aus dem Zimmer und »schien, wenn auch nicht geradezu ergriffen, so doch recht zufrieden mit seinem Besuch zu sein«. Der Abend rückte vor, und das Keuchen und Röcheln des Kranken nahm zu. Zwei Stunden vor Mitternacht tat de Sade schließlich seinen letzten Atemzug.

Ein paar Tage später wurde der Marquis, entgegen seinem ausdrücklichen Willen, auf dem Anstaltsfriedhof Charenton beigesetzt. Sein Testament aus dem Jahre 1806 enthielt folgenden Wunsch: »Sobald das Grab zugeschüttet ist, sollen Eicheln gesät werden, auf daß später neue Bäume daraus keimen und das Gehölz wieder so dicht wird wie vorher. Die Spuren meines Grabes sollen von der Erdoberfläche verschwinden, wie ich mir schmeichle, daß die Erinnerung an mich aus dem Menschengeist ausgelöscht werden wird ... Ausgefertigt zu Charenton, Saint-Maurice, in bester körperlicher und geistiger Verfassung, D. A. F. Sade.«

Die Wünsche des Toten in Gottes Ohr, die Menschen hatten jedoch etwas anderes mit ihm vor. Ramon, inzwischen selbst ein angesehener Arzt, erzählte nach dem Begräbnis: »Ein paar Monate später ... wurden auf dem Friedhof Umbettungen vorgenommen, und auch die Überreste de Sades wurden nun exhumiert. Ich verfehlte nicht, dabei anwesend zu sein, und verschaffte mir den Schädel des Marquis, dessen Authentizität völlig sicher war. Es waren ja auch viele Leute anwesend, die de Sade und sein Grab ebensogut kannten wie ich selber. Gerade, als ich mich daranmachte, den Schädel zu Hause kunstgerecht zu präparieren, erhielt ich den Besuch eines Freundes, des berühmten Phrenologen Spurzheim (Phrenologie: von Spurzheim eingeführter Begriff für die von Gall begründete Schädellehre). Als er mich sehr darum bat, überließ ich ihm den Schädel, und er versprach mir, ihn mir bald mit einigen Abgüssen, die er sogleich machen wollte, wiederzubringen. Aber er machte in der kommenden Zeit Vorlesungsreisen nach England und Deutschland und starb dann plötzlich, so habe ich den Schädel nie wiedergesehen.« Nach neueren Forschungen soll Spurzheim auch in Amerika gewesen sein und den Schädel de Sades dort zurückgelassen haben. Ramon schloß seinen Bericht in der Überzeugung: »Wenn ich schon in dem würdig, beinahe möchte ich sagen: patriarchalisch in Charenton herumwandelnden de Sade nie den Autor von ›Justine‹ und ›Juliette‹ erkannt hätte, so würde ich ihn nun nach dem Studium seines Schädels erst recht von der Anschuldigung freisprechen, diese Bücher verfaßt zu haben. Sein Schädel glich in jeder Hinsicht dem eines Kirchenvaters.«

K. U. Benner, Gesundheit und Medizin heute, Midena Verlag, Küttigen/Aarau, 1994; Walter Lenning, De Sade, rororo Bildmonographie, Rowohlt Verlag, Reinbek, 1965; Stern, 8. 7. 1999

Attentat

Unter einem Attentat verstehen wir jeden unzulässigen Angriff auf Leib und Leben einer Person, allerdings hat sich im Laufe der Zeit eingebürgert, vor allem politisch motivierte Anschläge auf politische Gegner in herausragenden Funktionen und Positionen mit dem Begriff Attentat zu bezeichnen. In der schon im Mittelalter verfochtenen Lehre vom Widerstandsrecht werden Attentate dann moralisch und ethisch gerechtfertigt, wenn sie sich gegen Usurpatoren und rechtswidrig ausgeübte Staatsgewalt richten. Die Waffen der Attentäter decken die ganze Bandbreite möglichen Tötungsinstrumentariums ab. Da wird vergiftet, erschossen und gesprengt, erwürgt, gemeuchelt und erstochen. Manches Opfer hatte Glück und überlebte einen oder sogar mehrere Anschläge. Das Schicksal traf Generäle, Könige, Fürsten und Politiker – und trotz Bodyguards und Panzerglas scheint es bis heute keinen wirksamen Schutz zu geben.

In Indien wurde so einer der friedlichsten Männer der Welt Opfer eines Anschlags:

Den 30. Januar 1948 verbrachte der 78jährige Mahatma Gandhi (1869–1948) mit Gesprächen und Gebeten. Auf dem Weg zur Abendandacht bahnte sich von rechts ein Mann den Weg durch die Menge. Man versuchte, ihn von Gandhi abzudrängen, doch dann ging alles blitzschnell: Der Mann warf sich mit aneinandergelegten Händen dem Meister zu Füßen und zog nahezu im selben Augenblick eine Pistole aus seiner Kleidung, mit der er dreimal auf Gandhi schoß. Der Verwundete sank sofort zu Boden. Man brachte ihn ins Haus, um ihm in heißem Wasser aufgelösten Honig einzuflößen – doch zu spät. Der Tod war bereits eingetreten.

Mahatma Gandhi, der wenige Tage zuvor bereits ein Bombenattentat unbeschadet überstanden hatte, hatte gewußt, daß sein Leben bedroht war. Offensichtlich hatte er ganz bewußt auf die Möglichkeit verzichtet, sich vor den Fanatikern zu schützen, die ihn schließlich ermordeten.

Sigrid Grabner, Mahatma Gandhi, Verlag Das Beste, Stuttgart, 1995

Auftragsmord

Seit Menschengedenken werden unliebsame Gegner, zu beerbende Verwandte, störende Ehegatten aus dem Weg geräumt. Wer über den entsprechenden Einfluß und das nötige Kleingeld verfügte, zog es in der Regel vor, sich die Finger nicht selbst schmutzig zu machen, und engagierte einen Killer.

Ein irakischer Staatschef, der es mit dem Leben anderer ohnehin nicht so genau nimmt, griff sogar innerhalb der eigenen Familie zu diesem Mittel:

Kein geringerer als Iraks gefürchteter Präsident Saddam Hussein gilt als Auftraggeber brutaler Morde, die internationale Kritik und Empörung hervorriefen. Opfer waren der frühere irakische Industrieminister Hussein Kamil Hassan, dessen Bruder Saddam und ihr Vater Kamil. Die Brüder waren zuvor in einem Eilverfahren von den Töchtern des irakischen Staatschefs, Raghad und Rana, geschieden worden. Nachdem man sie des Hochverrats bezichtigt hatte, hatten die beiden das Land verlassen. Das höchste Machtgremium des Iraks begnadigte die beiden Flüchtigen jedoch offiziell und ordnete an, sie wie »normale Bürger« zu behandeln. Die ehemaligen Schwiegersöhne Saddam Husseins kehrten gutgläubig zurück und wurden kurz darauf ermordet. Madeleine Albright kommentierte in ihrer Funktion als US-Botschafterin der Vereinten Nationen: »Die Tatsache, daß sie in Bagdad zunächst willkommen geheißen und dann ermordet wurden, zeigt die ganze Brutalität von Saddam Hussein, mit der er sein Volk beherrscht.«

Weniger politische, dafür aber handfeste finanzielle Interessen trieben eine Dame der feinsten italienischen Gesellschaft dazu, den Tod ihres Mannes in Auftrag zu geben. Aus Angst, er könne das üppige Erbe mit seiner Geliebten verprassen, sorgte Patrizia Reggiani, Ehefrau Maurizio Guccis, dafür, daß der treulose Gatte am 27. März 1995 erschossen wurde.

An Warnungen hatte es nicht gefehlt. Da waren die 13 Voodoo-Nadeln, die Gucci in seinem Kopfkissen fand – böser Fluch einer übelgesinnten Person, wie eine Wahrsagerin den Abergläubischen aufklärte. Ein bißchen vorsichtiger war der letzte Erbe der Lederwaren-Dynastie danach geworden. Champagner etwa ließ er aus Angst vor Giftanschlägen nur noch vor seinen Augen entkorken. Leibwächter hingegen erschienen ihm übertrieben – ein verhängnisvoller Irrtum, wie sich herausstellen sollte. Am Morgen des 27. März 1995 wurde der damals 46jährige Enkel des Firmengründers vor seinem Mailänder Büro mit vier Schüssen ermordet. Zwei Jahre lang verfolgte die italienische Polizei die abenteuerlichsten Fährten, bis sie endlich fündig wurde: Keine Geringere als die Ehefrau des Verstorbenen, Patrizia Reggiani, soll den Mord nach 22 Jahren Ehe in Auftrag gegeben haben. Mit auf der Anklagebank saß ihre engste Freundin und Kartenlegerin, die mit Hilfe eines Hotelportiers zwei sizilianische Ganoven anheuerte. Das Komplott flog auf, weil sich die Beteiligten in die Haare gerieten:

In einer redseligen Stunde hatte der Hotelportier einem Gast anvertraut, man wolle die Gucci-Witwe zu weiteren Zahlungen bewegen. Pech für den Schwätzer – der Gast war ein Polizeispitzel. Es kam, wie es kommen mußte, und Patrizia Reggiani durfte ihr Luxusdomizil gegen drei Quadratmeter Zelle eintauschen. Nachdem ihr Mann sie 1990 verlassen hatte, hatte sie offenbar eine regelrechte Obsession entwickelt: »Ich will diesen Mann tot sehen«, hatte sie vor Freunden gewütet. Anläßlich solcher Äußerungen wollte niemand so recht ihre Unschuldsbeteuerungen vor Gericht glauben, zumal sie den Scheidungsanwalt gefragt hatte: »Wieviel riskiere ich, wenn ich meinen Mann umbringen lasse?« Die einzigen, die fest zu ihr halten, sind ihre im Testament des Toten begünstigten Töchter.

Bunte, 29. 4. 1998/25. 6. 1998; dpa-Basisdienst, Hamburg; Stern 7. 5. 1998

Ausweiden

Das Ausweiden bei lebendigem Leibe war eine unvorstellbar brutale, während der Religionskriege aber sehr beliebte Methode der Exekution. Der Bauch des Opfers wurde geöffnet, ein Teil des Darmes herausgenommen und an einer walzenartigen Trommel befestigt. Während der Delinquent bei vollem Bewußtsein war, wurden die restlichen Eingeweide langsam aufgerollt, bis der Beklagenswerte endlich durch den Tod von seinen Qualen erlöst wurde.

Horst Herrmann, Passion der Grausamkeit, 2000 Jahre Folter im Namen Gottes, C. Bertelsmann, München, 1994

Autounfall

Die Zahl der Menschen, die jährlich bei Autounfällen ihr Leben verlieren, bewegt sich in Deutschland noch immer im Bereich knapp unter 10000. Oft sind es Jugendliche, die die Gewalt über ihr Fahrzeug verlieren, und immer wieder spielt Alkohol eine Rolle. Eine der häufigsten Ursachen für tödliche Fahrfehler ist jedoch der sogenannte Sekundenschlaf. Aus Übermüdung schließt der Fahrer für einen Bruchteil von Sekunden die Augen und verliert dabei die Kontrolle über sein Auto.

So geschah es der 26jährigen Tatjana Esslinger (1972–1998), die am Sonntag, den 7. November 1998 um 6.17 Uhr starb. Nach einer durchtanzten Diskonacht – allerdings ohne Alkohol getrunken zu haben – hatte Tatjana noch 55 Kilometer auf der leeren Straße nach Hause zu fahren. Um 6.08 Uhr trat der Fahrer eines tonnenschweren Kranwagens panisch auf die Bremse: Ein roter Ford raste auf ihn zu. Der Mann nahm noch wahr, daß eine blonde Frau wie schlafend über dem Lenkrad zusammengesackt lag, drückte verzweifelt auf die Hupe und stellte sich quer. Sekunden später bohrte sich das Auto unter den Aufbau des Kranwagens. Der Notarzt konnte nur noch den Tod der jungen Frau feststellen. Ihr Körper war so zerstört, daß sie lediglich anhand eines goldenen Kettchens identifiziert werden konnte. »Meine Tochter hat die Unvernunft ihres ganzen Lebens in diesen einen Tag gelegt«, sagte die Mutter wenige Tage nach der Urnenbestattung, und formulierte eine große Traueranzeige, die viel Aufmerksamkeit erregte:

> Sie hat uns verlassen
> TATJANA ESSLINGER
> geboren 18. August 1972
> Am 7. November 1998 um 6.17 Uhr verstarb ich nach einer Nacht in der Disko durch Übermüdung und Überschätzung meiner Kräfte auf der B 73 in Neukloster in meinem Auto.
>
> Wenn dieses Unglück nur einem Menschen hilft, im rechten Moment einsichtig zu sein, um am Leben zu bleiben, ist mein Tod nicht umsonst.
>
> Allen, die es immer besser wissen, und meinen lieben Freunden sage ich, Leichtsinnigkeit, Überforderung und Übermüdung brachten mir den Tod.
>
> Denen, die mich lieben, brach ich das Herz.
> Nehmt es als Warnung, denkt, bevor Ihr lenkt!

Am 30. September 1955 sorgte der tödliche Unfall eines Teenager-Idols für weltweite Schlagzeilen in den Zeitungen: »Meteoric Star James Dean Dies in Crash« – die Nachricht verbreitete sich wie ein Lauffeuer.

James Dean (1931–1955) war so stolz auf seinen neuen Porsche

Spider, daß er ihn jedem zeigte, der vorbeikam. Auf dem Parkplatz eines Restaurants in Los Angeles hatte er den Wagen in Zellophan gehüllt und mit einer großen Schleife versehen abstellen lassen und fing dort seinen Kollegen Alec Guiness ab, der gerade essen gehen wollte: »Sie suchen einen Tisch? Kommen Sie mit, ich bin James Dean. Vorher möchte ich Ihnen etwas zeigen.« Etwas irritiert, aber nicht unwillig folgte Guiness dem jungen Mann zu seinem glänzenden Geschenkpaket. »Er ist gerade geliefert worden. Ich bin noch nicht einmal dazu gekommen, eine Probefahrt zu machen!« Dean konnte seine Begeisterung kaum verbergen. Guiness hörte sich sagen: »Bitte setzen Sie sich niemals in dieses Auto.« Dann schaute er auf die Uhr. »Es ist jetzt zehn Uhr, Freitag, 23. September 1955. Wenn Sie es dennoch tun, werden Sie nächste Woche um diese Zeit tot sein.« Lachend erwiderte Dean: »Ach Unsinn, verderben Sie mir doch nicht den ganzen Spaß!«

Der folgende Freitag war der 30. September 1955. Dean hatte den Sportwagen inzwischen ausgepackt und raste die Straße entlang. Sein Mechaniker Rolf Wutherich warnte ihn zwar, den neuen Motor nicht überzustrapazieren, doch der Filmstar war in einem derartigen Geschwindigkeitsrausch, daß er alles um sich herum vergaß. »Wenn Sie nicht langsamer fahren, kommen Sie nicht heil in Salinas an«, sagte ein Straßenpolizist, der ihm wenige Minuten vor seinem Tod einen Strafzettel wegen überhöhter Geschwindigkeit ausstellte. Doch James Dean schlug auch diese Ermahnung in den Wind, schloß die Wagentür und trat aufs Gaspedal. Plötzlich tauchte am Ende der Straße ein schwarzweißer Ford auf. »Der Typ da vorne muß anhalten – der hat uns gesehen«, waren angeblich seine letzten Worte. Dann passierte es. Der Porsche Spider knallte frontal gegen den Ford, dessen Fahrer zitternd, aber unverletzt ausstieg. James Dean wurde von Sanitätern in ein Krankenhaus gebracht, doch auch die Ärzte konnten ihm nicht mehr helfen. Am 8. November wurde er beerdigt. Sein Tod machte ihn zur Legende.

Eine Legende war sie schon zu Lebzeiten. Sie jettete in Privatflugzeugen, auf Yachten und in dunklen Limousinen durch die Welt und saß nicht einmal selbst am Steuer, als der tödliche Unfall geschah. Der tragische Tod der »Queen of Hearts« erschütterte die

Welt: Als der dunkelblaue Mercedes am Sonntag kurz vor Mitternacht am 14. Pfeiler der Unterführung an der Place de l'Alma in Paris zerschellte, waren mindestens sieben Fotografen auf Motorrädern in unmittelbarer Nähe. Wenige Minuten zuvor erst hatten sie sich an das Heck der Limousine gehängt, als Lady Diana (1961–1997) und ihr Freund Dodi Al Fayed das Ritz durch einen Hintereingang verließen. Henri Paul, der stellvertretende Sicherheitschef des Hotels, sollte Di und Dodi chauffieren. Kellner im Restaurant »Espadon« hatten die beiden vor der Meute von Fotografen am Hauptportal gewarnt. Ein Auto mit dem regulären Fahrer war dort als Köder plaziert worden. Trotzdem entdeckten einige Fotografen das Paar, als es kurz nach Mitternacht zu entkommen versuchte. Auf der Flucht vor den Paparazzi raste Paul mit mindestens 150 Stundenkilometern davon. Ermittlungen der Staatsanwaltschaft ergaben später, daß der Mann mindestens 1,75 Promille Alkohol im Blut hatte.

Im Tunnel verlor er dann die Gewalt über das Fahrzeug: Der Wagen krachte gegen einen Betonpfeiler, schleuderte gegen die Tunnelwand – Henri Paul und Dodi Al Fayed waren sofort tot. Man benachrichtigte den Notarzt, die Fotografen knipsten, behinderten jedoch die Rettungsarbeit eines zufällig vorbeigekommenen Arztes nicht. Der erkannte schnell, daß die beiden Männer tot waren, und kümmerte sich um den offensichtlich noch lebenden Leibwächter (als einziger war er angeschnallt gewesen) und die bewußtlose Prinzessin. Mehrere Rettungsfahrzeuge trafen am Unfallort ein. Lady Diana wurde gegen zwei Uhr morgens im Krankenhaus Pité-Salpêtrière eingeliefert. Zwei Stunden bemühten sich die Ärzte um das Leben der jungen Frau – vergeblich, die inneren Verletzungen waren zu schwer. Die Prinzessin von Wales starb in den frühen Morgenstunden. Einziger Überlebender der Tragödie: der Leibwächter Trevor Rees-Jones.

Noch während die Ärzte versuchten, das Leben der schwerverletzten Diana zu retten, bot ein Agenturchef die bereits entwickelten Bilder vom Unfallort weltweit für sechsstellige Dollarhonorare an. Kaum erfuhr er jedoch vom Tod Lady Dianas, stoppte er die Verhandlungen und zog die Bilder zurück. Dianas Leichnam wurde nach England überführt und dort im Rahmen einer weltweit übertragenen Trauerfeier beigesetzt.

Der Trauerzug war sechs Kilometer lang, Hunderttausende gaben der Prinzessin das letzte Geleit; trauernde Menschen aus aller Welt verwandelten den Platz vor dem Buckingham Palast in ein Blumenmeer. Popstar Elton John setzte sich sofort mit seinem Co-Autor Bernie Taupin in Verbindung und bat ihn, einen neuen Song im Stil von »Candle in the Wind« zu verfassen. Wegen Störungen in der Leitung mißverstand Taupin den Star jedoch und schrieb den Text des einst für die verstorbene Marilyn Monroe komponierten Liedes lediglich um. Elton John begleitete mit »Candle in the Wind« die Trauerfeierlichkeiten im Westminster Abbey.

Kaum älter als die geschiedene Frau des britischen Thronfolgers war ein Mann, der gerade sein internationales Comeback vorbereitete. Mit einer Mischung aus Drogen und Alkohol im Blut wurde Johann Hölzel (1957–1998), bekannt als Popsänger Falco, in einen tödlichen Unfall verwickelt und landete postum mit seiner kurz zuvor fertiggestellten CD einen Hit.

Freitag gegen 15.00 Uhr verließ der gebürtige Wiener die Luxusvilla in der Nähe der dominikanischen Hauptstadt Puerto Plata und verbrachte die letzten 90 Minuten vor dem tödlichen Autounfall in einem Pub. Als er von dort losfuhr, übersah er beim Einbiegen auf die Straße einen seitwärts heranfahrenden Kleinbus einer privaten Reisegesellschaft. Der Musiker war sofort tot, während der Fahrer des Busses und eine Reisebegleiterin mit Knochenbrüchen und Schürfwunden davonkamen. Falcos Leichnam wurde gleich nach dem Unfall in ein Krankenhaus nach Santiago gebracht, wo man bei einer Untersuchung Alkohol- und Rauschgiftspuren im Blut des Toten fand.

Die sterblichen Überreste Falcos wurden nach Wien überführt, wo die Konzertagentur Rock Produktion den Ablauf des Begräbnisses auf dem Wiener Zentralfriedhof organisierte. Flink hatte man die soeben geplante CD-Neuerscheinung in »Out of the Dark« umbenannt und spielte einige der neuen Stücke bei der Beisetzung. Schaurig-schön die Zeile eines Songs: »Muß ich denn sterben, um zu leben?« Falco bekam ein Ehrengrab wie weiland Johann Strauß. Als Alleinerbin des sorgsam angelegten Vermögens hatte er seine Mutter eingesetzt.

John Gilmore, Live Fast – Die Young, Thunder's Mouth Press, New York, 1997; Alec Guiness, Das Glück hinter der Maske, Kindler Verlag, München, 1986; Mick St. Michael, James Dean in his own words, Omnibus Press, London, 1984; Bild-Zeitung, 8. 2. 1998/6. 12. 1998; Bunte, 12. 2. 1998/25. 6. 1998; Focus, 8. 9. 1997/16. 2. 1998; Der Spiegel, 8. 9. 1997; Stern, 4. 9. 1997/11. 9. 1997/25. 9. 1997/30. 10. 1997; Statistisches Bundesamt, Wiesbaden, 1998

B

Ballonabsturz

Die unternehmungslustige Madeleine Sophie Blanchard (1778–1819) kannte kaum ein größeres Vergnügen, als mit ihrem berühmten Gatten Jean-Pierre, der bereits 1785 den Ärmelkanal mit einem Ballon überquert hatte, in schwindelnde Höhen aufzusteigen. Nicht lange nach der Hochzeit bestand sie darauf, auch ohne männlichen Schutz in den Korb des Heißluftballons zu klettern, und war ebenso wie ihr Mann bald in allen großen Städten Frankreichs, Belgiens, Italiens und Deutschlands mit ihren Aufstiegen zu bewundern. Nach nur fünfjähriger Ehe mit buchstäblichen Höhen und Tiefen erlitt Jean-Pierre Blanchard während einer Ballonfahrt eine Herzattacke und stürzte über Den Haag 30 Meter in die Tiefe – ein Sturz, von dem er sich nicht mehr erholte.

Da Madeleine zwar eine zierliche, aber außerordentlich furchtlose Person war, fuhr sie nicht nur weiterhin durch die Lüfte, sondern schmückte ihre Ballonfahrten mit immer spannenderen akrobatischen Kunststücken außerhalb der Gondel aus. Begeistert von ihren Darbietungen, engagierte Kaiser Napoleon sie für seine offiziellen Feste und verlieh ihr den Titel »kaiserliche Aeronautin«. Am 7. Juli 1819 wollte Madeleine ihr Publikum in Paris mit einem besonderen Spektakel beeindrucken. Über dem Vergnügungspark Tivoli plante sie eine ihrer wirklich tollkühnen Feuerwerksdarbietungen in der Luft. Zum Entsetzen der Zuschauer fing ihr Ballon jedoch Feuer und stürzte aus 300 Metern Höhe ab. Der Korb durchschlug das Dach eines Hauses, die Aeronautin wurde zu Boden geschleudert und starb mit 41 Jahren nach – so vermerkte ihr Bordbuch – mehr als 67 erfolgreichen Ballonfahrten.

Martha Schad, Frauen, die die Welt bewegten, Pattloch Verlag Augsburg, 1997

Barbiturat

20 Prozent aller Arzneimittelvergiftungen sind Vergiftungen mit Barbituraten; besonders dann, wenn es sich um Suizide oder Suizidversuche handelt. Die tödlichen Dosen schwanken je nach Präparat und Konstitution des Betroffenen zwischen drei und zwölf Gramm.

1915 war John Griffith alias Jack London (1876–1916) bereits ein schwer alkoholkranker Mann. Upton Sinclair berichtete, daß man ihn sah, »wie er benommen und widerlich betrunken durch die Bars von Oakland streifte.« Er litt an Urämie (Niereninsuffizienz), hatte Anfälle von Rheumatismus und setzte Fett an. Mit seinen 39 Jahren wog er bei einer Größe von 1,75 Meter gute zwei Zentner. London, der immer so stolz auf seinen eisernen Magen gewesen war, konnte kaum noch etwas bei sich behalten. Wegen seiner angegriffenen Nieren nahm er ständig Medikamente ein, die in Verbindung mit dem übermäßig konsumierten Alkohol zu Depressionen oder Streitsucht führten. Das hinderte den Schriftsteller zum Bedauern seiner Frau jedoch nicht, weiterhin Tabletten mit reichlich hochprozentiger Flüssigkeit herunterzuspülen. Anschließend stopfte er fettes, schwerverdauliches Essen in sich hinein, das er auf der Stelle wieder erbrach.

Am Morgen des 22. November 1916 fand ein Diener, der den Auftrag hatte, London zu wecken, ihn mit schwerem keuchendem Atem und dunkelverfärbtem, geschwollenem Gesicht. Eilig wurden seine Frau und seine Schwester gerufen, die die Symptome beide als Zeichen einer Vergiftung deuteten und ihm schwarzen Kaffee einflößten. Nacheinander trafen vier Ärzte im Haus des Schriftstellers ein. Sie pumpten ihm den Magen aus, stellten alles Erdenkliche mit ihm an – doch ohne Erfolg. Am Abend war Jack London tot. Neben seinem Bett fand man zwei leere Fläschchen, die Morphiumsulfat und Atropinsulfat enthalten hatten, und einen Zettel mit Berechnungen zur Dosierung der Stoffe. Für einen der Ärzte gab es keinen Zweifel, daß Jack London sich das Leben genommen hatte, während ein anderer auch für möglich hielt, daß er wegen einer schmerzhaften Nierenkolik versehentlich eine Überdosis der Medikamente konsumiert hatte. Londons Frau drängte darauf, als Todesursache die Krankheit ihres Mannes anzugeben. Die Mediziner folgten ihrer Bitte, und so hieß es in der Presse, Jack London sei an Urämie infolge einer Nierenkolik gestorben.

»Ich glaube, wenn ich tot bin, bin ich tot. Ich glaube, daß ich mit meinem Tod ebenso ausgelöscht sein werde wie irgendein Moskito, den Sie oder ich zerdrückt haben«, hatte Jack London zu Lebzeiten stets geglaubt.

Robert Barltrop: Jack London, Ullstein Verlag, Frankfurt a. M., 1988

B

Berber-Tod

Menschen, die gezwungen sind, auf der Straße zu leben, begegnet man im allgemeinen mit Mißtrauen und Verachtung; man nimmt Abstand von ihnen, weil sie ungepflegt sind, nach Schweiß und Alkohol riechen. Die Lebenserwartung »auf Platte« ist nicht sehr hoch, oft sterben die Nichtseßhaften dort, wo sie gelebt haben: auf der Straße, an ihren Biwakplätzen. Sie erfrieren, werden erschlagen oder erliegen den Folgen ihres Alkoholismus. Berber-Tode sind so unterschiedlich wie die Menschen, die sie erleiden, aber eines haben sie gemeinsam: Es gibt selten jemanden, der sie betrauert.

Ein heißer Sommertag im August. Vor dem Stuttgarter Staatstheater herrscht geschäftiges Treiben. Eine Reinigungskolonne schiebt mit Bulldozern den Algenschlamm im abgelassenen Theatersee beiseite. Die Baden-Württembergische Hauptstadt rüstet sich fürs Sommerfest. Gegen elf Uhr stocken die Arbeiten kurz, weil eine Polizeistreife auf den leblosen Körper eines Berbers aufmerksam wird. Die blauen, vom Todeskampf gezeichneten Hände im Gras verkrallt, das aufgeschwemmte Gesicht mit blutigem Rotz verschmiert, hatte der Leichnam schon seit der Nacht auf dem Rasen gelegen. Hunderte kommen täglich auf dem Weg zur Arbeit an dieser Stelle vorbei. Auch dem Reinigungspersonal war entgangen, daß der unmittelbar am Seeufer liegende Mann nicht schlief, sondern tot war. Nach einer kurzfristigen Absperrung durch die Kriminalpolizei spielten die auf der Wiese nebenan lagernden

Mütter weiter mit ihren Kindern, als wäre nichts geschehen. Der Mann sei eines natürlichen Todes gestorben, notierte tags darauf der Polizeibericht – was immer das heißen mag. Daß hier ein Mensch auf offener Straße und dennoch völlig unbeachtet elend zugrunde gegangen war, interessierte zu diesem Zeitpunkt niemanden mehr. Bei »Champagner und Hummer«, berichtete die »Stuttgarter Zeitung« später euphorisch, habe eine handverlesene Gesellschaft »drei tolle Sommerabende« erlebt.

Manfred E. Neumann, Willi Schraffenberger, Platte machen, Vom Leben und Sterben auf der Straße, Quell Verlag, Stuttgart, 1992

Bergsteigerunglück

Am 8. Juni 1924 wollte der Brite George Mallory erreichen, was vor ihm noch keiner geschafft hatte. Gemeinsam mit Andrew Irvine brach der 38jährige Everest-Pionier auf – den höchsten Berg der Welt zu besteigen. Mit primitiven Sauerstoffflaschen und Tweedjacken verließen die beiden Männer das Camp. Seither beschäftigt Mallory die Phantasie der Kletterbegeisterten mehr als jeder andere der 150 Bergsteiger, die bisher am Everest umkamen. Um 12.50 Uhr wurden die beiden Männer in 8500 Metern Höhe zum letzten Mal gesehen. Sie versuchten gerade, den klettertechnisch heikelsten Teil der ohnehin schwierigen Nordroute zu bewältigen. Dann verschluckten Wolken den Gipfel und die beiden Bergsteiger – seitdem galten sie als verschollen. Ihr jähes Verschwinden löste die wildesten Spekulationen aus: Hatten die beiden – oder wenigstens einer von ihnen den Gipfel erreicht? Waren sie auf dem Hin- oder Rückweg abgestürzt oder erfroren?

Ende März 1999 fand ein Bergsteigerteam dann tatsächlich Mallorys hervorragend konservierten Leichnam. Das abgerissene Hanfseil um den Leib und das doppelt gebrochene Bein zeigten, wie gewaltsam das einsame Ende des Everest-Pioniers George Mallory gewesen sein muß. Offensichtlich war er zwischen eisige Felsblöcke gestürzt und hatte versucht, den Fall mit ausgestreckten Armen zu bremsen. Vorsichtig lösten die Männer des Suchtrupps einen Teil des am Boden festgefrorenen Oberkörpers und durchsuchten die Brusttaschen des Toten. Sie fanden einen Höhenmesser mit einer Skala bis zu 9000 Metern (der Mount Everest ist 8848 Meter hoch), der durch den offensichtlichen Absturz zertrümmert worden war, und mehrere ordnungsgemäß frankierte Briefe von Familienangehörigen, die er nah am Herzen getragen hatte. Und sie fanden seine Schneebrille in einer Brusttasche verstaut – ein Hinweis dafür, daß der Unfall sich nicht am hellichten Tag ereignet haben konnte, da sich kein Bergsteiger dem grellen Höhenlicht ohne Augenschutz aussetzt. Bedeutete dies, daß Mallory Stunden nachdem er und sein Gefährte zuletzt gesehen worden waren, verunglückte? War das Unglück gegen Abend und damit auf dem Rückweg vom Gipfel geschehen? Hoffnung auf des Rätsels Lösung birgt nur die Kamera, die einer der beiden Bergsteiger bei sich trug. Der Hersteller des Films garantiert, daß die Bilder auch nach 75 Jahren in Schnee und Eis noch entwickelt werden können. Doch die Kamera wurde nicht bei Mallory gefunden, und von seinem Gefährten fehlt noch immer jede Spur. Falls er mit dem anderen Ende des durchgerissenen Seils um Mallorys Brust gesichert war und vom Felsgrat der Nordwand in die Tiefe stürzte, wird er wohl niemals gefunden werden.

Die Versuchung, geplante Touren durchzuführen, auch wenn Wetter und andere Gegebenheiten dagegensprechen, ist nicht nur aus Gründen des Ruhmes, sondern auch aus finanziellen Motiven für Profis oft groß:

Zwischen 10000 und 65000 Dollar hatten die Expeditionsmitglieder jeweils an ihre Bergführer gezahlt. Fast alle hatten sie zu Hause Hochleistungskarrieren unterbrochen, um eine Sinnkrise in der Lebensmitte zu bewältigen. Mount-Everest-Führer Anatolij Bukrejew, Neil Beidleman, ein Bergführer aus Aspen, Colorado, Bergführer Andy Harris aus Neuseeland und der Reporter Jon Krakauer aus Seattle waren die ersten von insgesamt 33 Alpinisten und Sherpas, die sich am 10. Mai 1996 über den Südostgrat am Mount Everest hinaufbewegten. Unter den Toten des Dramas, das sich in den nächsten Stunden abspielte, waren auch die Expeditionsleiter: Rob Hall, ein knorriger Neuseeländer, und der Amerikaner Scott Fisher. Der gewissenhafte Hall hatte auf einem Gipfel zu lange auf einen seiner Schützlinge, Doug Hansen, gewartet, der erst gegen vier Uhr am Nachmittag völlig erschöpft zu ihm aufschloß. Während des Abstiegs verschwand Hansen, der den Flaschensauerstoff verbraucht hatte, plötzlich spurlos in der Dunkelheit. Hall brauchte ohne Tageslicht für die Gratüberschreitung zehn entsetzliche Stunden, den kurzen Gegenanstieg zum Südgipfel des Everest schaffte er nicht mehr. Auch für Harris gab es kein Durchkommen in der Finsternis, 13 Tage später wurden seine Daunenjacke und sein Eispickel gefunden. Fisher, der den Gipfel um 20 Minuten vor drei erreichte, starb während des Abstiegs auf einem Felsband in 8 300 Metern Höhe. Die Tour endete mit einem Schneesturm auf dem Südsattel des Everest. Die Bergsteiger konnten auf dem Plateau nichts mehr erkennen. Er sei sich wie in einer Milchflasche vorgekommen, so erzählte später Neil Beidleman, der überlebte. Beidleman war es gelungen, zehn Schutzbefohlene im heulenden Blizzard zusammenzuhalten, der über die Bergsteiger herfiel. Die Japanerin Yasuko Namba erfror in dem Unwetter unter einem zentimeterdicken Eispanzer. Beck Weathers, ein Pathologe aus Texas, fiel ins Koma und mußte zurückgelassen werden. Am nächsten Tag erwachte er mit schweren Erfrierungen und konnte sich nach einer wundersamen Selbstbefreiung retten.

Jon Krakauer, In eisigen Höhen, Malik Verlag, München, 1998; dpa-Basisdienst, Hamburg; Der Spiegel, 23. 2. 1998; Stern, 12. 5. 1999

Beschneidung, rituelle

»Halt still«, sagte die Mutter. »Wehr dich nicht. Ich habe nicht die Kraft, dich festzuhalten.« Waris sah die fremde alte Frau vor sich knien, sah die blutige Rasierklinge, dann spreizte sie die Beine und schloß die Augen. Ein glühender Schmerz durchfuhr sie; sie wollte nicht schreien und verlor das Bewußtsein. Als sie wieder zu sich kam, versprach die Mutter: »Es ist gleich vorbei.« Aber das war es nicht. Das Schneiden, Schaben und Stechen dauerte mehr als 20 Minuten. Als Waris schließlich mit einer blutigen Naht zwischen den Schenkeln auf dem Boden lag, sagte die Mutter: »Sehr gut, jetzt bist du eine Frau.«

Sie wird damals fünf gewesen sein, genau weiß sie es nicht. Die heute 30jährige Waris Dirie stammt aus Somalia und ist als hochbezahltes Model über die Laufstege von London, Paris und Mailand geschritten, ohne je über diese grausame Tradition zu sprechen. »Nicht Beschneidung«, sagt Waris, »das ist zu milde. Folter. Eine meiner Schwestern ist daran gestorben.«

Bei der sogenannten »pharaonischen Beschneidung« kappt die Beschneiderin auch die inneren Schamlippen, schabt das empfindliche Gewebe der Vulva aus und näht die äußeren Schamlippen so eng zusammen, daß nur eine Öffnung von der Größe eines Streichholzkopfes bleibt. Fast immer wird ohne Betäubung beschnitten, mit Glasscherben, Scheren, Messern, einem scharfen Stein oder Rasierklingen – so schreibt es die Tradition vor! Blutvergiftungen infolge der mangelnden Hygiene bei der Operation, aufgestautes Menstruationsblut und infektiöse Bestandteile des Urins, die nicht ungehindert abfließen können, sind die Folge.

Mehr als 4000 Jahre alt ist das Ritual, das dazu dienen soll, das Geschlechtsleben der Frauen zu kontrollieren, und sie nicht selten das Leben kostet. Tausende von jungen Mädchen und Frauen sterben jährlich bei dem entsetzlichen Ritus, die Überlebenden leiden lebenslang unter Schmerzen; beides wird billigend in Kauf genommen. Nur wer beschnitten ist, ist tauglich für die Ehe. Die Klitoris, so erzählt man sich in manchen Regionen, sei gefährlich, könne den Mann gar vergiften, wenn er sie berühre. Andernorts heißt es, sie wachse sich zu einem Penis aus, wenn man sie nicht entfernt, und die Frau werde so zum Mann.

Nachdem 1996 ein Dekret die Beschneidung von Mädchen in öffentlichen Krankenhäusern verboten hatte, wurde jetzt Scheich Jussuf el-Badri, der eine Klage dagegen angestrengt hatte, das Recht zugesprochen. »Die Beschneidung gehört zum gesunden islamischen Empfinden«, und »einer französischen Studie zufolge werden beschnittene Mädchen weniger häufig von AIDS befallen«, begründete er voller Überzeugung seine Forderung, die Tradition der Beschneidung aufrechtzuerhalten. Nach neuesten Schätzungen sind in Ägypten etwa 80 Prozent der Frauen beschnitten. In manchen Ländern Afrikas sind es 90 Prozent. Aber auch in Deutschland leben mindestens 38000 sexuell verstümmelte Frauen. Etwa 2000 von ihnen mußten die schreckliche Prozedur nicht etwa in der Heimat, sondern in der deutschen Fremde über sich ergehen lassen; in Großbritannien werden jedes Jahr etwa 10000 Mädchen beschnitten; für Frankreich wird die Zahl doppelt so hoch geschätzt. In mindestens 28 Ländern wird der blutige Brauch praktiziert. Zwischen 130 und 150 Millionen Frauen haben ihn erlitten – und jeden Tag kommen 6000 neue Mädchen hinzu.

Waris Dirie, Wüstenblume, Schneekluth Verlag, München, 1998; Focus, 5. 10. 1998/29. 3. 1999; Der Spiegel, 7. 7. 1997/2. 3. 1998

Bestattung

Die gebräuchlichsten Formen der Totenbestattung sind die Erdbestattung und die Feuerbestattung, seltener werden die Verstorbenen ins Meer versenkt, einbalsamiert oder in besonderen Bauten – Mausoleen, Grüften – beigesetzt. Die Feuerbestattung wurde in manchen Kulturen als Befreiung der Seele des Verstorbenen verstanden. In ganz Europa hat man jungsteinzeitliche Gefäße gefunden, die mit der Asche von Menschen gefüllt waren. Zwischen 1400 v. Chr. und 200 n. Chr. war die Feuerbestattung weit verbreitet; besonders in der herrschenden Schicht des Römerreiches. Der christliche Glaube verbot jedoch die Feuerbestattung, da man glaubte, der Körper – einmal zerstört – könne nicht auferstehen. Auch im frühen Judentum war diese Art der Bestattung verboten; man verstand sie als Entweihung des Gotteswerkes. Orthodoxen Juden, Angehörigen der orthodoxen Kirchen des Ostens und Muslimen ist es bis heute untersagt, ihre Toten zu verbrennen.

In allen Gesellschaften wird der Leichnam in einer bestimmten Weise vorbereitet, bevor er endgültig bestattet wird. Archäologische Funde zeigen, daß bereits die Neandertaler die Bestattung ihrer Toten ritualisierten. Häufig wird der Leichnam gewaschen, speziell gekleidet oder mit religiösen Objekten und Amuletten geschmückt. Die umfassendste Behandlung des Leichnams ist die Einbalsamierung, die vermutlich im alten Ägypten entstand. Die Ägypter glaubten, daß der Körper unversehrt sein müsse, damit die Seele ins Totenreich gelangen könne. Um den Leichnam zu konservieren, entwickelten sie ausgefeilte Techniken zur Mumifizierung. Im alten Griechenland, Ägypten und in China wurden manchmal Sklaven zusammen mit ihren Besitzern begraben. Diese Tradition beruhte auf dem Bewußtsein, daß die Toten im

Jenseits weiterhin auf die Dienste ihres Personals angewiesen seien.

Bei einigen Naturvölkern basierten Bestattungsrituale auf dem Glauben, daß man den Bedürfnissen der Verstorbenen gerecht werden und für sie sorgen müsse. Furcht vor dem Toten führte zu einfachem Aussetzen der Leiche, ihrer Verbrennung, Verstümmelung oder Fesselung. Bei Zuneigung und dem Wunsch nach weiterem Kontakt wurde der Tote in der Hütte oder nahe dem Dorfe bestattet, oft schlief auch die trauernde Witwe auf dem Grab. Teils zerlegte man den Leichnam oder das Skelett, um Reliquien zu erhalten. Bereits in der Altsteinzeit wurden die Toten bestattet, mit Nahrung versorgt und mit Beigaben beerdigt. Auch in der Jungsteinzeit galten feste Regeln für die Beisetzungen der Verstorbenen. Für die kupferführende Jungsteinzeit und die Bronzezeit lassen sich die bisher ältesten Särge nachweisen. Dabei handelte es sich meist um Baumsärge aus halbierten und ausgehöhlten Stämmen. Besondere Formen der Bestattung beschäftigen sich weniger mit einem dauernden Aufenthalt der Toten als mit ihrer Überfahrt in eine andere Welt. Bei den Griechen führten solche Vorstellungen zur Beigabe des Charonspfennigs. Charon, der alte struppige Fährmann war es, der in der griechischen Mythologie die Toten in seinem lecken Boot über den Grenzfluß der Unterwelt fuhr. Unbestattete ließ er allerdings zurück. Eine dem Verstorbenen in den Mund gelegte Münze – der Charonspfennig – galt als Fährgeld. Möglicherweise hängen auch Wagenbestattungen oder die eindrucksvollen Schiffsbestattungen Nordeuropas mit vergleichbaren Vorstellungen zusammen. Sagas erzählen von den Feuerbestattungen wikingischer Edler im Schiff und von der Meerfahrt verstorbener Könige in brennenden Schiffen.

Der englische Aristokrat Alexander Douglas, zehnter Herzog von Hamilton, machte der sprichwörtlichen englischen Exzentrik alle Ehre. Er überbot das Britische Museum, als er 11000 Pfund für einen prachtvollen antiken Sarkophag zahlte, der ursprünglich für eine ägyptische Prinzessin angefertigt worden war. Douglas bewahrte das gute Stück in einem Mausoleum des Familiensitzes Hamilton Palace auf. Bedauerlicherweise stellte man erst 1852 – nach dem Tod des Herzogs – fest, daß der noble Brite viel zu groß für den Sarkophag war. Er paßte erst hinein, nachdem man ihm die Füße abgesägt hatte.

Jenseits solch wenig aristokratischer Bräuche waren und sind der Phantasie in einigen Ländern in jüngster Vergangenheit und heutzutage kaum Grenzen gesetzt, und so werden immer wieder mehr oder weniger skurrile Beerdigungen zelebriert:

Mrs. Hannah Beswick lebte im 18. Jahrhundert in der britischen Stadt Manchester. Nachdem ihr Bruder aus Versehen beinahe lebendig begraben worden wäre, verfügte sie, nach ihrem Ableben einbalsamiert zu werden. Ein Arzt sollte sie über der Erde lagern und regelmäßig auf Lebenszeichen untersuchen. Ihr Wunsch war Befehl, als sie 1758 70jährig starb – vor allem, weil sie dem Hausarzt 25000 Pfund hinterlassen hatte, um sicherzugehen, daß er seines Amtes zuverlässig walten würde. Mrs. Beswick wurde einbalsamiert und aufrecht in den Kasten einer Standuhr gestellt, ihr Kopf dort positioniert, wo sich sonst das Ziffernblatt befindet. Ein zugezogener Samtvorhang verschonte Vorübergehende vor dem Anblick des ungewöhnlichen »Uhrwerks«. Erst über 100 Jahre nach ihrem Tod waren alle Erben sicher, daß die alte Dame tatsächlich verstorben war, und Hannah Beswick wurde auf einem Friedhof beigesetzt.

Ganz sichergehen, daß alles zu seinem Wohlgefallen stattfände, wollte ein Herr aus Amerika:

Jim Gernhart war mit den Feierlichkeiten anläßlich der Beisetzung seiner Schwester in Burlington / Colorado im höchsten Maße unzufrieden gewesen. Um ähnlichen Ärgernissen im Falle seines eigenen Todes vorzubeugen, entschloß sich der 75jährige 1951 zu einem Probebegräbnis. Er legte das Zeremoniell fest und achtete bei lebendigem Leibe darauf, daß bei seiner Beerdigung keine Fehler gemacht wurden. In den folgenden 30 Jahren führte er die Prozedur regelmäßig durch, bis er endlich im hohen Alter von über 100 Jahren wirklich beigesetzt wurde.

Doch nicht immer richten sich die Zuständigen nach den Verfügungen der Verblichenen. Ein isländisches Bestattungsinstitut wurde 1993 zu einer Geldstrafe verurteilt, nachdem die Hinterbliebenen sich bei den örtlichen Behörden darüber beschwert hatten, daß der geliebte Tote bei seiner Beerdigung am 26. Dezember ein Weihnachtsmannkostüm und einen falschen Bart trug.

Der Brite Malcolm Eccles hingegen wollte überhaupt nicht unter die Erde, sondern weiter im Kreise seiner Lieben weilen. Mit ihrem berühmten Sinn für schwarzen Humor machten die englischen Behörden das Unmögliche möglich:

Wenn Brenda Eccles aus Oldham in der Küche werkelt, ist ihr toter Mann Malcolm immer in der Nähe – seine Asche ruht in der Eieruhr. Die ungewöhnliche Ruhestätte hatte der Druckereibesitzer selbst testamentarisch festgelegt, bevor er starb. »Ich konnte während unserer gesamten 14 Jahre währenden Ehe einfach keine Eier weich kochen – das hat ihn offenbar auf die Idee gebracht. Ich finde es schön, daß Malcolm in der Eieruhr weiterlebt«, sagt seine Frau. Eine Spezialfirma stellte das 30 Zentimeter hohe Gefäß her.

In höhere Sphären zog es dagegen den US-Kometenforscher Eugene Shoemaker. Ein Leben lang träumte er davon, einmal auf dem Mond zu landen. Aus gesundheitlichen Gründen ließ sich der Traum jedoch nicht realisieren, erst nach seinem Tod erfüllte sich endlich der Herzenswunsch. Die amerikanische Forschungssonde »Lunar Prospector«, die zur ersten Mond-Expedition der NASA seit 25 Jahren startet, enthält einen Teil seiner Asche. Die Sonde trägt eine zwei mal vier Zentimeter kleine Urne. Sie ist mit einer Messingfolie umwickelt, verziert mit einem Bild des Kometen Hale-Bopp und Zitaten aus Shakespeares Drama »Romeo und Julia«. 18 Monate kreist die Sonde um den Mond, dann wird sie auf dem Mond zerschellen, die Urne freigesetzt und in den Mondstaub gebettet.

Karl Shaw, Das Lexikon der Geschmacklosigkeiten, Wilhelm Heyne Verlag, München, 1998; Bild-Zeitung, 7. 1. 1998; Die schwarze Seite, http://freunde. imperium.de

Birne

Die orale Birne, ein in der Form nach dem gleichnamigen Obst kunstvoll gefertigter und verzierter Eisenknebel mit einem zugespitzten Ende, wurde vorzugsweise gebraucht, weil sich mit den Spitzen nicht nur trefflich die Kehle der Angeklagten aufschlitzen ließ, sondern auch der Mund von innen unheilbar verletzt werden konnte. Man benutzte sie bei Ketzerpredigern oder Laien, die versucht hatten, aufrührerische Gedanken zu verbreiten. Ähnlich entsetzliche Möglichkeiten boten die rektale und vaginale Birne, die durch Schraubendrehungen ausgeweitet, Eingeweide und Gebärmutter aufriß und damit tödlich verletzte. Die so zugerichteten Frauen – oft der Hexerei verdächtigt – verbluteten jämmerlich. Passive Homosexuelle und der Sodomie Verdächtigte wurden mit der rektalen Birne grauenvoll zugerichtet. Gewaltsam führte man ihnen das Gerät in den After, vergrößerte es dort mittels des Schraubmechanismus und zerfetzte ihnen den Darm.

Horst Herrmann, Passion der Grausamkeit, 2000 Jahre Folter im Namen Gottes, C. Bertelsmann, München, 1994

Blasenstein

Daß mit der Blase nicht zu spaßen ist, mußte schon der dänische Astronom Tycho Brahe (1546–1601) auf das schmerzhafteste erfahren. Die Legende sagt, daß er als kaiserlicher Astronom im Dienste Rudolfs II. von seinem Herrscher zu einem ausgiebigen Mahl geladen war, als ihn das unwiderstehliche Bedürfnis überkam, dorthin zu eilen, wo auch der Kaiser zu Fuß hingeht. Leider zog sich die Audienz in die Länge, und Brahe verspürte plötzlich einen entsetzlichen Schmerz. Seine Blase war geplatzt, und bald darauf verschied der kluge und über die Maßen zurückhaltende Mann an den Folgen des Unglücks.

Wesentlich länger quälte sich ein anderer berühmter Naturwissenschaftler mit seinem Leiden herum, ohne daß die Mediziner ihm eine wirkliche Linderung hätten verschaffen können:

Isaac Newton (1642–1727) litt erheblich unter einer Harninkontinenz (Blasenschwäche). Seine Ärzte konnten allerdings wenig für ihn tun, und Newton zog sich immer mehr aus der Öffentlichkeit zurück. Schließlich hatte er nur noch von seinen Ärzten regelmäßigen Besuch und begann, seinen Nachlaß zu ordnen. Am 2. März nahm der große Physiker und Mathematiker an einer Sitzung der Royal Society teil, fühlte sich danach aber sehr elend. Die Ärzte diagnostizierten zwei Tage später einen Blasenstein. Newton hatte schreckliche Schmerzen, wehrte sich aber erfolgreich gegen die Sterbesakramente. Von seinem naturwissenschaftlichen Standpunkt bezüglich der Schöpfung mochte er um keinen Preis abweichen. Am 15. März verlor er das Bewußtsein und starb am 19. März, ohne es wiedererlangt zu haben.

Natalie Kaufmann, Das kleine Buch der großen Toten, Ullstein Verlag, Berlin, 1998

Blei, flüssiges

Das Gießen von flüssigem Blei in den Mund eines Angeklagten war im Mittelalter eine Form der Todesstrafe. Niemand kam auf den Gedanken, mit dieser grausamen Methode ein Geständnis erpressen zu können; es war klar, daß der betreffende Mensch an dieser »Behandlung« sterben würde. Festgehalten von den Folter- oder Henkersknechten, wurden die Verurteilten gezwungen, den Mund zu öffnen, in den dann siedendes Blei hineingegossen wurde. Die Qualen, unter denen die inwendig verbrannten Opfer ihrem schmerzhaften Tod entgegenlitten, sind nicht vorstellbar.

Rudolf Quanter, Die Folter in der deutschen Rechtspflege sonst und jetzt, Verlag von H. R. Dohrn, Dresden, 1900

Blitzschlag

Auf Anhieb käme wohl kaum jemand auf den Gedanken, daß ausgerechnet der kultivierte Golfsport offenbar mit großen Risiken für Leib und Leben verbunden ist – zumal für die Zuschauer, wie es 1991 nachhaltig den Anschein hatte:

Erst am 13. Juni 1991, dem ersten Tag der US-Open, war ein 27jähriger Mann nach einem fürchterlichen Blitzeinschlag in Chaska / Minnesota seinen Verletzungen erlegen, fünf weitere Personen wurden schwer verletzt. Kaum zwei Monate später, am 9. August 1991, ereilte das Schicksal den 39jährigen Thomas Weaver, der den Auftakt der US-PGA-Championship sehen wollte. Die Turnierleitung hatte Konsequenzen aus den Ereignissen in Chaska gezogen und stand in ständigem Kontakt mit den örtlichen Meteorologen. Noch eine Viertelstunde vor dem aufkommenden Unwetter waren die Zuschauer auf Hinweistafeln gewarnt worden. Für Golf-Fan Weaver zu spät. Er wurde auf dem Weg zu seinem Auto vom Blitz getroffen. Trotz der Soforthilfe konnten die Ärzte im St. Vincents Hospital nur noch den Tod feststellen.

Auch für zwei Frauen in England kam jede medizinische Hilfe zu spät: Die beiden Thailänderinnen waren im Londoner Hyde Park in ein Gewitter geraten und vom Blitz getroffen worden. Der zuständige Arzt diagnostizierte: »Unterhalb der linken Brust wiesen beide Körper in der halbrunden Form des BH-Bügels Verbrennungsmarken auf. Der Blitz hat in den BH eingeschlagen.«

Bild-Zeitung, 29. 10. 1999; sid-Sport-Informations-Dienst

Blutgerinnsel

B

Sie können überall im Körper entstehen, und überall sind sie schmerzhaft, wenn nicht gar gefährlich. Lebensgefährlich werden Blutgerinnsel allerdings besonders dann, wenn sie in der Nähe des Herzens oder im Gehirn auftreten.

»Ich will nicht im Bett sterben!« hatte der Schöpfer der legendären »Schatzinsel« und des weltberühmten »Dr. Jekyll und Mr. Hyde« immer gesagt – und sein Wunsch ging in Erfüllung. Robert Louis Balfour Stevenson (1850–1894) litt lebenslang unter Tuberkulose und reiste wegen seines Lungenleidens häufig in den Süden, bis er sich schließlich mit seiner Familie auf der Samoa-Insel Upolo in der Südsee niederließ.

Am 3. Dezember 1894 arbeitete der Schriftsteller bereits am frühen Morgen an seinem aktuellen Roman. Zwei Stunden diktierte er ungestört, da betrat seine Frau Fanny das Arbeitszimmer. »Ich weiß, ich fühle, daß etwas Fürchterliches einen Menschen bedroht, den wir lieben. Glaub mir, für einen von uns wird die Frist bald ablaufen – aber für wen?« Stevenson versuchte vergeblich, seine aufgewühlte Frau zu beruhigen. Bis etwa 18 Uhr arbeitete er in seinem Büro. Als er pfeifend die Treppe herunterkam, saß Fanny auf der Veranda und bereitete sein Lieblingsessen zu. »Möchte die schöne Dame vielleicht Hilfe?« Der Schriftsteller griff nach Zitrone und Öl, und während seine Frau die Mayonnaise schlug, träufelte er beides in der gewünschten Menge in die Salatschüssel. Plötzlich stellte er die Ölflasche krachend auf den Tisch. Stevenson faßte sich an die Stirn, versuchte sich aufzurichten, fiel jedoch auf die Knie und stöhnte: »Mein Kopf, mein Kopf!« Fanny ließ ihren Mann sofort in den Schatten tragen, doch noch bevor er dort bequem hingesetzt werden konnte, verlor er das Bewußtsein. Bis zum Eintreffen des Arztes massierte sie sein Herz und verfolgte beunruhigt, wie Robert immer mühsamer nach Luft rang. Als der Arzt kam, hatte die umsichtige Frau ein Bett in die Halle stellen lassen und ihren Mann darauf gelegt, Stevenson konnte kaum noch atmen, hatte ein gerötetes Gesicht und blutunterlaufene, verdrehte Augen. Der Arzt untersuchte den Patienten und sagte mit Bedauern: »Ein Blutgerinnsel, wir können nichts mehr für ihn tun.« Um 20.10 Uhr hatten sich Fannys schreckliche Ahnung erfüllt: Ihr Mann war tot.

B

Von jeher hatte Stevenson nach Sitte der Eingeborenen auf dem Berg Vaea begraben werden wollen. Ein schwieriges Unterfangen, denn durch das unwegsame Gelände führte keine Schneise. Alle Stammeshäuptlinge der Insel schickten Abordnungen und griffen auch selbst zu Messer und Beil, um des Dichters letzten Weg zu bahnen. Nach einer pausenlos durchgearbeiteten Nacht war es soweit. Fanny hatte ihren Mann so gekleidet, wie er zum Abendessen hatte erscheinen wollen. Aufgebahrt lag er in weißem Hemd, brauner Hose, mit einem breiten blauen Gürtel und einer schwarzen Cordjacke, als sie die britische Fahne über ihn deckte. Gegen Mittag des 4. Dezember hoben sechs kräftige Samoaner den Sarg auf ihre Schultern. 60 Eingeborene und 19 Weiße gingen den steilen Berg hinauf. Ein beschwerlicher Aufstieg; an jedem neuen Hügel übernahmen sechs andere Männer den Sarg. Nach mehr als zwei Stunden erreichte der Trauerzug das Plateau, auf dem Robert Louis Stevenson begraben werden wollte. Hoch über dem Pazifik, unter Trauertüchern, Blumen und Sand fand er seine letzte Ruhe.

Alexandra Lapierre, Die Vagabundin, Fanny Stevenson und die »Schatzinsel«, Hoffmann und Campe, Hamburg, 1994; Gero von Wilpert, Lexikon der Weltliteratur, Band I Autoren, Alfred Kröner Verlag, Stuttgart, 1975

Bluthusten

Bluthusten, Schwindsucht, Tuberkulose, das Leiden hat im Laufe der Jahre viele Namen bekommen und war in früheren Zeiten nicht nur weit verbreitet, sondern vor allem eine der häufigsten Todesursachen im Kindes- und frühen Erwachsenenalter. Mitte des 19. Jahrhunderts war etwa ein Viertel aller Todesfälle in Europa auf den sogenannten Bluthusten zurückzuführen:

Im Oktober 1839 versuchte der virtuose Musiker Niccolò Paganini (1782–1840), seinem Schicksal tapfer ins Auge zu sehen. Doch ganz gleich, welche Ärzte er in welcher Stadt konsultierte, die Diagnosen waren allesamt niederschmetternd. Man teilte ihm mit, er litte unter einer »übermäßigen nervösen Reizung, Erkrankung des lumbalen Rückenmarks, [einem] syphilitischen Virus, der das Gaumensegel und vielleicht das Gaumengewölbe befallen hat«. Paganini wurde klar, daß »bezüglich meiner Gesundheit das Letzte, was zu verlieren, die Hoffnung ist«. Im Mai 1840 verschlechterte sich der Zustand des genialen Geigers so sehr, daß man einen Mönch rufen ließ, der ihm den Trost der Religion zuteil werden lassen sollte. Paganini, der seine Stimme völlig verloren hatte, machte dem Geistlichen einige Zeichen, die dieser falsch verstand. Er kehrte ein zweites Mal wieder und verlangte, Paganini möge seine Beichte auf eine Tafel schreiben. Diesmal machte der Sterbende ihm unmißverständlich klar, was er davon hielt – nämlich gar nichts. Der brave Geistliche meldete das unerhörte Betragen des Todgeweihten höchst verärgert dem Bischof von Nizza. Um fünf Uhr nachmittags, am 27. Mai 1840, rief ein plötzlicher und heftiger Hustenanfall eine unstillbare Blutung hervor, und Niccolò Paganini segnete das Zeitliche.

Es folgte eine Posse, die ihresgleichen sucht. Von Monseigneur Galvani, dem Bischof von Nizza, aufgrund des Berichtes des erbosten Mönches Caffarelli zum Ungläubigen erklärt, erhielt der Tote weder eine Totenmesse noch ein Begräbnis in geweihter Erde. Gleich nach dem Ableben Paganinis hatte der Graf von Cessole allerdings einen Spezialisten beauftragt, den Leichnam einzubalsamieren, und so präpariert blieb der zunächst zwei Monate in seiner Wohnung liegen. Als die Gesundheitsbehörde die Entfernung anordnete, ließ besagter Graf den Sarg in seinen Keller schaffen, um ihn von dort aus nach Genua zu transportieren. Ununterbrochen bemüht, das bischöfliche Urteil der Ungläubigkeit aufheben zu lassen, warteten die Freunde des Verstorbenen mit Zeugnissen und Beweisen auf, die belegen sollten, daß der Maestro ein guter Christ und praktizierender Katholik gewesen sei. Doch der Leichnam lag bis 1844 im gräflichen Kellergewölbe.

Erst vier Jahre nach dem Tod Paganinis erteilte die sardische Regierung endlich die Genehmigung, die sterblichen Überreste des Meistergeigers nach Genua bringen zu dürfen. In einem Zinksarg, von einem Nußbaumsarg umgeben, verpackt in einer weißen Kiste, wurde der Leichnam in einer Geheimaktion verfrachtet. Paganinis Sohn allerdings hatte derweil beschlossen, seinen Vater in Parma bestatten zu lassen, und kämpfte tatsächlich bis zum Jahr 1876 mit Behörden und Klerus um eine Genehmigung. Dann endlich wurde der Spruch des Bischofs von Nizza für nichtig erklärt und der Sarg in die Erde herabgelassen. 1893 erteilten die Behörden die Erlaubnis, die Leiche, von der mittlerweile nicht mehr viel übrig war, zu obduzieren, und im Jahre 1940 wurde anläßlich des 100. Todestages eine neuerliche Leichenschau angekündigt. Als ein Fotograf sich anschickte, Fotos des legendären Geigerskeletts zu machen, brach ein derartiges Gewitter los, daß der Mann erschrocken floh und Niccolò Paganini endlich seine letzte Ruhe fand.

Edward Neill, Niccolò Paganini, Knaur Verlag, München, 1993

Blutrache

Das schaurige Gesetz der Blutrache stammt noch aus dem Mittelalter und besagt, daß bei einem Konflikt zwischen zwei Familien, der für einen der Beteiligten tödlich endet, die männlichen Angehörigen des Opfers einen männlichen Angehörigen des Täters umbringen müssen. Die betroffene Familie wiederum rächt sich dann an der Familie des ersten Opfers, und so geht es weiter, wenn nicht irgendwann dem vorsintflutlichen Irrsinn Einhalt geboten wird.

Vor fast 80 Jahren hatte die Mordserie zwischen zwei verfeindeten kurdischen Familien in der Türkei begonnen; Ende 1996 kam ein Familienmitglied wegen Mordes vor Gericht und gestand: »Ich habe nach Vaters Tod versucht, den Gedanken an Rache zu vergessen, aber ich konnte es nicht.« Der 32jährige vierfache Familienvater habe als ältester Sohn die Pflicht gehabt, den sinnlosen Mord an seinem Vater zu rächen. »Unser Vater war unschuldig. Er hatte mit dem vorangegangenen Mord in der Türkei überhaupt nichts zu tun«, rechtfertigte er die Tat. »Ich zog meine Pistole und schoß.«

Doch auch bei Ehrverletzungen oder der Schändung eines weiblichen Familienmitgliedes ahnden Angehörige des Opfers das Vergehen manchmal mit dem Tod. So wurde im März 1997 ein 16jähriger türkischer Junge in Bremen vermutlich Opfer einer Blutrache. Aus verletztem Ehrgefühl hatte einer seiner Landsleute im Bremer Ortsteil Blumenthal den 16jährigen und dessen Vater erschossen. Nachdem der Täter sich der Polizei gestellt hatte, nannte er als Motiv eine Ehrverletzung, weil mehrere Jungen versucht hatten, seine minderjährige Tochter zu vergewaltigen.

Deutsche Gerichte versuchen, mittels der gültigen Gesetze den blutigen Brauch in den Griff zubekommen, doch der Justizgewahrsam schreckt wirkliche Fanatiker nicht ab.

Wegen Mordes aus Blutrache und versuchter Tötung in drei Fällen verurteilte eine Jugendstrafkammer des Lüneburger Landgerichts in Celle 1997 einen 17jährigen Türken. Das Gericht erkannte den Angeklagten des Mordes an einem Kurden für schuldig, der seinerseits zuvor den Bruder des Täters umgebracht hatte. Hintergrund der Tat war eine seit Jahren schwelende Familienfehde. Der Streit eskalierte, als der Kurde den jungen Mann erschoß; er wurde zu elf Jahren Haft verurteilt. Als er in Begleitung von drei Justizbeamten aus dem Gefängnis zur ambulanten Behandlung in ein Krankenhaus gebracht wurde und das Gebäude wieder verließ, feuerte der 17jährige die tödlichen Schüsse ab und verletzte dabei auch die Beamten.

Besonders gravierend sind die Folgen der Blutrache dort, wo sie die Lebensumstände von Kindern einschränken und bestimmen:

In Nordalbanien haben Fälle von Blutrache in der jüngsten Vergangenheit dramatisch zugenommen. Aus Angst vor dieser brutalen Form der Selbstjustiz leben hier über 6000 Kinder in selbstgewählter Isolation ohne jeden Kontakt zur Außenwelt. Aus Furcht, von Mitgliedern verfeindeter Familien getötet zu werden, verlassen sie niemals ihre Häuser. Sie gehen nicht zur Schule, spielen niemals im Freien und beschränken ihre sozialen Kontakte auf

Eltern und Geschwister. Auch in Oberägypten ist die Blutrache noch weit verbreitet. Bei einer heftigen Auseinandersetzung zwischen zwei Familienclans starben erst kürzlich 24 Menschen in der Provinz Minia.

dpa-Basisdienst, Hamburg

Blutsturz

Dieser Begriff, der auf so vielen Totenscheinen des 19. Jahrhunderts zu finden ist, bezeichnet eine starke, lebensbedrohliche Blutung aus Mund und Nase. Auslöser ist bei älteren Menschen oft die durch Arterienverkalkung hervorgerufene Verletzung einer Ader, bei jüngeren Patienten können Entzündungen zum Anreißen der Gefäße und damit zu unstillbaren Blutungen führen.

Es war die Nacht des 26. Januar 1881, der große russische Dichter Feodor Michailowitsch Dostojewski (1821–1881) saß an einem seiner Manuskripte. Vor wenigen Wochen waren seine »Brüder Karamasow« erfolgreich erschienen, und zum ersten Mal in seinem Leben ging es dem Schriftsteller materiell etwas besser. Plötzlich glitt ihm der Federhalter aus der Hand und fiel zu Boden. Dostojewski rückte eine Etagere zur Seite und bückte sich, um das Schreibgerät aufzuheben. Dabei erlitt er einen leichten Blutsturz, dem er allerdings keine weitere Bedeutung beimaß. Etwas schwindlig legte er die Arbeit beiseite und ging zu Bett. Am Nachmittag des folgenden Tages wiederholte sich jedoch die Erscheinung, und seine Frau ließ besorgt nach dem Arzt schicken. Der brachte gleich einen Kollegen mit und untersuchte den Dichter sorgfältig. Die beiden Mediziner hielten ein Consilium ab und beruhigten die Familie: Nein, es bestehe wirklich keine ernsthafte Gefahr. Und tatsächlich besserte sich Dostojewskis Befinden im Laufe des Tages wieder. Aber am Morgen des 28. Januar erwachte er und sagte völlig unvermittelt zu seiner entsetzten Frau: »Ich weiß, daß ich heute sterben muß!« Er ließ sich seine Taschenbibel bringen und schlug sie auf, sein Blick fiel auf die Textstelle »Haltet mich nicht zurück«. Gegen Abend ereilte ihn ein erneuter Blutsturz, diesmal rann ein dünner roter Blutstreifen aus seinem Mund. Dostojewskis langjähriges chronisches Lungenleiden hatte wichtige Gefäße zerstört, und mit dem Blutrinnsal rann sein Leben davon. Gegen neun Uhr am Abend schlief er frei von Schmerzen und Beschwerden für immer ein.

Janko Laurin, Dostojewski, rororo Bildmonographie, Rowohlt Verlag, Reinbek, 1963; Reinhard Lauth, Dostojewski, Sein Jahrhundert, Bouvier Verlag, Bonn, 1986; Alfred Prugel, Feodor Michailowitsch Dostojewski, Phönix-Verlag, Hamburg, 1946

Blutungen, innere

Aneurysma nennen Fachleute sich krankhaft ausweitende Blutgefäße, die schließlich rissig werden und Blut in das Innere des Körpers austreten lassen. Meist entstehen diese Aneurysmen durch die Einwirkung des Blutdrucks auf durch Krankheit oder Verletzungen vorgeschädigte Gefäßwände.

»Mit Furcht an das Lebensende zu denken ist ein allgemein menschliches Phänomen. Es ist eine der Methoden, mit der die Natur das Überleben der Spezies sichert. Rational gesehen ist diese Furcht die ungerechtfertigste aller Ängste, denn einem, der tot oder noch nicht geboren ist, drohen keinerlei Gefahren.«

Doch trotz dieser tiefen inneren Überzeugung war auch Albert Einstein (1879–1955) nicht frei von der Angst vor dem Tod. Am Dienstag, dem 12. April 1955, machte er seinen letzten Besuch am Institute for Advanced Study. Auf eine besorgte Nachfrage seiner Assistentin antwortete Einstein lächelnd: »Alles ist in Ordnung, nur ich nicht.« Er hatte starke Schmerzen in den Leisten und klagte am nächsten Tag über Müdigkeit und Appetitlosigkeit. Am frühen Nachmittag legte sich der Wissenschaftler ins Bett, stand aber kurz darauf auf, um ins Bad zu gehen. Dort brach er zusammen. Der Arzt verabreichte Morphium und stellte fest, daß Einsteins Körper völlig ausgetrocknet war. Löffelchenweise flößte man ihm Eiswürfel und Mineralwasser ein. Obwohl der Patient starke Schmerzen hatte, feixte er mit einem Besucher: »Schauen Sie nicht so betrübt! Jeder muß mal sterben«. Die Ärzte rieten zu einer Operation, um die inneren Blutungen zu stillen, doch Einstein protestierte heftig: »Ich gehe, wann ich will; elegant!« Er fragte, ob der ihm bevorstehende Tod schrecklich sei. Der mitfühlende, aber ehrliche Dr. Dean antwortet wahrheitsgemäß, das Sterben könne eine Minute dauern, aber auch

Wochen. »Ich kann auch ohne die Hilfe von Ärzten sterben«, beschloß Einstein daraufhin. Am Morgen des Sonnabends war er quittengelb im Gesicht und hatte heftige Schmerzen. Er konnte seinen Kopf nicht vom Kissen heben. Trotz seiner Qualen hatte er bis dahin alle schmerzstillenden Injektionen abgelehnt; jetzt stimmte er endlich zu, daß man ihn ins Krankenhaus brachte. Kaum war er dort eingetroffen, verlangte er nach seiner Brille und seinen neuesten Berechnungen zur einheitlichen Feldtheorie. In den frühen Morgenstunden des nächsten Tages bemerkte die Krankenschwester, daß der Patient Mühe hatte zu atmen, und hörte ihn etwas auf deutsch murmeln, das sie nicht verstand. Kurz danach, um 1.15 Uhr, machte Albert Einstein zwei tiefe Atemzüge und starb.

Chefpathologe Thomas Harvey, der den berühmten Toten autopsierte, mochte dessen Hirn, das ihm als Substrat übermenschlicher Intelligenz galt, nicht dem Feuer übergeben. Er sägte den Kopf des toten Professors auf, entnahm seinen Inhalt und fixierte diesen mit Formalin. Das geraubte Hirn zerteilte er in etwa 240 würfelförmige Blöckchen, die er in Einmachgläsern in seinem Keller verwahrte. Im Laufe der Jahre verschenkte er ein Drittel des genialen Gehirns an Kollegen, die seither über deren Bedeutung für die Forschung streiten.

Am 18. April 1955 um 8.00 Uhr wurde die Nachricht seines Todes bekanntgegeben, sechs Stunden später kamen Einsteins sterbliche Überreste in ein Beerdigungsinstitut, und weitere anderthalb Stunden dauerte es, bis der Leichnam in ein Krematorium überführt wurde, wo zwölf der engsten Freunde Albert Einsteins eine kleine Trauerfeier abhielten. Seinem Wunsch gemäß gab es weder ein Grab noch ein Denkmal, was mit seiner Asche geschah, blieb unbekannt. Einstein hatte verhindern wollen, daß seine Ruhestätte zu einem Wallfahrtsort würde. Den Löwenanteil seines Vermögens und die Rechte an seinem Werk vermachte Albert Einstein nicht seinen verärgerten Kindern, sondern seiner Sekretärin Helen Dukas. Und noch etwas hatte er verfügt: Sein Gehirn sollte der Wissenschaft überlassen werden. Die Experten waren zwar begeistert von der Idee, zu entschlüsseln, wie der geniale Mann zu einem IQ von 172 gekommen war – doch zunächst fanden sie nichts. 39 Jahre lang wurde das von Thomas Harvey voreilig geraubte Gehirn in einem Glas mit Formaldehyd aufbewahrt, dann nahmen es sich Forscher von der McMaster Universität in Ontario/Kanada noch einmal vor. Sie verglichen jahrelang Einsteins »graue Zellen« mit denen von 85 normalen Männern und Frauen und fanden zwei abweichende Eigentümlichkeiten heraus:

Die beiden Regionen der Großhirnrinde (u.a. zuständig für räumliches und mathematisches Denken) waren bei Albert Einstein jeweils einen Zentimeter länger. Dieser Teil des Gehirns hatte 15 Prozent mehr Volumen und entsprechend mehr Masse zum Denken.

Die sonst durch das Hirn laufende Zentralfurche fehlte bei Einstein in großen Teilen. Dafür verfügte er über zusätzliche Hirnmasse in einer Art Wölbung: einem Genie-Hügel.

K. U. Benner, Gesundheit und Medizin heute, Midena Verlag, Küttigen/Aarau, 1995; Helen Dukas, Banesh Hoffmann, Albert Einstein, Verlag Stocker-Schmid AG, Zürich, 1976; Roger Highfield/Paul Carter, Die geheimen Leben des Albert Einstein, Verlag Das Beste, Stuttgart, 1995; Bild-Zeitung, 19. 6. 1999; Der Spiegel, 28. 6. 1999

Bolustod

Der Bolustod tritt ein, wenn sich beim hastigen Essen ein schlecht gekauter oder zu großer Bissen in Schlund oder Kehlkopf so verklemmt, daß er nicht wieder hinausbefördert werden kann. Meist sind die Atemwege durch den Fremdkörper derart blockiert, daß die Betroffenen nicht einmal mehr husten können. Der Bolustod erfolgt im Unterschied zum Ersticken blitzartig durch einen schockähnlichen Reflex, ausgelöst durch die Reizung der empfindlichen Kehlkopf-Nervengeflechte durch den Bissen. Bei Obduktionen wurden schon große Fleischbrocken, halbe Bratwürste, Rollmöpse, Kartoffelstücke, Obst, Süßigkeiten, aber auch Zahnprothesen, Münzen, Knöpfe und kleines Kinderspielzeug gefunden. Man vermutet, daß der altgriechische Dichter Sophokles den Bolustod durch eine Weinbeere erlitt.

Die schwarze Seite, http://freunde.imperium.de

Boxen

Bereits im antiken Griechenland kämpfte man wahlweise mit bloßen oder bandagierten Fäusten, und wenig später war das Boxen Bestandteil der Olympischen Spiele. Die Römer entwickelten daraus eine Sportart, die teilweise ziemlich brutale Formen annahm. An den Bandagen ihrer Fäuste befestigten sie Bleistücke oder krallenartige Haken, mit denen man den Gegner ernsthaft verletzen konnte. Derartige Kämpfe fanden manchmal auch im Rahmen von Gladiatorenspielen statt. Ende des vierten Jahrhunderts nach Christi Geburt verbot der römische Kaiser Theodosius allerdings diese brutale Art des Kampfes.

Der erste dokumentierte Boxkampf der Neuzeit fand 1681 in England statt, als der Herzog von Albermarle einen Kampf zwischen seinem Butler und einem Metzger organisierte. Nachdem das Preisboxen im London des 18. Jahrhundert eine Wiedergeburt erlebt hatte, war man zunehmend bestrebt, schwerste Verletzungen zu vermeiden, und so wurden feste Regeln, Handschuhe und Mundschutz eingeführt. Dennoch ist die Verletzungsgefahr beim Boxsport nach wie vor enorm hoch, und immer wieder erliegen Sportler den Schlägen ihrer Gegner.

Zwei Wochen nach seiner schweren K.-o.-Niederlage starb der japanische Profiboxer Ken Katagiri am 27. Oktober 1998 an den Folgen seiner Gehirnverletzungen. Der Superbantam-Gewichtler hatte bei der Niederlage am 12. Oktober gegen seinen Landsmann Fusaki Takenaga schwerste Kopftreffer kassiert und war ins Koma gefallen. Noch am selben Abend operierten die Ärzte den bewußtlosen Katagiri am Gehirn, konnten sein Leben jedoch nicht mehr retten. Der 28jährige war das 28. Opfer im japanischen Profiboxen seit 1952.

sid-Sport-Informations-Dienst

Brand

Das Feuer fasziniert die Menschheit von alters her. Entwicklung und Fortschritt sind ohne die freundliche Licht- und Wärmequelle nicht vorstellbar. Wenn Feuer jedoch außer Kontrolle gerät, zeigt es sein anderes Gesicht – dann verschlingt, zerstört und verwüstet es. Feuersbrünste fordern seit Menschengedenken weltweit immer wieder unzählige Opfer. Meist brechen sie unvermittelt und für die Betroffenen überraschend aus, manchmal werden sie jedoch mit Absicht entzündet.

Für die Historiker scheint es wenig Zweifel zu geben: Die Feuersbrunst, die am 19. Juli im Jahr 64 n. Chr. in Rom wütete und die Stadt am Tiber zu großen Teilen zerstörte, war von ihrem eigenen Herrscher entfacht worden. Angeblich langweilte sich der exzentrische Claudius Drusus Germanicus Nero wieder einmal ganz entsetzlich und sehnte sich in diesen Sommertagen nach einer Abwechslung. Viele Gebäude der Stadt waren alt und halb verfallen, dem größenwahnsinnigen, eitlen Kaiser ohnehin ein Dorn im Auge. Das Feuer, das am 19. Juli auf mysteriöse und nie wirklich geklärte Weise in einer Ladenstraße in der Nähe des berühmten Circus Maximus ausbrach, verbreitete sich rasend schnell. Cornelius Tacitus, angesehener Historiker und Augenzeuge, schilderte, wie verstörte Menschen um ihr Leben liefen und immer wieder von den Flammen eingeholt wurden. Man sah Männer brennende Fackeln in die Häuser werfen, sie rechtfertigten ihr Tun damit, auf Befehl zu handeln! Erst nach sechs Tagen und sieben Nächten konnte der Brand schließlich eingedämmt werden. Von den vierzehn Stadtteilen Roms waren drei völlig zerstört, von weiteren sieben waren nur noch qualmende Ruinen übrig.

Im Oktober 1168 entschloß sich der Frankenkönig Amaury zum vierten Mal, sein Heer zum Angriff auf Ägypten zu entsenden. Der neue Feldzug begann mit einem ebenso grausamen wie unnützen Gemetzel. Die Franken nahmen Bilbeis ein, wo sie wahllos Männer, Frauen und Kinder, Muslime wie koptische Christen umbrachten. Waren die Notabeln von Kairo gerade noch bereit gewesen, ihre Stadt friedlich zu übergeben, beschlossen sie, als sie von den Greueltaten aus Bilbeis hörten, bis zum Ende durchzuhalten. Als die Franken schließlich nahten, befahl der ägyptische Wesir Chawer, das alte Kairo einzuäschern, um es den Feinden nicht ausliefern zu müssen. Er ließ 20000 Krüge Öl über die Häuser, Läden, Paläste und Moscheen ausgegießen und entzünden. Der Brand wütete 54 Tage lang und kostete Abertausende die Existenz.

Kleine Stadtbrände waren im 17. Jahrhundert durchaus an der Tagesordnung, aber das große Feuer von London des Jahres 1666 war mehr als irgendein Stadtbrand.

Die ganze Stadt schlief, als ein Bäckergeselle am 2. September 1666 um zwei Uhr morgens vom Brandgeruch im Haus wach wurde. Hektisch weckte er die tief schlafende Familie seines Meisters, die sich gerade noch durch eine Dachluke retten konnte. Im Nu griff das Feuer um sich. Der Bürgermeister, eilig aus dem Bett geholt, beurteilte die ganze Angelegenheit jedoch als kleinen Brand, bei dem kein größerer Handlungsbedarf bestand, und legte sich wieder schlafen. Eine dramatische Fehleinschätzung, die der Stadt zum Verhängnis wurde. Vier Tage und Nächte wüteten die Flammen und zerstörten fast die gesamte Londoner Innenstadt, bis sich der Wind endlich drehte.

Als die Flammen schließlich gelöscht werden konnten, waren ihnen 13000 Häuser, fast 90 Kirchen und etliche öffentliche Gebäude zum Opfer gefallen. Neben den zu beklagenden Toten verzeichnen Chronisten 100000 obdachlose Menschen. Die Londoner haben daraus gelernt: Seitdem findet man in öffentlichen Gebäuden mit Sand gefüllte Brandschutzeimer, die noch heute ihren Platz neben den modernen Feuerlöschern zu behaupten wissen.

Auf entsetzlich brutale Weise bediente sich ein japanischer Fürst in der ersten Hälfte des 17. Jahrhunderts des Feuers, um seine Untertanen für seine politischen Fehlentscheidungen büßen zu lassen. Nach mehreren Mißernten in Folge herrschte seinerzeit im Land der aufgehenden Sonne eine derartige Hungersnot, daß die Bauern ihre Steuern nicht mehr zahlen konnten. Die Abgaben waren gewöhnlich in Reis oder anderem Getreide zu entrichten, und so blieben manchen Bauern nur noch Erde und Stroh. Um ihre Familien vor dem Hungertod zu bewahren, versteckten sie ihr bißchen Ernte vor den gnadenlosen Steuereintreibern. Bauern wurden von dem berüchtigten Fürsten Matsukura jedoch betrachtet wie Sesamsamen, »je stärker man sie preßt, desto mehr geben sie her«. Und so wurden härteste Maßnahmen beschlossen:

Wer den festgesetzten Tribut nicht zahlen konnte, wurde auf Matsukuras Befehl in grobe, aus einem von den Japanern Mino genannten Gras gefertigte Mäntel gehüllt. Diese Mäntel wurden an Hals und Körper festgeschnürt, die Hände des Opfers auf dem Rücken festgebunden und die Strohmäntel in Brand gesetzt. Die Opfer fanden zumeist in den Flammen den Tod; andere töteten sich selbst, indem sie ihre Körper mit aller Kraft zu Boden warfen oder bei dem Versuch, das Feuer zu löschen, ertranken. Das grausame Schauspiel wurde nach dem Gras, aus dem die Mäntel gefertigt waren, »Mino-Tanz« genannt und mit Vorliebe nach Einbruch der Dunkelheit, gleichsam als makaberes Feuerwerk, zelebriert. Um die Opfer heller brennen zu lassen und die gezwungenermaßen zuschauenden Dorfbewohner in noch größere Schrecken zu versetzen, befahlen die zuständigen Beamten, die Strohmäntel vor dem Anzünden mit Lampenöl einzureiben.

Eigentlich war alles nur ein Test, eine Generalprobe, aus der plötzlich tödlicher Ernst wurde: Bei einer Startprobe verbrannte am 27. Januar 1967 die Raumkapsel Apollo 1 zu Schutt und Asche.

Die drei Astronauten Edward White, Roger Chaffee und Virgil Grisson waren ausgewählt, zum ersten Flug im neuen Apollo-Programm der NASA zu starten. Vorher galt es, eine Generalprobe zu absolvieren, eine Simulation. Um ein Uhr Ortszeit stiegen die Astronauten in die Kapsel. Zunächst verlief alles nach Plan, doch kurz vor 18.30 Uhr mußte der simulierte Countdown unterbrochen werden – der Sprechkontakt zur Kapsel war gestört. »Was ist los, du lieber Gott. Wie wollt ihr mit uns sprechen, wenn wir auf dem Mond sind, wenn ihr uns über diese paar Meter auf der Erde nicht hört?« schimpfte Astronaut Grisson. Der Leiter der Operation entschied, die Verbindung reparieren zu lassen. Bis zum simulierten Countdown fehlten noch elf Minuten. Die Astronauten rekelten sich in ihren Sitzen – sie hatten Pause. Eine Minute später sahen die Ingenieure im Kontrollbunker des amerikanischen Raumfahrtzentrums in Houston auf ihren Monitoren einen Feuerblitz im Inneren der Apollo 1. Schlagartig wurde ihnen der Sinn der Meldung klar, die die Astronauten soeben gegeben hatten: »Feuer an Bord.« Augenzeugen berichteten später, daß die Apollo 1 innerhalb von Sekundenbruchteilen hinter einer Feuerwand und schwarzen Rauchwolken verschwand. Als es der Rettungsmannschaft endlich gelang, die Kapsel zu öffnen, war schon alles vorbei.

Ein Journalist verglich die Kapsel später mit einem Schmelzofen: Die Sitzpolster waren verbrannt, sogar die Drähte zerschmolzen. Die stark verkohlten Überreste der drei Astronauten wurden zunächst nicht geborgen; man erhoffte sich aus der Lage der Leichen Aufschluß über die Ursache der Katastrophe. Doch obwohl eine hochkarätig besetzte Untersuchungskommission gebildet wurde, konnten die Ursachen für die Katastrophe nie ganz geklärt werden. Der Brand wurde wahrscheinlich durch Kurzschluß in einem Kabel der linken Kabinenhälfte hervorgerufen, die drei Astronauten erstickten jämmerlich in den giftigen Rauchschwaden.

»Und zurückbleiben wird ein Bett, an dessen einem Rande die Eisberge sich stoßen. Und an dessen unterem Rande jemand Feuer legt.« Diese Passage aus Ingeborg Bachmanns (1926–1973) berühmtem Hörspiel »Der gute Gott von Manhattan« liest sich heute wie eine Vorahnung des eigenen Schicksals. Sie selbst war es, die »Feuer legte« in ihrem Bett, indem sie mit einer brennenden Zigarette einschlief. Vermutlich hatte sie das Schwelen und schließlich die Flammen eine Weile nicht bemerkt, die Schriftstellerin neigte zu übermäßigem Tablettenkonsum. Sie erwachte gegen fünf Uhr am Morgen, nachdem ihr Nylonnachthemd Feuer gefangen und die schmelzenden Fasern sich bereits in ihre Haut gebrannt hatten. Per Telefon rief sie mit letzter Kraft eine Freundin zu Hilfe, die sie mit Brandwunden am ganzen Körper in der Badewanne fand. Ingeborg Bachmann hatte versucht, ihre höllischen Schmerzen auf diese Weise zu lindern.

Mit schweren Brandverletzungen wurde sie in ein römisches Krankenhaus eingeliefert. Dort kämpften die Ärzte erbittert um das Leben der 47jährigen. Man brachte sie in einem keimfreien Zimmer unter, denn etwa 40 Prozent ihrer Haut waren verbrannt und die Infektionsgefahr entsprechend hoch. Doch die Bemühungen der Mediziner blieben vergeblich. Drei qualvolle Wochen, nachdem sie eingeliefert worden war, erlag Ingeborg Bachmann ihren Verletzungen.

Brandkatastrophen, Tosa Verlag, Wien, 1999; Amin Maalouf, Der Heilige Krieg der Barbaren, Eugen Diederichs Verlag, München, 1996; Josef Doubek, Clovek vo vesmíre, vydaval'stvo sport, Bratislava, 1969; Ivan Morris, Samurai oder von der Würde des Scheiterns, Insel Verlag, Frankfurt a. M., 1989; Das große Buch der Katastrophen, Tosa Verlag, Wien, 1998; Kölner Rundschau, 3. 10. 1973; Kölner Stadtanzeiger, 18. 10. 1973

Bronchitis

Eine Entzündung der Atemwege kommt vor allem bei Rauchern und in Gegenden mit starker Luftverschmutzung häufig vor. Besonders Kleinkinder und alte Menschen mit ohnehin geschwächter Abwehrkraft greift die Krankheit mit Hustenreiz an:

Gerade hatte sich der über 80jährige Dramatiker Gerhart Hauptmann (1862–1946) mit Hilfe des Penicillins von einer Lungenentzündung einigermaßen erholt, da warf ihn eine Bronchitis erneut aufs Krankenlager. Diesmal, das spürten auch die Bediensteten, nahte sein Ende. Am 3. Juni 1946 erwachte er aus einem tiefen festen Schlaf, schlug die Augen auf und fragte die Krankenschwester verwirrt: »Bin – ich – noch – in – meinem – Haus?« Das sollten seine letzten Worte bleiben. Um ihm zu beweisen, daß er sich sehr wohl noch zu Hause auf Erden und keineswegs im Himmel befinde, rief die umsichtige Betreuerin zunächst rasch das gesamte Personal an das Bett des Sterbenden. Hauptmann verlor das Bewußtsein, das Fieber kletterte auf 41 Grad, doch tapfer schlug das alte, geschwächte Herz noch drei Tage gegen den Tod an. Am 6. Juni 1946 starb Gerhart Hauptmann im Alter von 83 Jahren, ohne das Bewußtsein wiedererlangt zu haben.

K. U. Benner. Gesundheit und Medizin heute, Midena Verlag, Küttigen/Aarau, 1995; Wolfgang Leppmann, Gerhart Hauptmann, Scherz Verlag, Bern, München, Wien, 1986

Bungee-Jumping

Das Bungee-Jumping hat seinen Ursprung in Neuseeland, wo der Freizeitsport mit Kultstatus 1990 erfunden wurde. Vermutlich geht das Bungee-Jumping auf traditionelle Initiationsriten für junge Männer auf der Pentecost-Insel vor der Küste Australiens zurück. Diese Inselbewohner springen von Bambustürmen, wobei sie um ihre Knöchel Lianen oder geflochtene Kletterpflanzen gebunden haben.

Die heutigen Springer stürzen sich aus beträchtlicher Höhe in den Abgrund. Gesichert sind sie durch ein elastisches Seil, das aus mehrfach spiralenförmig verschlungenen Bändern und Gummi (Bungee) besteht. Der Springer läßt sich aus einer Höhe zwischen 30 und 100 Metern in die Tiefe fallen. Man springt von Brücken und anderen hohen Bauwerken, wenn es sein muß auch aus Hubschraubern. Während des freien Falls können Kunststücke wie Drehungen und Salti eingebaut werden.

Was eigentlich als Garant für den ultimativen Adrenalinkick gedacht war, führte in verschiedenen Fällen zum Tode der Springer. Oberstes Sicherheitsgebot ist naturgemäß, daß das Seil kürzer als die zu springende Distanz zu sein hat. Zu einem der spektakulärsten Unfälle dieses Sports wurde so der Tod eines Bungee-Springers, der sich an einem 52 Meter langen Seil von einer 43 Meter hohen Brücke ins Verhängnis stürzte.

Der Spiegel, 5. 1. 1998

Burking

Eine spezielle Form des Erstickens ist das Burking, benannt nach dem aus Irland stammenden Massenmörder William Burke, der so in die Geschichte der Gerichtsmedizin einging.

Im Hafenviertel von Edinburgh bezog im Oktober 1828 ein Ehepaar in der Herberge »Tanner's Close« ein billiges Quartier. Als ihnen nach 14 Tagen vom Inhaber William Hare das Zimmer gekündigt wurde, gingen die Eheleute erneut auf Zimmersuche und konnten auch bald wieder eine Unterkunft finden. Da die Frau bemerkte, daß sie einen Strumpf im »Tanner's Close« vergessen hatte, kehrte sie noch einmal in die vorherige Herberge zurück. Dort entdeckte sie allerdings statt des Strumpfes eine Leiche. Im nächstgelegenen Polizeirevier gab das Paar den schrecklichen Fund zu Protokoll. Polizeiarzt und Kommissar konnten vor Ort keine Leiche finden, zweifelten jedoch nicht an der Aussage der Zeugen. Längst hatte sich in Edinburgh herumgesprochen, daß Robert Knox, Anatomieprofessor an der Universität, jede gut erhaltene Leiche kaufte, ohne nach deren Herkunft zu fragen. Die Spur erwies sich als richtig, und bald darauf konnte ein gewisser William Burke festgenommen werden: Mit Hilfe seines ehemaligen Komplizen, dem Herbergsvater William Hare, konnten dem Angeklagten nicht weniger als 16 Morde nachgewiesen werden. Mit dem Leichenverkauf hatten Burke und Hare im November 1827 begonnen, als in der Herberge ein alleinstehender Mann plötzlich gestorben war. Kurzentschlossen brachten sie den Leichnam zur Anatomie. Der ausbezahlte Kaufpreis fiel so hoch aus, daß die beiden eine Chance für ein einträgliches Geschäft witterten. Sie gingen dazu über, Obdachlosen und Landstreichern ein billiges Quartier anzubieten, um sie dann bei der erstbesten Gelegenheit zu ermorden. Burke tötete die zuvor alkoholisierten Opfer, indem er sich auf deren Brust setzte oder kniete und ihnen Mund und Nase zuhielt. Er wurde zum Tode verurteilt und am 28. Januar 1829 öffentlich gehängt. Sein Skelett steht noch heute im Anatomischen Museum der Universität Edinburgh.

Ingo Wirth, Tote geben zu Protokoll, Bechtermünz Verlag, Augsburg, 1996

B

Buschfeuer

Australien, Februar 1983: In Sekundenschnelle bricht eine lodernde Feuerwand über die hilflosen Menschen im Umland der australischen Hafenstadt Melbourne herein. Wer von den Flammen ergriffen wird, verbrennt sofort bis zur Unkenntlichkeit. Halbverkohlte, entstellte Leiber liegen auf der Erde. Die Luft ist gesättigt mit Rauch und dem beißenden Gestank brennenden Eukalyptusöls und verbrannten Fleisches. In Australien sind die Bäume im Hochsommer extrem trocken, und wegen ihres hohen Ölgehaltes brennen die Blätter des Eukalyptus wie Zunder. Rasch bildete sich so eine undurchdringliche Feuerwand, die alles Leben vertilgte. Die Flammen schlugen bis zu 30 Meter hoch und versengten alles, was ihre Bahn kreuzte. Eine Löschmannschaft, die in den Hügeln gegen das Inferno ankämpfen wollte, wurde von den Flammen regelrecht überfallen. Innerhalb weniger Minuten verbrannten vier Feuerwehrleute. Zwei Tage lang wütete das Feuer im Busch und in den Vororten der großen Städte. Eine Waldfläche größer als das Saarland wurde zum Opfer der Flammen. 200000 Schafe und 12000 Rinder verbrannten.

Für die Regierung war das Anlaß, endlich umfassende Maßnahmen zu versprechen, um derartige Katastrophen in Zukunft zu verhindern – allerdings mit zweifelhaftem Erfolg. Am 7. Januar 1994 zerstörte ein Großfeuer bei Sydney erneut fast eine Million Hektar australischer Urlandschaft.

Immer wieder wird das Land von verheerenden Feuersbrünsten

heimgesucht. Buschfeuer, so urteilen australische Brandschutzexperten, sind Bestandteile eines natürlichen Prozesses, der auch durch Tausende von Feuerwehrleute nicht abzuwenden ist. Allein indem den Flammen sowenig Nahrung wie möglich geboten werde, können derartig katastrophale Auswirkungen der Buschfeuer vermieden werden.

Das große Buch der Katastrophen, Tosa Verlag, Wien, 1998

C

Chemieunfall

Einer der folgenschwersten Chemieunfälle in der gesamten Geschichte industrieller Produktion überraschte die Menschen im Schlaf. In der Nacht des 3. Dezember 1984 weckte ein stechender Geruch die Bewohner des Armenviertels im indischen Bhopal. Niemand wußte, woher die ätzenden Dämpfe kamen, geschweige denn, was zu tun war. So rannten die Menschen instinktiv auf die Straße, ohne sich zu schützen. Dort sanken viele binnen Minuten tot zu Boden, andere schrien vor Schmerzen – sie konnten nicht mehr atmen, nicht mehr sehen, kämpften mit quälender Übelkeit. In ihrer Hilflosigkeit reagierten die Betroffenen panisch. Wie blind rannten sie durch die Straßen, stolperten durcheinander. Auch in den Krankenhäusern war man völlig überfordert. In der Chemiefabrik, aus der das Gift entwich, befand sich in dieser Samstagnacht nur wenig Personal. Ein unterirdischer Tank war leck geworden, und mehr als 45 Tonnen Giftgas konnten entweichen. Einen Katastrophenplan gab es jedoch nicht. Die meisten der 750000 Einwohner Bhopals wußten nicht einmal, daß die Fabrik hochgiftige Pestizide herstellte, obwohl – oder vielleicht gerade weil – sich die Produktionsstätte mitten in einem Wohnviertel befand. Viele Arbeiter hatten sich in einfachen Hütten möglichst nah bei den Fabriktoren angesiedelt. Die Wolke mit dem tödlichen Gas breitete sich in einem Radius von sieben Kilometern um die Chemiefabrik aus. Schätzungen besagten, daß mindestens 200000 Menschen bleibende Gesundheitsschäden davontrugen. Wegen der Langzeitwirkung des Giftes ist es unmöglich, die wirkliche Zahl der Todesopfer zu ermitteln. Sicher ist jedoch, daß mindestens 3000 Menschen direkt nach dem Unfall starben. Wegen der hohen Seuchengefahr mußten ihre sterblichen Überreste möglichst schnell verbrannt werden. Oft so schnell, daß keine Zeit blieb, sie vorher zu identifizieren. Zum Zeitpunkt des

Unglücks gehörte die Chemiefabrik zu 51 Prozent einem Tochterunternehmen des US-amerikanischen Chemiekonzerns Union Carbide und zu 49 Prozent dem indischen Staat. Findige Rechtsanwälte aus Amerika wußten binnen kürzester Zeit vom Elend der Menschen zu profitieren. Sie reisten nach Bhopal und vertraten die Interessen der Armen kostenlos. Die Klagen wurden in den USA gegen Union Carbide eingereicht. Bei den in Amerika üblichen hohen Schmerzensgeldern – und den entsprechenden Provisionen für die erfolgreichen Anwälte –, für letztere, ein lukratives Geschäft mit dem Elend.

Das große Buch der Katastrophen, Tosa Verlag, Wien, 1998

Cholera

Der Name Cholera geht möglicherweise auf griechische Ärzte zurück, die diese Seuche wohl wegen des gelbwässrigen Stuhls als »Gallenausfluß« bezeichneten. Die Zusammenhänge, die zur Verbreitung der Cholera führen, waren schon vor langer Zeit kein Geheimnis mehr. Um 400 v. Chr. beschrieb Hippokrates die Seuche und warnte vorbeugend vor dem Genuß verdorbener Lebensmittel. Etwa 14 Jahrhunderte später formulierte der arabische Arzt und Philosoph Avicenna diesen klugen Rat noch konkreter und deutlicher, indem er verdorbenes Wasser für die Cholera verantwortlich machte. Über sechs Jahrhunderte blieb das Werk des gelehrten Arabers fester Bestandteil medizinischer Studienpläne und geriet dann in Vergessenheit. Bald war die Cholera nicht weniger gefürchtet als die Pest. Wie diese gehörte sie zu den Seuchen, die Infizierte innerhalb weniger Tage, manchmal sogar Stunden, dahinraffte.

Auf Kreuzzügen und Kriegen war die Cholera ständige Begleiterin. Hindu-Pilger verbreiteten die Seuche – und daran hat sich leider bis heute nichts geändert – mit dem heiligen Gangeswasser, das nach ihrem Glauben zwar von irdischen Sünden reinigt, in der Realität jedoch voller Keime und Erreger ist.

Und so begann eine der größten weltweiten Cholera-Pandemien um 1823 in Bengalen. Von dort zog die Seuche mit militärischer

Hilfe zu Lande und auf dem Wasser nach Afrika, China, Japan und Afghanistan. Die Hälfte derer, die sie heimsuchte, erlag ihr. Nachdem Cholera-Epidemien allein in Rußland über eine Million Menschenleben gefordert hatten, erreichte die Cholera schließlich über Polen auch Mitteleuropa. Im Jahr 1832 starben allein in Paris mehr als 18000 Menschen an der heimtückischen Krankheit. Heinrich Heine, der 1832 in Paris weilte, berichtete von Kostümfesten, auf denen Maskierte die Cholera darzustellen suchten, die Krankheit und die Angst davor karikierten. Einige von ihnen erkrankten noch während der Maskerade und wurden so schnell zu Grabe getragen, daß man ihnen – so Heine, »nicht einmal die buntscheckigen Narrenkleider auszog«.

Wie viele Infektionskrankheiten, so trat auch die Cholera verstärkt in der wärmeren Jahreszeit auf und forderte in den Sommermonaten die meisten Opfer. Die verheerenden hygienischen Verhältnisse in den Städten, vor allem die Beschaffenheit des Trinkwassers und die mangelhafte Beseitigung des Abfalls, boten jahrhundertelang einen idealen Nährboden, auf dem sich die Seuchen ausbreiten konnten. Die Exkremente aus den Aborten wurden gern direkt in die Stadtbäche geleitet. Die Bauern aus den umliegenden Dörfern leerten die Gruben und düngten damit ihre Felder. Mit der Entdeckung des Cholera-Erregers durch die Forschungsarbeiten von Robert Koch in Ägypten und Kalkutta kam die Wende, doch hielten seine Gegner lange an den bisherigen Theorien zum Entstehen der Krankheit fest und bestanden darauf, daß es einer besonderen Disposition des Bodens bedürfe, um den Ansteckungsstoff zu vermehren. Koch beharrte auf seinen Erkenntnissen und setzte sich schließlich durch: Als am 17. August 1892 in Hamburg die große Cholera-Epidemie ausbrach, die insgesamt über 11000 Tote fordern sollte, wurde Robert Koch gerufen. Zusammen mit seinem Schüler Bernhard Nocht, dem späteren Begründer des Hamburger Tropen-Instituts, leitete er die Bekämpfungsmaßnahmen ein. Quarantäne, Isolierung der Kranken und Desinfektion trugen wohl erheblich dazu bei, eine zweite Cholera-Welle zu verhindern. Kochs Auffassung, daß einwandfreies Trinkwasser und gute Beseitigung der Abwässer eine vorrangige Rolle bei der Bekämpfung der Cholera spielen mußten, schienen sich zu bestätigen.

Während in den westlichen Nationen die Gefahr, an Cholera zu sterben, weitgehend durch gute medizinische Versorgung gebannt ist, schlagen Seuchenexperten in weniger gut entwickelten Ländern immer wieder Alarm. So wurde zum Beispiel das Gebiet in der Nähe von Mombasa Ende 1997, Anfang 1998 von achtwöchigen schweren Regenfällen heimgesucht, deren Konsequenz unter anderem eine Cholera-Epidemie war. Krankenstand in der letzten Januarwoche: über 13000 Fälle, knapp 250 Tote. Ostafrika hatte zum selben Zeitpunkt bereits 2000 Todesopfer zu beklagen und insgesamt mehr als 60000 Kranke. Übertragen wird die Seuche vor allem durch den Konsum von unreinem Trinkwasser und – wie schon Hippokrates ahnte – durch rohes Obst und Gemüse. Übelkeit und Durchfall sind die Folge, im Extremfall droht der Tod durch Austrocknung.

Die tödliche Geschwindigkeit, mit der die Cholera ihre Opfer dahinrafft, ließ Peter Iljitsch Tschaikowskij (1840–1893) nicht einmal mehr die Zeit, Freunden und Verwandten Lebewohl zu sagen, nachdem er sich infiziert hatte. In den letzten Jahren seines Lebens alterte der russische Komponist deutlich. Die schütteren Haare waren binnen kurzem ganz grau geworden, das Gesicht voller Falten, die Zähne begannen ihm auszufallen, was ihm besonders unangenehm war, da es das deutliche Sprechen behinderte. Noch lästiger jedoch war das Abnehmen der Sehkraft. Tschaikowskij war immer ein leidenschaftlicher Leser gewesen und jetzt, kaum daß er das 50. Lebensjahr überschritten hatte, fiel ihm diese geliebte Zerstreuung immer schwerer. Die Vehemenz, mit der er früher im Schaffen seiner Kompositionen aufging, war ihm verlorengegangen, der Musiker zog sich mehr und mehr in die Einsamkeit des Landlebens zurück. Am 23. Oktober war er mit Freunden zu einem Konzert verabredet, doch statt seiner selbst traf ein Telegramm ein, das allerdings in beruhigendem Ton gehalten war: Der Künstler habe soeben eine bedrohliche Gefahr überstanden, hieß es fälschlicherweise. Doch Tschaikowskij hatte die Gefahr keineswegs überstanden, er erholte sich nicht mehr von der Infektion und starb in den ersten Novembertagen an Cholera.

Nikolai Kaschkin, Meine Erinnerungen an Peter Tschaikowskij, VEK Verlag Ernst Kuhn, Berlin, 1992; Daniel Knop, Von Pest bis AIDS, Die Infektionskrankheiten und ihre Geschichte, Sommer-Verlag GmbH, Teningen, 1988; Hrsg. Sigrid Metken, Die letzte Reise, Hugendubel, München, 1984; Manfred Vasold, Pest, Not und schwere Plagen, Weltbild Verlag, Augsburg, 1999; Focus, 2. 2. 1998

D

Darwin-Award

Einmal einen Oscar erringen, das ist das Lebensziel vieler Stars und Sternchen. Es gibt jedoch auch Auszeichnungen, die weniger erstrebenswert sind – oder von denen die Preisträger selbst nichts mehr haben. Solch ein Preis ist der Darwin-Award. Der fordert den Geehrten allerdings zu Lebzeiten keine besondere Leistung ab, die Anwärter müssen vielmehr auf möglichst originelle Weise das Zeitliche gesegnet haben. Daneben sollten dann noch ein paar andere Auflagen erfüllt sein: So muß der Bericht vom noch so unglaublichen Tod unbedingt wahr sein. Wessen Geschichte sich später als unwahr herausstellt, der wird disqualifiziert. Der Kandidat muß im jeweiligen Jahr verstorben sein und möglichst durch die eigene Dummheit das Leben verloren haben. Die Juroren unterscheiden streng zwischen Dummheit und Unwissenheit: Kinder sind unwissend, und nur Erwachsene können wahrhaft dämlich sein, daher müssen die Teilnehmer mindestens 16 Jahre alt sein. Um als Bewerber für den Darwin-Award akzeptiert zu werden, muß der Verstorbene sich also entweder auf skurrile Weise selbst getötet oder dem Tod durch große Dummheit die Arbeit sehr erleichtert haben. Die Auszeichnung wird alljährlich vergeben. Im Internet ringen Juroren zuvor um den würdigsten Toten und sortieren aus der Fülle des angebotenen Materials die merkwürdigsten Einsendungen, um die groteskeste Todesart zu prämieren. Zur Gruppe der Bewerber mit exzellenten Chancen zählten unter anderem:

– Der Ballaststoff-Fundamentalist im Sinai, der aufgrund einer Dauer-Diät aus Bohnen, Zwiebeln und Kraut derart viel Darmgas emittierte, daß der Sauerstoffgehalt in seinem geschlossenen Schlafzimmer unter die Lebensgrenze sank. »Mors per flatum« – Tod durch Abwind, konstatierte der Obduktionsbericht.

Drei Mitgliedern der Rettungsmannschaft wurde dank des bestialischen Gestankes schlecht, einer mußte sogar ins Krankenhaus gebracht werden.

- Der Hot-dog-Dieb in St. Louis, der seine Beute zu sichern suchte, indem er sie in einem Stück herunterschlang – er starb den → Bolustod.

- Der Freier, dem im Bordell die Manneskraft versagte, woraufhin er sich an den wirklich scharfen Miezen von Philadelphia versuchte. Dies zumindest vermutet die Polizei, da sich der Mann vor seinem Tod im Löwengehege des örtlichen Zoos vollständig entkleidet hatte.

- Der diarrhöisch geplagte Botaniker, der sich über ein kalifornisches Naturschutz-Kliff ökosauber ins Meer zu lösen versuchte und dabei seiner Notdurft hinterherfiel.

- Drastisch gestiegen ist die Zahl der Männer, die durch Urinieren auf stromführende Leitungen zu Tode kamen – meist bei einer im Zuge des Bekletterns von Hochspannungsmasten getätigten Herrenspende; häufig aber auch beim Harnen von Brücken oder Bahnsteigen auf die Oberleitungen respektive Stromschienen der Eisen- oder U-Bahnen. Hier verdient besondere Beachtung der polnische Wilddieb, der einen Fischteich unter Strom gesetzt hatte und sodann den Drang zum Wasserlassen verspürte. Man fand ihn neben seinem Bruder dümpelnd, der offenbar in den elektrisierten Teich gelaufen war, um ihn zu retten.

- Die beiden Heavy-metal-Fans, die via Ladefläche ihres Pick-up-Trucks über den 2,70 Meter hohen Zaun um das Open-air-Konzert der Band Metallica steigen wollten. Ohne zu bemerken, daß es auf der anderen Seite zwölf Meter hinunterging, stieg der erste des stark angetrunkenen Duos über den Zaun; daß er auf halbem Wege mit seiner Jacke in einem Baum hängen blieb, empfand er aber keineswegs als Glücksfügung. Erbost über die Unterbrechung des freien Falls, schnitt er sich mit seinem Mes-

D

ser frei und fiel auch die restlichen acht Meter mitten hinein in spitzes Astwerk, das ihn schwer verletzte. Den Tod fanden schließlich beide – der eine im, der andere unter dem Truck, der durch den Zaun brach: Der Freund, der den Verletzten mit einem am Pick-up befestigten Seil emporziehen wollte, hatte den Rückwärtsgang eingelegt.

– Der 34jährige James Burns aus Alamo/Michigan wurde getötet, als er versuchte, seinen Lastwagen zu reparieren. Ein Freund von Burns fuhr den LKW, während sich Burns selbst daruntergeklemmt hatte, um so dem merkwürdigen Motorengeräusch auf die Spur zu kommen. Der Hobbymechaniker verfing sich mit seinen Kleidern und kam ums Leben.

– Ken Charles Barger aus Newton/North Carolina erschoß sich versehentlich, als er vom Telefon geweckt wurde. Anstelle des Hörers hielt er sich seine auf dem Nachtisch liegende Smith & Wesson Special ans Ohr, aus der sich ein Schuß löste.

– Sechs Menschen kamen im Süden Ägyptens ums Leben, als sie versuchten, ein Huhn zu retten, das in eine Quelle gefallen war. Ein 18jähriger Farmer war der erste, der herabstieg. Er ertrank, weil ein Strudel im Wasser ihn herabzog. Seine Schwester und zwei Brüder, die alle drei nicht besonders gut schwimmen konnten, gingen nacheinander in das Wasser, um ihm zu helfen, und wurden von derselben Strömung herabgezogen. Dann kamen zwei ältere Bauern, die sich ebenfalls nicht gegen den Unterwassersog wehren konnten. Die sechs Leichen wurden später 240 Meilen südlich von Kairo aus dem Wasser gezogen – gemeinsam mit dem Huhn, das als einziges überlebt hatte.

– 1989 sorgte Michael Anderson Godwin für Schlagzeilen und qualifizierte sich für den Darwin-Award: der Mann hatte mehrere Jahre im Gefängnis verbracht, bevor sein Todesurteil in lebenslängliche Haft umgewandelt wurde. Vor der Begnadigung hatte Godwin auf dem elektrischen Stuhl hingerichtet werden sollen. Im März 1989 saß er auf der Metalltoilette in seiner Zelle und versuchte, einen Fehler an seinem kleinen Fernseher zu reparieren. Er biß in einen Draht und erlag dem elektrischen Schlag. Im Januar 1997 starb ein anderer lebenslang inhaftierter Mörder aus ähnlichen Gründen. Laurence Baker hatte ebenfalls auf dem Metallsitz seiner Toilette Platz genommen und sah fern. Seine selbstgebastelten Kopfhörer leiteten einen tödlichen Stromstoß in seine Ohren.

Diese und ähnliche Mißgeschicke gilt es also für die Juroren zu prämieren, die sich 1997 der Reihenfolge ihrer Wertung nach wie folgt entschieden:

Platz eins belegte Tierwärter Friedrich Riesfeld (46) aus Paderborn. Fürsorglich hatte er sich um den Elefanten-Bullen »Stefan« gekümmert. Das Tier litt unter heftiger Verstopfung und hatte vom Wärter 22 Dosen Abführmittel bekommen. Als es bei »Stefan« endlich im Darm flutschte, traf das Ergebnis den Wärter mit voller Wucht. Das herbeigesehnte Exkrement streckte ihn nieder, und er erstickte unter der Last.

Platz zwei für Sylvester Briddel (28) aus Delaware, USA. Er wettete mit Freunden, er könne einen Revolver mit vier Kugeln in den Mund stecken und abdrücken. Briddel gewann.

Platz drei für einen Mann aus Detroit, USA, der nicht nur seinen Autoschlüssel, sondern auch das Leben im Gully verlor. Bei der verzweifelten Suche nach seinem Schlüssel hatte er seinen Kopf durch das schmale Gitter der Abdeckung gezwängt. Der Mann konnte sich nicht mehr befreien und ertrank.

Den vierten Platz belegte ein ganz besonders helles Exemplar der Gattung Homo sapiens: Wer ist wohl der mutigste Pole? Fragten sich Freunde in Krakau. Nach vier Flaschen Wodka griff einer zur Kettensäge und schrie: »Ich bin der Mutigste!« Er sägte sich den Fuß ab. Das wollte sein Freund Krystof Azninsky nicht so im Raum stehen lassen. Auch er nahm die Kettensäge, setzte sie an seinen Hals und schnitt sich die Kehle durch.

Mit dem fünften Platz prämiert wurde ein gefährliches Basketballspiel in Melbourne, Australien. Nach einem besonders schönen Treffer hängte sich ein Spieler übermütig an den Korb an der Garagenwand. Die Mauer brach, stürzte ein und erschlug den Spieler.

AP, Cairo, Ägypten, 31. 8. 1995; Bild-Zeitung, 16. 11. 1998; Focus, 19. 1. 1998; Hickory Daily Record, 21. 12. 1992; Kalamazoo Gazette, 4. 1. 1995; The News of the weird, 29. 1. 1996; Der Spiegel, 5. 1. 1998; http://www.darwinawards. com/deutsch/rules.html

Daumenschrauben

Die mittelalterlichen Daumenschrauben, auch Daumenstöcke oder Daumenquetscher genannt, bestehen aus einem flachen Eisenstück und einem zweiten Metallteil mit zwei Ausbuchtungen. In diese Ausbuchtungen wurden die Daumen gelegt und mittels zweier Schrauben so zusammengepreßt, daß sie nicht selten zerquetscht wurden. In späteren Zeiten verzichtete man auf die Ausbuchtungen und ersetzte sie sowohl im oberen als auch im unteren Eisen durch zahlreiche abgestumpfte Eisenknöpfe, die zu noch größerem Schmerz führten. Die Wirkung ließ sich erhöhen, indem der Folterknecht mit einem eisernen Schraubenschlüssel heftig auf das Instrument klopfte. Bald machte man jedoch die Erfahrung, daß der Schmerz weniger schrecklich war, wenn die Klammer für längere Zeit fest angelegt blieb, weil dadurch eine Art Betäubung eintrat. Also wurden die Schrauben von Zeit zu Zeit kurz gelockert und dann wieder fest angezogen. Noch im Jahr 1769, als in England, Rußland und der Toskana die Folter bereits abgeschafft worden war, wurde in Österreich ausdrücklich bestimmt, nicht geständige Angeklagte einer Behandlung mit Daumenschrauben zu unterziehen. Die Gepeinigten schrien zwar erbärmlich, starben aber an den Folgen nur, wenn sich die geschundenen Finger entzündeten und das zu einer Blutvergiftung führte.

Rudolf Quanter, Die Folter in der deutschen Rechtspflege sonst und jetzt, Verlag von H. R. Dohrn, Dresden, 1900

Depression

Die Depression, eine krankhafte Störung des Gefühlslebens, ist von alters her bekannt. Trotz engagierter und aufwendiger Forschungen kennt die Medizin bis heute allerdings nur erleichternde, nicht aber heilende Medikamente.

Auch Königin Elisabeth I. von England (1533–1603) litt an ihrem Lebensabend unter Schwermut und Lebensüberdruß. Als sie am 14. Januar 1603 nach Richmond, dem wärmsten ihrer Schlösser, übersiedelte, war sie 69 Jahre alt, und ihre Ärzte – ein wenig ratlos angesichts der trostlosen Stimmungen der einst so lebenstüchtigen Herrscherin – glaubten dennoch, daß sie eine »gesunde und vollkommene Konstitution« besitze und noch mehrere Jahre leben könnte. Doch Ende Februar verfiel die Königin zusehends. Man munkelte, die Trauer um den geliebten Earl of Essex, ihren langjährigen Favoriten, habe ihr den Lebenswillen genommen. »Ihr Zustand verschlechterte sich, weil sie es so wollte«, meinte ihr Vetter Robert Carey. Elisabeth verweigerte inzwischen jede Arznei. Hilflos mußten die Ärzte mit ansehen, wie sie immer schwächer wurde, und erbaten den Beistand der Kirche. Doch als der Erzbischof von Canterbury die Königin zu überreden suchte, ihre Medikamente zu nehmen, fuhr sie ihn ungeduldig an, er möge sie verschonen, sie kenne ihre eigene Konstitution besser als andere.

Die depressiven Symptome nahmen zu. Nach einer Weile war Elisabeth zu erschöpft, um wie bisher in ihrem Zimmer auf und ab zu gehen. Zum Entsetzen des Hofes ließ sie sich auf Kissen am Boden nieder und weigerte sich, wieder aufzustehen, ebenso wie sie niemandem erlaubte, ihre Kleider zu wechseln. »Madame«, wagte ein Vertrauter endlich zu sagen: »Ihr müßt zu Bett, damit das Volk beruhigt ist.« Mit einem verächtlichen Lächeln antwortete die kranke Regentin: »Kleiner Mann, kleiner Mann, das Wort ›müssen‹ gibt es für Fürsten nicht. Wäre euer Vater noch am Leben, würdet Ihr nicht wagen, so zu sprechen.«

Dies war einer der letzten zusammenhängenden Sätze, den die Königin sprach. Stunde um Stunde saß sie schweigend auf den Bodenkissen, den Finger im Mund, die Augen offen, den Blick gesenkt. Als ein Arzt sie fragte, wie sie so viel Zeit schweigend verbringen könne, sprach sie: »Ich meditiere.« Vier Tage verharrte Elisabeth in diesem gleichermaßen merkwürdigen wie besorgniserregenden Trancezustand – jede Nahrung verweigernd, aufrecht auf den Kissen sitzend, nur gelegentlich vom Schlaf übermannt, zusehends schwächer werdend. Am Ende des vierten Tages ließ sie sich endlich zu Bett bringen. Der Staatsrat wünschte sie zu sprechen; zwar war alles für die Thronbesteigung Jakobs vorbereitet worden, doch man wollte aus ihrem eigenen Munde hören, daß sie den Anspruch des schottischen Königs unterstützte. Elisabeth konnte nur sehr schlecht sprechen. Aus Rücksicht baten die Staatsräte, die ihr Bett umstanden, sie möge nur ein Zeichen mit der Hand geben, wenn sie mit den unterbreiteten Vorschlägen einverstanden sei. Sie gab das von allen erwartete Zeichen. Nach einiger Zeit fragte sie nach dem Erzbischof von Canterbury, der um sechs Uhr abends an ihr Bett geführt wurde. Kein Laut kam von der Königin, doch als der Erzbischof sie nach einer halben Stunde segnete und sich erheben wollte, machte sie eine schwache Bewegung und bat den Geistlichen, im Gebet fortzufahren. Schließlich verlor sie das Bewußtsein.

Am 24. März 1603, kurz vor drei Uhr morgens, nahten sich die Wachenden wieder dem pompösen Bett. Elisabeth lag mit dem Kopf auf dem rechten Arm – sie war ohne Todeskampf gestorben.

Elisabeth Jenkins, Gloriana – Königin Elisabeth I. von England, Verlag das Beste, Stuttgart, 1995; Herbert Nett, Elisabeth I., rororo Bildmonographie, Rowohlt Verlag, Reinbek, 1982

Diabetes

Die Zuckerkrankheit ist eine Funktionsstörung der Bauchspeicheldrüse, die nicht mehr genug Insulin produzieren kann. Je nach Schwere der Störung ist es heute möglich, mit Diäten, Tabletten oder Injektionen relativ beschwerdefrei zu leben – doch das war nicht immer so. Früher starben die Betroffenen fast immer an den Folgen der Krankheit, manchmal unter merkwürdigen Umständen:

Der Tod des Alois Unterkirchner wurde eines Abends zufällig entdeckt und gab zunächst einige Rätsel auf: Weil er sein Vieh auf der Alm gelassen und nicht wie üblich in den Stall geholt hatte, machte sich die Bäuerin Theres Wurzer auf den Weg, um nach dem Alois zu schauen. Als sie durch den türlosen Kücheneingang kam, blieb sie entsetzt stehen: hinter dem Regal stand jemand. Er stand stumm und reglos. Frau Wurzer sah nur die Füße und die schräg stehenden Beine hervorlugen, das Regal verdeckte den übrigen Körper. Die Hosenbeine waren voller Blut, eine große Blutlache bedeckte den Fußboden. Die verschreckte Frau rannte aus dem Haus.

Als sie eine halbe Stunde später mit ihrem Mann zurückkehrte, harrte die blutige Gestalt noch immer in derselben Haltung aus. Alois Unterkirchner stand neben dem Geschirrschrank, mausetot. Der Kopf ruhte auf einem Regalbrett. Auf dem Hinterkopf mußte sich eine Wunde befinden, Haar und Nacken waren von eingetrocknetem Blut bedeckt. Das Gesicht war blutig, die Hände, die Hosenbeine. Am Schrank befanden sich blutige Handabdrücke, und die Blutlache um Unterkirchners Füße war nicht die einzige, auch mitten im Raum gab es Blutflecke. Das Zimmer glich einem Schlachthaus, alles deutete auf einen brutalen Überfall hin. Die entsetzten Wurzers drehten sich auf dem Absatz um und benachrichtigten Polizei und Arzt. Der stellte fest, daß Alois Unterkirchner seit etwa fünf bis sechs Stunden tot war, konnte sich aber nicht erklären, wie es dazu gekommen war. Also entschied man, den Bauern nach Zürich in die Gerichtsmedizin zu bringen. Was die Herren dort zutage förderten, sorgte für großes Erstaunen: Der Todeseintritt sei nicht auf Verletzungen und Verletzungsfolgen zurückzuführen, stellten die Fachleute fest. Außer der etwa zwei Zentimeter langen und eher oberflächlichen Wunde am Kopf gebe es keine weiteren Verletzungen. Die Kopfwunde habe jedoch stark geblutet. Unterkirchner sei eindeutig zuckerkrank, jedoch nicht in ärztlicher Behandlung gewesen, so daß es zu schweren Schädigungen des Organismus gekommen war. Darüber hinaus hatte sich der Bergbauer vor seinem Tod in einem beträchtlichen Alkoholrausch befunden; der Alkoholwert im Gehirn betrug immerhin 2,6 Promille. Als Gewohnheitstrinker hatte Unterkirchner sich längst eine Leberschädigung zugezogen. Diese, der Alkoholkonsum und die Überzuckerung des Blutes führten zu einem Zusammenbruch seines Stoffwechsels und zum Tod. So konnte man schließlich das keineswegs gewaltsame Ende des Landwirts rekonstruieren:

Unterkirchner hatte offenbar in stark betrunkenem Zustand mit dem Besen den Fußboden gekehrt, als das Vorstadium eines Zuckerkomas einsetzte. Übelkeit und Bewußtseinstrübungen ließen ihn zu Boden stürzen. Die Nase begann zu bluten, doch schwankend erhob der Kranke sich wieder und stürzte erneut, diesmal mit dem Kopf auf eine harte Kante. Es entstand eine stark blutende Kopfwunde. Der Bauer mußte dann noch mehrmals aufgestanden und wieder gefallen sein, darauf deuteten die vielen Blutflecke auf dem Fußboden hin. Beim Versuch, sich abzustützen, verschmierte er Wände und Möbel, lehnte sich schließlich mit letzter Kraft an das Küchenregal und starb schließlich stehend. Die besondere Stellung zwischen Wand und Regal hatte verhindert, daß er umfiel.

K. U. Benner, Gesundheit und Medizin heute, Midena Verlag, Küttigen/Aarau, 1994; Hans Pfeiffer, Die Spuren der Toten, Militzke Verlag, Leipzig, 1994

Diphtherie

Vermutlich kam die Diphtherie ursprünglich aus dem Orient; zum ersten Mal beschrieben wurde sie von dem berühmten alexandrinischen Arzt Aretaios von Kappadokien, der im ersten Jahrhundert n. Chr. lebte. Lange Zeit blieb die Krankheit weitgehend unerforscht, Ende des 18. Jahrhunderts bezeichnete man sie in Deutschland meist als »häutige Bräune«, als Angina oder Croup. Mehr wurde über sie erst zu Beginn des 19. Jahrhunderts bekannt, nachdem der holländische Kronprinz, ein Neffe Napoleons I., an ihr erkrankte und Napoleon höchstpersönlich eine Preisfrage über das Wesen der Krankheit ausschreiben ließ. Es war ein Bremer Arzt, dessen Arbeit damals ausgezeichnet wurde.

Inzwischen ist die akute Infektionskrankheit in westlichen Breitengraden eher selten. Durchschnittlich fünf Fälle werden jährlich in Deutschland gemeldet, die allerdings können immer noch tödlich enden. Epidemisch breitet sich die Erkrankung, die durch Tröpfchen- und Schmierinfektionen übertragen wird, immer wieder in Südostasien, Afrika und Rußland aus; allein in Rußland starben in den vergangenen Jahren gut 10000 Menschen an Diphtherie. In Deutschland verfügen nur 18 Prozent der Erwachsenen über einen ausreichenden Impfschutz gegen die Krankheit – nicht ganz ungefährlich angesichts der Tatsache, daß die Deutschen ein äußerst reiselustiges Volk sind.

Ende Juni des Jahres 1907 fuhr der berühmte Komponist Gustav Mahler mit seiner Frau und den beiden Töchtern in sein Sommerhaus. Was als Erholungsurlaub geplant war, endete mit dem Tod der kleinen Tochter Putzi. Kurz nach der Ankunft klagte das Kind über Halsschmerzen, die sich schnell zu einer Halsentzündung entwickelten und bald in lebensbedrohlichen Erstickungsanfällen mündeten. Am 11. Juli sahen sich die Ärzte gezwungen, einen Luftröhrenschnitt durchzuführen – doch auch dieser Eingriff konnte das Leben des Kindes nicht retten. Einen Tag später starb das kleine Mädchen. Gustav Mahler, der seine Töchter abgöttisch liebte, kam lebenslang nicht über den tragischen Tod seines Kindes hinweg.

F. H. Franken, Die Krankheiten großer Komponisten, Florian Noetzel Verlag, Heinrichshofen-Bücher, Wilhelmshaven, 1991; Daniel Knop, Von Pest bis Aids, die Infektionskrankheiten und ihre Geschichte, Sommer Verlag GmbH, Teningen, 1988; Hrsg. W. Siegenthaler, W. Kaufmann, H. Hornbostel, H. D. Waller, Lehrbuch der inneren Medizin, Georg Thieme Verlag, Stuttgart, 1992; Manfred Vasold, Pest, Not und schwere Plagen, Weltbild Verlag, Augsburg, 1999; dpa-Informationsdienst, Hamburg

Dolch

Julius Caesar (100 v. Chr. – 44 v. Chr.) wußte genau, daß er von vielen Feinden umgeben war, zählte jedoch fälschlicherweise auf deren Weitsicht. Aufgrund der politischen Verhältnisse im Reich, so war er sich sicher, würde sein Tod den Staat in ein unglaubliches Chaos stürzen und möglicherweise einen neuen Bürgerkrieg auslösen. Doch seine Widersacher waren offensichtlich bereit, das in Kauf zu nehmen. Die treibende Kraft der Verschwörung war Gaius Cassius, ein glühender Republikaner, verheiratet mit Brutus' Schwester. Brutus selbst, ein junger, gebildeter Intellektueller, wurde von Caesar wie ein eigener Sohn behandelt, Gerüchten nach war er es auch wirklich. Cassius jedoch war dem Feldherren schon lange suspekt, Caesar vertraute ihm nicht. Am Abend des 14. März 44 v. Chr. hatte Caesar mit dem Anführer der Reiterei und einigen Freunden in geselliger Runde gespeist, der Tod war eines der Themen ihrer Unterhaltung. Caesar ließ keinerlei Zweifel daran, daß ihm ein plötzliches, unerwartetes Ende am liebsten sei. Caesars Gattin Calpurnia hatte in dieser Nacht schreckliche Visionen und Alpträume. Sie stöhnte im Schlaf, wälzte sich hin und her, und als Caesar sie aufweckte, erzählte sie ihm, sie habe von seiner Ermordung geträumt, und flehte ihn an, das Haus nicht zu verlassen.

Caesar war beunruhigt und fügte sich gern dem Rat seiner Ärzte, an diesem Tag zu Hause zu bleiben. Die Zeit verging, und der Diktator erschien nicht im Senat. Wie auf glühenden Kohlen fürchteten die Verschwörer, ihr mörderischer Plan könnte durchgesickert sein. Ängstlich schickten sie Brutus zu Caesar, der sich überreden und in seiner Sänfte durch die Straßen Roms zum Senat tragen ließ.

Als Caesar im Senat erschien und zu seinem Thron schritt, versammelten sich die Verschwörer um ihn. Tullius Cimber erbat schließlich etwas, doch Caesar beschied ihn abschlägig; daraufhin zog er dem Diktator die purpurfarbene Toga von der Schulter und gab damit das Signal zum Angriff: Wie ein Rudel Wölfe fielen sie über den sich heftig wehrenden Mann her. Einer stach ihm in den Oberschenkel, ein anderer in den Rücken, und noch immer verteidigte sich Caesar mit seinem Stift wie ein wildes Tier. Vergeblich kämpfte er um sein Leben und sank schließlich tödlich verletzt zu Boden. Der Überlieferung nach sah er in diesem Augenblick Brutus mit einem Dolch auf sich zukommen. Seine letzten Worte, die er in Griechisch sprach, galten dem geliebten jungen Mann: »Auch du, mein Sohn!« Sterbend verhüllte er seinen Kopf mit der Tunika und brach zusammen. Später wurden 23 Dolchwunden in seinem entsetzlich zugerichteten Körper gezählt.

Ernle Bradford, Julius Caesar, Ullstein Verlag, Frankfurt a. M. 1987

Doping

Schon seit der Antike wurden stimulierende Substanzen und Drogen zur Leistungssteigerung eingenommen. Im Laufe der Jahrhunderte veränderten sich die Mittel der Wahl je nach Stand der medizinischen Kenntnisse. Bereits 1886 kam es beim Radrennen Bordeaux–Paris zum ersten dopingbedingten Todesfall. Weitere folgten; die Tode der Radsportler Knud Jensen und Tom Simpson sowie des Boxers Jupp Elze ließen die katastrophalen Folgen des Dopings mehr und mehr publik werden und führten schließlich dazu, daß die Sportler mittels Urinproben Kontrollen unterzogen wurden.

Trotzdem wurde fleißig weitergeschluckt und -gespritzt. Das beliebteste Hausmittel der westdeutschen Doper hieß Dianabol, eines der stärksten Präparate weltweit. Mit vier Tabletten pro Tag wuchsen den Sportlern pro Woche bis zu zwei Kilogramm neuer Muskeln. Dummerweise wird im Körper jedoch ein Teil des Wirkstoffes Methandrostenolon in Östrogen umgebaut, ein weibliches Hormon, das Männerkörper aufschwemmt. Ähnliche Wirkung erreichten die ostdeutschen Leistungssportler mit ihrer »Geheimwaffe« Oral-Turinabol.

D

20 Jahre lang versuchte Kugelstoßer Ralf Reichenbach die Gefahren des Anabolikakonsums zu verdrängen. Immer wieder forderte er die Legalisierung von Anabolika im Sport – am Ende glaubte er vermutlich selbst, daß die leistungssteigernden Chemikalien nicht gefährlicher seien als ein Glas Wein zum Essen. Doch sein Körper lehrte den neunfachen Deutschen Meister im Kugelstoßen und bekennenden Anabolika-Konsumenten eines Bessern. Reichenbach starb im Alter von nur 47 Jahren den typischen Dopingtod: Er erlag einem Herzinfarkt. Der Mittvierziger hatte das schwache Herz eines 80jährigen.

Anabolika hatte Reichenbach gleich zu Beginn seiner Kugelstoßer-Karriere entdeckt. Sie gehörten zum inoffiziellen Teil der Trainingslehre, der unter Duschen und in Umkleideräumen weitergegeben wurde. Doch sein Körper ließ sich nur widerwillig von den normalen 100 auf die gewünschten 140 Kilo Wettkampfgewicht mästen. Legte Reichenbach mal ein trainingsfreies Wochenende ein, schmolzen ihm von Samstag bis Montag bis zu zwölf Kilo weg. Die Anabolika machten Schluß mit diesem Ärgernis. In besten Zeiten brachte der Athlet stattliche 154 Kilo mit dieser »Nachhilfe« auf die Waage. Unter dem Gewicht gaben zwar die Knorpel in seinen Knien nach und waren sich die drallen Oberschenkel beim Gehen im Weg, doch all das focht den Sportler nicht an. Schließlich konfrontierten die Ärzte den Profi-Doper mit der bitteren Wahrheit. Sein Herz brachte gerade noch 26 Prozent der normalen Leistung eines gesunden Herzens. Reichenbach trainierte verbissen weiter und schluckte synthetische Wachstumshormone, deren Wirkung nach neuesten Forschungsergebnissen nicht nur für vermehrtes Muskelwachstum, sondern auch für eine Stärkung des Herzens garantierte. Das Herz hatte jedoch genug, es streikte schließlich. Reichenbachs großer, breiter, überstylter Körper wurde nach seinem Tod auf eigenen Wunsch hin verbrannt.

RTL Buchedition (Hrsg.), Unser Jahrhundert im Bild, Orbis Verlag, München, 1999; Der Spiegel, 24. 11. 1997/30. 3. 1998

Drag Race

Illegale Autorennen – Drag Races – haben bei US-Teenagern eine lange Tradition. Die Regeln des Spiels sind ebenso einfach wie gefährlich: Auf einer abgelegenen Straße fahren vorzugsweise nachts zwei Autos nebeneinander eine bestimmte Strecke. Der Schnellere gewinnt. Die Fahrer sind meist jung, Schüler oder Angestellte, Cowboys und Familienväter, Möchtegern-Rennfahrer, Bandenmitglieder oder Angeber, die sich beweisen wollen. Die Fahrzeuge sind meist serienmäßige Modelle mit frisierten Motoren und überbreiten Reifen. Diese verbotenen Rennen adrenalingetriebener Teens und Twens haben in der Realität allerdings wenig mit Heldentum und Glamour zu tun. Viel eher sind Verletzungen oder gar tödliche Unfälle die Folge, denn die Amateurfahrer können ihre PS meist nicht im Zaum halten. Im Süden der Millionenstadt Dallas existiert eine richtige Renn-Subkultur mit beliebten Rennstrecken in dunklen Seitenstraßen und auf leeren Parkplätzen. Zuweilen zieht ein solches gesetzeswidriges Straßenduell mehrere hundert Zuschauer an. Gefahren wird meist Freitag- und Samstagnacht. Die Wetteinsätze erreichen teilweise umgerechnet einige tausend Mark. Die Polizei ist machtlos gegen den Wahnsinn. Die skrupellosen Veranstalter sind risikofreudig bezüglich Leib und Leben der Fahrer und clever, wenn es ihnen an den Kragen gehen soll: Ist die Polizei im Anmarsch, wird das Duell kurzerhand abgebrochen. Dann verstreuen sich die Teilnehmer und Fans in Sekunden, und das ganze illegale Rennen ist wie ein Spuk vorbei. Hinter dem Rücken der Obrigkeit trifft man sich jedoch wenig später an einem bereits verabredeten anderen Rennplatz wieder. Dieses Katz-und-Maus-Spiel wiederholt sich unter Umständen mehrmals pro Nacht. Die Fahrer in ihren schnellen Autos sind schwer zu fassen, wenn sie erwischt werden, rasen sie an der nächsten Ecke weiter. Um die Spannung noch zu steigern, haben Jugendliche jetzt eine Abart der Rennen entwickelt. Sie heißen »Tag Races« (to tag = verfolgen) und finden am hellichten Tag mitten im regulären Straßenverkehr statt. Ein Heißsporn überholt den anderen, drängelt, hupt, droht mit der Faust. Der Überholte nimmt die Aufforderung zum Autoduell an, und schon ist im Stadtverkehr ein äußerst gefährliches Straßenrennen im Gang. Allein im Raum Dallas haben 1997 diese Rennen 20 Todesopfer gefordert – die Polizei steht hilflos vor dem Phänomen, denn bis sie den Tatort erreicht, ist der Spuk schon vorbei.

dpa-Basisdienst, Hamburg

Drogen

Bereits seit vorgeschichtlichen Zeiten haben Menschen ganz bewußt rauscherzeugende Substanzen zu sich genommen, zunächst oft bei mystisch-religiösen Anlässen. Doch etwa seit Mitte des 20. Jahrhunderts schwappt eine Welle von mehr oder weniger leicht erhältlichen Drogen über die Welt: Kenner der Szene können sich trotz immer wieder propagierter Erfolge der Drogenfahnder so gut wie in jeder Stadt und an jeder Ecke mit ihrem Stoff versorgen; das traurige Ergebnis sind jährlich Tausende von oft jungen Menschen weltweit, die an ihrer Drogenabhängigkeit zugrunde gehen.

Musiker und Popstars greifen auffallend oft zu Drogen, vielleicht, weil sie ihre Kreativität steigern wollen, weil sie glauben, den Tourneestreß sonst nicht zu überstehen, oder weil der Erwartungsdruck so groß ist, aber auch, weil es einfach Spaß macht und »cool« ist, die bürgerlichen Normen zu sprengen und vermeintlich über die eigene Existenz hinauszuwachsen.

Wer etwas über die Drogengewohnheiten von Rockstars hören möchte, muß nur genau hinhören, wenn Jimi Hendrix (1942–1970) von seiner »Manic Depression« singt. Der weltberühmte Ausnahmegitarrist starb an den Folgen seines Drogenkonsums.

Eine seiner Freundinnen, Monika Dannemann, berichtete: Gegen kurz nach zehn am Morgen wollte sie Zigaretten holen und verließ den schlafenden Hendrix auf Zehenspitzen. »Als ich zurückkam, sah ich, daß es ihm schlechtging. Ich versuchte ihn zu wecken, schaffte es aber nicht. Und man darf ja nicht vergessen, daß er ein Star war; also dachte ich, daß ich wohl besser ganz schnell einen Arzt anrufen sollte.«

Der Krankenwagen wurde etwa um 20 nach elf gerufen, bis dahin hatte Monika Dannemann vergeblich versucht, den zugedröhnten Rockstar zu wecken. Der wurde in ein Krankenhaus und dort in einen Raum gebracht, den seine Freundin nicht betreten durfte. Der besorgten Monika sagte man nach einer Weile, sie solle Ruhe bewahren, das Herz ihres Freundes habe zwar zwischendurch aufgehört zu schlagen, aber jetzt sei wieder alles in Ordnung. Keine zehn Minuten später teilte ihr eine Krankenschwester mit, daß Jimi Hendrix soeben gestorben sei. »Später habe ich mit mehreren Ärzten gesprochen, die mir erklärten, daß man einen Luftröhrenschnitt hätte machen müssen, damit der Patient wieder hätte atmen können. Aber bei ihm haben sie das nicht gemacht. Sie hatten ihn eine ganze Stunde im Krankenhaus, aber sie haben weder einen Luftröhrenschnitt gemacht noch sonstwas. Er ist an seinem Erbrochenen erstickt. Sie hätten ihn wirklich retten können – aber sie haben es verdammt noch mal nicht getan. Ich verlangte ihn zu sehen, weil Jimi mich gebeten hatte, im Falle seines Todes bestimmte Dinge für ihn zu tun. Nach einigem Drängen durfte ich ihn sehen, und ich war völlig überrascht, denn auf seinem Gesicht lag ein Lächeln.«

Seit Otis Reddings Tod 1967 war es unter Plattenfirmen und Managern üblich, daß man für Rockstars Versicherungsverträge abschloß. Warner Brothers und Mike Jeffrey hatten unabhängig voneinander Lebensversicherungen für Jimi in einer Höhe von insgesamt zwei Millionen Dollar abgeschlossen. Als in Presseberichten Hinweise auftauchten, daß Hendrix' Tod mit Drogen zu tun haben könnte, versuchten die Versicherungen, sich um die Zahlung zu drücken. Drogengenuß sei selbstzerstörerisches Verhalten, war die Begründung. Im Todesfall sei dieses ähnlich wie Selbstmord zu bewerten.

Der Nirvana-Sänger Kurt Cobain, das Idol der No-future-Generation der 90er Jahre, spritzte sich am Ende seines Lebens das

Heroin sogar in den Fuß, Hauptsache er bekam den Stoff irgendwie in die Blutbahn. 1994 erschoß er sich im Drogenwahn. Brian Jones, der blonde Gitarrist, neben Mick Jagger der populärste Mann bei den Rolling Stones, wurde zweimal wegen Drogenbesitzes verhaftet, bevor er vollgepumpt mit Stoff und Alkohol im hauseigenen Swimming-Pool ertrank.

Kurt H. Nadler, Drogen, Rauschgift und Medizin, Quintessenz Verlag, München 1991; Harry Shapiro, Caesar Glebbeek, Jimi Hendrix, Electric Gypsy, Vgs, Verlagsgesellschaft Köln, 1993; Der Spiegel, 10. 11. 1997

Droschkenunfall

»Leichter Wagen« heißt das russische Wort »droschki«, dem die ursprünglich Warschauer Mietkutschen und späteren Mietwagen im 17. und 18. Jahrhundert ihren Namen verdanken. In Deutschland wurden die halbgeschlossenen, in Federn hängenden Personenfahrzeuge 1814 eingeführt und erfreuten sich großer Beliebtheit.

Der Unfall mit einem dieser Gefährte, die uns heute so romantisch anmuten, wurde jedoch dem französischen Physiker und Nobelpreisträger Pierre Curie (1859–1906) zum tödlichen Verhängnis: Am 19. April war eine Gruppe von Freunden in einem Hotel in der Pariser Rive Gauche versammelt, um ein Problem der wissenschaftlichen Verwaltung an der Sorbonne zu diskutieren. Es war ein regnerischer Tag, und die Physiker hatten sich in das Innere des Hotels zurückgezogen. Kurz nach Abschluß der Debatte erhob sich Pierre Curie. Er verabschiedete sich von den Kollegen, verließ das Hotel und ging in Richtung Seine, um das Büro seines Verlegers aufzusuchen. Da die Drucker an diesem Tag streikten, fand Curie die Türen verschlossen vor. Verärgert über den vergeblichen Besuch und in Gedanken noch halb bei der eben geführten Diskussion spannte er seinen Regenschirm auf und schaute von der Brücke auf die belebte Rue Dauphine, wo sich der dichte Verkehr von Trambahnen, Pferdefuhrwerken und einigen Autos in beide Richtungen bewegte. Curie setzte seinen Weg fort, und wenige Minuten später war es geschehen. Unter Tränen erzählte der Kutscher, daß ihn eine andere Pferdedroschke gerade passiert hatte, als der Mann mit dem dunklen Anzug und dem Regenschirm unerwartet auftauchte und seinem linken Pferd unmittelbar in den Weg trat. Der Mann rutschte auf dem nassen Asphalt aus und griff instinktiv nach dem Pferd, das sich ebenso instinktiv aufbäumte. Unwillkürlich zog der Kutscher mit der einen Hand die Bremse, mit der anderen die Zügel an. Doch der Mann in Schwarz fiel inmitten des Gewirrs von Pferdegeschirr, Regenschirm und stampfenden Hufen zwischen die beiden scheuenden Droschkenpferde und vor die Räder der noch fahrenden Kutsche. Für Pierre Curie kam jede Hilfe zu spät, das linke Hinterrad des Wagens hatte seinen Schädel in mehr als ein Dutzend kleine Teile zertrümmert. Trotz der entsetzlichen Kopfverletzung war sein Gesicht noch zu erkennen, so daß ihn ein Laborassistent identifizieren konnte. Als man seiner Frau Marie Curie die schockierende Nachricht überbrachte, reagierte die kluge Frau diszipliniert und beherrscht wie immer und bat lediglich die Frau eines Freundes, ihre beiden Kinder kurzfristig zu sich zu nehmen. Zwei Stunden später wurde der Leichnam nach Hause gebracht. Die Nachricht vom Tode des berühmten Physikers hatte sich wie ein Lauffeuer verbreitet, und eine riesige Prozession Trauernder erwies ihm die letzte Ehre. Die verzweifelte Witwe weigerte sich, über den Tod ihres Mannes zu sprechen, und führte statt dessen Tagebuch, ihre Schwester half ihr über die ersten schwierigen Tage hinweg. Einige Wochen nach Pierres Tod holte Marie Curie des Abends ein wasserdicht verpacktes Paket hervor und riß es auf. Es enthielt die blutbefleckte Kleidung ihres Mannes, an der teilweise noch Stücke getrockneten Fleisches klebten. Wie in Trance begann sie den Anzug zu küssen und zu streicheln, bis ihre Schwester das gruselige Schauspiel nicht länger mit ansehen konnte, ihr die Sachen wegnahm und in das lodernde Kaminfeuer warf.

Robert Reid, Marie Curie, Eugen Diederichs Verlag, Düsseldorf und Köln, 1980

Duell

Das ursprüngliche Duell entstammt dem frühen Mittelalter. Mit Hilfe des Zweikampfes als Gottesurteil – in Frankreich erstmals im Jahre 501 n. Chr. zugelassen – sollte entschieden werden, ob jemand eines Verbrechens schuldig war oder nicht. Bald verbreitete sich der Zweikampf in ganz Frankreich und wurde im 10. bis 12. Jahrhundert zum vorherrschenden Gerichtsverfahren. Die Normannen brachten diese Form des Duells im 11. Jahrhundert nach England, wo sie sich lange Zeit großer Beliebtheit erfreute: Noch 1817 ließ ein englisches Gericht ein Duell zwischen einem Ankläger und einem Angeklagten in einem Mordprozeß zu.

Duelle zur Wiederherstellung der eigenen Ehre waren allerdings gesetzlich nie erlaubt. Diese Art des Duells war in Europa infolge einer berühmten Streitigkeit zwischen dem französischen König Franz I. und Kaiser Karl V. populär geworden. Franz erklärte im Jahr 1528 Spanien den Krieg und brach damit einen Vertrag zwischen den beiden Ländern. Karl V. beschuldigte ihn daraufhin des unehrenhaften Verhaltens und wurde im Gegenzug von Franz zum Duell gefordert. Dieses fand zwar nie statt, aber der Vorfall hatte großen Einfluß auf die Sitten in Europa: plötzlich glaubten die Edelleute auf dem ganzen Kontinent, es stehe ihnen zu, vermeintliche oder tatsächliche Angriffe auf ihre Ehre durch Duellforderungen zu rächen.

Als der russische Dichter Alexander S. Puschkin (1799–1837) am 4. November 1836 einen anonymen Brief erhielt, in dem er eindeutig als Hahnrei hingestellt wurde, mußte er handeln: »Als Edelmann und Familienvater muß ich meine Ehre und den Namen schützen, den ich meinen Kindern überlasse.« Daß Zar Nikolaus I. in Puschkins Ehefrau Natalja verliebt war, war bekannt, doch damit konnte man den Dichter, der sich tief in der Schuld des Regenten wußte, nicht treffen. Als jedoch der junge Franzose Georges d'Anthes Natalja offen den Hof machte, sahen einflußreiche Kreise die Chance, einen entscheidenden Schlag gegen Puschkin zu führen, lancierten den besagten Brief und schickten ihn in Kopie gleichzeitig an einige gute Bekannte des Dichters. Puschkins Reaktion ist verbürgt: »Eine gegen meine Frau gerichtete Beleidigung. Sie werden wohl begreifen, daß ich einen anonymen Brief nicht übelnehmen kann. Wenn jemand auf meine Kleidung spuckt, so ist es an meinem Kammerdiener, sie zu reinigen, nicht an mir. Meine Frau ist ein Engel. Kein Verdacht kann sie treffen.« Trotz dieser Gelassenheit war die einzig mögliche Konsequenz eines

Ehrenmannes, eine Duellforderung zu formulieren – und das tat Puschkin. D'Anthes' Adoptivvater ersuchte das Duell mit allen Mitteln zu verhindern, doch nach einem beleidigenden Brief des Dichters hatte d'Anthes selbst keine Wahl und sah sich gezwungen, Puschkin seinerseits zu fordern – der Dichter nahm sofort an. Am 27. Januar 1937 um 17.00 Uhr fand am Schwarzen Flüßchen bei Petersburg der Schußwechsel statt. Die von den Sekundanten d'Archiac und Dansas vereinbarten Bedingungen waren äußerst hart: Entfernung zehn Schritte und Duell bis zum Tod. Bereits beim ersten Schuß wurde Alexander Puschkin tödlich getroffen; seine Kugel verletzte d'Anthes nur am Arm. Nach schrecklichen Qualen, die er bis zum Schluß vor seiner Frau zu verbergen versuchte, starb der Dichter am 29. Januar 1837.

Meistens hatte die zum Duell geforderte Person das Recht, Zeit, Ort und Waffen zu wählen – traditionell Schwert oder Pistole. Es war Sitte, das Duell am frühen Morgen an relativ abgeschiedenen Orten auszutragen. Besonders in Frankreich wurden Duelle sehr populär. Es gab dabei jedoch im Laufe der Zeit so viele Todesfälle, daß Heinrich IV. schließlich 1602 ein Edikt erließ, in dem die Teilnahme an einem Duell unter Todesstrafe gestellt wurde. Weder er noch seine Nachfolger konnten mit dieser oder ähnlichen Maßnahmen allerdings verhindern, daß die Franzosen sich weiterhin im Morgengrauen auf irgendwelchen Wiesen duellierten. Auch die Kirche sah diese bewußt herbeigeführten Verletzungen oder gar gesuchten Tötungen nicht gern. Wer sich dabei erwischen ließ, wurde exkommuniziert, wer an den Folgen des Zweikampfes starb, war kirchlich ehrlos und mußte auf ein Begräbnis in geweihter Erde verzichten. Dennoch schlugen und erschossen sich Herren von Welt immer wieder wegen der Ehre, vorzugsweise für ihre Geliebten oder wegen ihrer Spielschulden.

So fand im März 1845 ein folgenschweres Abendessen statt. Die Herren Alexandre Dumas, Roger de Beaucoir, Arthur Bertrand, Rosemond de Beauvallon und Alexandre Dujarier (Freund und Gönner der berühmten Tänzerin Lola Montez) trafen sich in Anwesenheit der jungen Anaïs Lhévienne in einem vornehmen Pariser Restaurant. Das Essen war eigens arrangiert worden, um die

Erzfeinde Dujarier, Redakteur der republikanischen »La Presse«, und Beauvallon, beim monarchistischen und bonapartistischen »Le Globe« tätig, miteinander zu versöhnen. Schon bald nahm das Treffen eine unbeabsichtigte Wendung. Dem Frauenhelden Dujarier fiel nichts Besseres ein, als auf recht unziemliche Weise mit der Vaudeville-Tänzerin Anaïs Lhévienne zu flirten und ihr mitzuteilen, daß er sie bald in den Kreis seiner Geliebten einzureihen gedenke. Auf die entrüstete Antwort der jungen Dame und das energische Einschreiten von Roger de Beaucoir hin mußte Dujarier sich entschuldigen. Im Laufe des Abends und mit fortschreitendem Alkoholkonsum nahmen jedoch die Spannungen am Tisch weiter zu. Man entschloß sich, statt zu zanken, lieber Karten zu spielen. Da Dujarier jedoch enorme Summen verlor, begannen die beiden Erzfeinde sich gegenseitig zu beleidigen, bis Beauvallon seinen Gegner des unehrenhaften Verhaltens beim Kartenspiel bezichtigte. Am nächsten Tag erschienen zwei Herren im Redaktionsbüro Dujariers, stellten sich als Sekundanten von Beauvallon vor und überbrachten dessen Aufforderung zum Duell im Bois de Bologne. Der in Waffenhändeln gänzlich unerfahrene Dujarier wählte die Pistole und schrieb, nachdem die Entscheidung gefallen war, einen Brief an Lola Montez: »Meine liebe Lola, ich werde jetzt mit Pistolen kämpfen, deshalb bin ich auch heute morgen nicht zu dir gekommen. Ich brauche meine ganze Ruhe. Um zwei Uhr wird es vorbei sein. Tausend Küsse …«

Der Morgen des Duells kam – ein Märztag von beißender Kälte, der den Atem in der Luft gefrieren ließ. Dujarier hatte den ersten Schuß – und verfehlte seinen Gegner. Mit dem zweiten Schuß traf dann der Herausforderer Beauvallon den Liebhaber der Lola Montez tödlich. Von seinem Triumph blieb ihm allerdings wenig: Da in der Mitte des 19. Jahrhunderts Duelle von Gesetzes wegen verboten waren, mußte Beauvallon eilig nach Spanien fliehen. Einige Zeit später kehrte er in der Hoffnung, es sei Gras über die Sache gewachsen, wieder nach Frankreich zurück, wurde aber eines Besseren belehrt. Kaum hatte er die Grenze überschritten, wurde ihm in Rouen der Prozeß gemacht. Besonderen Stellenwert hatte dabei, daß Beauvallon seinen Gegner bei eisiger Kälte eineinhalb Stunden hatte warten lassen und – was noch schwerer wog – gegen die Regeln die Duellpistolen bereits vorher benutzt hatte. Ein Ehrenhändel also, das dem gänzlich unerfahrenen Dujarier nur wenig Chancen gelassen hatte. Beauvallon kam mit einem blauen Auge davon, als sein Verteidiger ein Urteil wegen Totschlags erwirken konnte und er als Wiedergutmachung eine Summe von 20 000 Francs an Dujariers Mutter zahlen mußte.

Josef Müller, Duell am Schwarzen Flüßchen oder Wer erschoß Puschkin? Rußland und wir Verlag, Bad Homburg, 1987; Reinhold Rauh, Lola Montez, die königliche Mätresse, Wilhelm Heyne Verlag, München, 1992; Gudrun Ziegler, Alexander S. Puschkin, rororo Bildmonographie, Rowohlt Verlag, Reinbek, 1979

E

E 605

Hinter dem Kürzel E 605 verbirgt sich eine organische Phosphorverbindung mit der chemischen Bezeichnung 0,0-Diethyl-0(p-nitrophenyl)-thionophosphat.

Im Jahre 1944 wurde die Substanz in den Bayer-Werken Leverkusen synthetisiert und erwies sich bei den anschließenden Prüfungen als stark wirksam gegen Pflanzenschädlinge. Das Präparat erhielt den Namen E 605 und ging nicht nur als Pflanzenschutzmittel in die Geschichte ein.

Am Nachmittag des 15. Februar 1954 nahm die 30jährige Anni Hamann einen likörgefüllten Schokoladenpilz aus dem Küchenschrank. Beim Hineinbeißen bemerkte sie einen bitteren Geschmack, befolgte den Rat ihrer 75jährigen Mutter, die Süßigkeit auszuspucken, jedoch nicht. Wenig später wurde es Anni schwindlig, sie taumelte und brach tot zusammen. Noch am späten Nachmittag konnte die Herkunft des Schokoladenpilzes rekonstruiert werden. Zwei Tage zuvor war Christa Lehmann, eine verwitwete Freundin von Anni, zu Besuch gekommen. Sie hatte eine Tüte mit Schokoladenpilzen auf den Tisch gestellt, selbst einen gegessen und die übrigen an die Familie verteilt. Die alte Frau Ruh legte ihren Pilz beiseite. Niemand klagte über Beschwerden, bis Anni die tödliche Praline zu sich nahm. Sie hatte ihrer Mutter gegolten, die immer schon gegen den Umgang ihrer Tochter mit der lockeren Christa Lehmann gewesen war. Zu Recht, wie sich wenig später herausstellte, denn Frau Lehmann gestand, mit derselben Methode bereits ihren Ehemann und dessen Vater umgebracht zu haben.

Ingo Wirth, Tote geben zu Protokoll, Bechtermünz Verlag, Augsburg, 1998

Eisenzaun

Als der 14jährige David am Sonntag, den 5. Juli 1981 nach einem Wochenende bei den Eltern seines Stiefvaters Daniel Biasini am Nachmittag nach Hause kam, fand er das Tor vor der Pariser Wohnung seiner Mutter verschlossen. Weder Romy Schneider noch Daniel Biasini waren zu Hause. Weil ihm niemand öffnete, beschloß David, über das zwei Meter hohe Eisengitter zu klettern. Er erklomm die Mauer, um über den Zaun zu springen, rutschte jedoch unglücklich ab und stürzte in die schmiedeeisernen Spieße, die seinen Unterleib durchbohrten. David starb noch am gleichen Abend an den Folgen der tödlichen Verletzungen. Seine Mutter verwand den Tod ihres Kindes nie.

Renate Seydel, Romy Schneider, Henschel Verlag, Berlin, 1988

Eiserne Jungfrau

Einer der gräßlichsten Folterapparate, den die Inquisition je hervorbrachte, trägt den schönen Namen »eiserne Jungfrau« oder »schmerzensreiche Gottesmutter«. Das in Deutschland erfundene Gerät wurde zunächst auf den Namen »Jungfrau von Nürnberg« getauft, denn der Prototyp dieses Instruments war in den Kellergewölben des geheimen Gerichts von Nürnberg gebaut und aufgestellt worden.

Die in Frauenform gegossene hohe Gestalt aus Eisen, in die der der Ketzerei oder sonstiger Vergehen Verdächtigte hineinsteigen mußten, war innen mit spitzen Dornen ausgekleidet, die dem Delinquenten langsam den Leib durchbohrten. Im 15. Jahrhundert hatte das Instrument dann die Form eines bis zur Erde reichenden Umhangs mit einem aufgesetzten Kopfteil, das ein Frauengesicht trug. Die Dornen auf der Innenseite der Türen und auf der Rückseite konnten wahrscheinlich nach den Anforderungen des jeweiligen Urteilsspruches in unterschiedlichen Konstellationen angebracht werden. Obwohl das Gerät schon Jahrzehnte vorher in Gebrauch gewesen war, ist die erste Exekution mit diesem Instrument auf den 14. August 1515 datiert. Ein der Fälscherei beschuldigter und zur Folter und Exekution freigegebener Mann wurde in das Innere der »eisernen Jungfrau« gestellt, dann schlossen sich die Türen langsam, so daß »die Dornen seine Arme durchstachen und an etlichen Stellen seine Beine, seinen Bauch und seine Brust und seine Blase und die Wurzel seines Gliedes, und seine Augen und seine Schultern und seinen Hintern, ihn aber nicht töteten. Und so verblieb er und machte ein großes Geschrei und Wehklagen zwei Tage lang, bevor er starb«, berichteten Augenzeugen.

Horst Herrmann, Passion der Grausamkeit, 2000 Jahre Folter im Namen Gottes, C. Bertelsmann Verlag, München, 1994

Eiserner Käfig

Bis zum Ende des 18. Jahrhunderts finden sich in allen Städten eiserne Käfige: Sie hingen an den Außenseiten der Rathäuser, Fürstenpaläste, Gerichtsgebäude und Kirchen oder baumelten an hohen eisernen Galgen, die an wichtigen Straßenkreuzungen vor den Toren der Stadt standen. In solche Käfige sperrte man die Delinquenten nackt. Die Opfer starben an Hunger und Durst; im Winter an Unterkühlung, im Sommer an Hitzschlag oder an Verbrennungen durch die Sonne. Die verfaulenden Leichen wurden gewöhnlich in den Käfigen belassen, bis die Gebeine zerfielen. Im Laufe der Zeit hielt der technische Fortschritt auch hier seinen Einzug. Manche Käfige wurden eigens mit Blitzableitern versehen und die vom Blitzschlag verkohlten Leichname wurden dann in gehärtetes Harz eingelassen, um den vermeintlich heilsamen moralischen Abschreckungseffekt zu verlängern.

Horst Herrmann, Passion der Grausamkeit, 2000 Jahre Folter im Namen Gottes, C. Bertelsmann Verlag, München, 1994

Eiserner Stiefel

Auch dieses Gerät ist eine der teuflischen Erfindungen der Inquisition. Zunächst dazu erdacht, das gewünschte Geständnis zu erpressen, eigneten sich auch die eisernen Stiefel vortrefflich als Mordwerkzeug:

Hatte der Inquisit sie an den Füßen, wurde nicht selten zur Erhöhung der Marter flüssiges Blei hineingegossen, was zu entsetzlichen und oftmals tödlichen Verbrennungen führte.

Rudolf Quanter, Die Folter in der deutschen Rechtspflege sonst und jetzt, Verlag von H. R. Dohrn, Dresden, 1900

Elefantentritt

Sie rannte um ihr Leben und hinter ihr mit wildem Trompetenstoß ein fünf Tonnen schwerer Elefant. Der Stuttgarter Unternehmer Rolf Hahn war mit seiner Gattin Rita (59), der gemeinsamen Tochter Christina und deren Freund auf Golfurlaub in Südafrika. Sie spielten im elitären Hans-Merensky-Club am Rande des berühmten Krüger-Nationalparks. Neben vielen anderen Tieren leben in diesem Nationalpark auch mehr als 7000 Elefanten. Samstag nach dem Mittagessen golfte die ganze Familie auf der gepflegten Anlage. Vater Hahn zog es nach einer Weile jedoch vor, im Klubhaus Schutz vor der Mittagshitze zu suchen, und verließ die Familie am 13. Loch. Wenig später durchbrach ein Elefant den zwei Meter hohen Schutzzaun und griff sofort an. Christina und ihr Freund schlugen Haken, um dem wütenden Tier zu entkommen, Mutter Rita wurde von dem Elefanten eingeholt, der sie niederstieß und auf ihren Kopf trampelte. Während Rita Hahn ihren schweren Verletzungen erlag, flüchtete der Bulle wieder in den Nationalpark.

Bild-Zeitung, 26. 10. 1998

Elektrischer Stuhl

Das Gerät zur Vollstreckung der Todesstrafe durch Stromstöße, das vor allem in den Vereinigten Staaten eingesetzt wird und wurde, erfand kein Geringerer als Thomas Alva Edison. Der elektrische Stuhl wurde 1890 zum ersten Mal im Staat New York eingesetzt und im Laufe der Jahre immer weiter entwickelt und perfektioniert.

In über 30 Bundesstaaten der USA wurde 1976 die Todesstrafe für besonders schwere Delikte wieder eingeführt, und zum überwiegenden Teil auch praktiziert. Die meisten Verurteilten wissen genau, welche Schrecklichkeiten sie erwarten: Man wird ihnen die Haare und die Augenbrauen abrasieren, damit sie auf dem elektrischen Stuhl nicht Feuer fangen. Das Todesteam wird ihnen eine schwarze Haube über den Kopf ziehen, damit die Zeugen nicht sehen können, wie der Blitz aus der Steckdose – 2000 Volt stark – ihr Gesicht zu einer Fratze entstellt, wird ihnen Baumwolle ins Rektum stecken und Windeln anlegen, weil die elektrische Ladung die Entleerung der Blase und der Gedärme bewirkt. Trotzdem bewahren einige der verurteilten Sünder tatsächlich eine Art »Galgenhumor«: »Ich wäre jetzt lieber angeln gegangen«, waren die letzten Worte eines von ihnen, der am 12. Juni 1987 auf dem elektrischen Stuhl hingerichtet wurde.

Wirklich gruselig wird es, wenn man sich vor Augen führt, was bei dieser Hinrichtungsmethode alles an Mißgeschicken geschehen kann:

Amerikas stümperhafteste Hinrichtung auf dem elektrischen Stuhl war auch eine der ersten. 1893 wurde William Taylor zum Tode verurteilt, weil er einen Mitgefangenen umgebracht hatte. Als der erste Stromstoß durch seinen Körper fuhr, zuckten seine Beine und rissen den Stuhl mit den Fußfesseln auseinander. Der Strom wurde abgeschaltet, und man versuchte, den Stuhl notdürftig zu reparieren. Als der Schalter wieder umgelegt wurde, floß keine Elektrizität, weil der Generator durchgebrannt war. Als es endlich wieder Strom gab, war Taylor bereits tot. Da das Gesetz aber eine Hinrichtung auf dem elektrischen Stuhl verlangte, wurde er noch einmal auf das tödliche Möbel geschnallt und der Strom für weitere 30 Sekunden eingeschaltet.

Das genaue Gegenteil geschah einem Verurteilten, der seinen Onkel ermordet hatte. Er wurde hingerichtet und für tot erklärt. Als er obduziert werden sollte, bemerkte der Arzt, daß der Tote noch lebte, seine Augenlider flatterten und eine Hand zitterte. Der eilig herbeigerufene Gefängnisarzt bestätigte, daß zwei Stromstöße nicht ausgereicht hatten, um den Mann zu töten. Also schnallte man ihn wieder auf den Todesstuhl und jagte diesmal so lange Strom durch seinen Körper, bis sein Ableben außer Frage stand. Ein anderer Delinquent überlebte 1932 ebenfalls die Stromstöße, ließ sich jedoch nichts anmerken und erschreckte die Bestatter beinahe zu Tode, als er auf dem Weg zum Friedhof aus seinem Sarg sprang und versuchte zu fliehen. Sein Glück nutzte ihm wenig. Er wurde erwischt und ein zweites Mal hingerichtet.

Karl Shaw, Das Lexikon der Geschmacklosigkeiten, Wilhelm Heyne Verlag, München, 1999; Der Spiegel, 19. 1. 1998

Erdbeben

Wände wackeln, Häuser stürzen ein, Wolkenkratzer schwingen wie Schilfhalme im Wind:

Wenn die Erdoberfläche von einem tiefen Punkt aus, einem Hypozentrum, erschüttert wird, spricht man von einem Erdbeben. Man unterscheidet Einsturzbeben, Ausbruchsbeben (durch Vulkanismus hervorgerufen) und die besonders häufigen tektonischen Beben, die durch Faltungsvorgänge oder durch Verschiebungen von Bruchschollen der Erdkruste verursacht werden. Die Kruste unserer Erde besteht aus riesigen Platten, die auf dem oberen Erdmantel driften und zum Teil die Kontinente »tragen«. Diese Platten sind in ständiger meist unmerklicher Bewegung; überall, wo sie aufeinanderstoßen oder wo sich Krustenteile neu bilden, liegen die sogenannten geologischen Unruhezonen unserer Erde. Dazu gehören die Ränder des Pazifischen Ozeans – also die kalifornische Küste, aber auch Japan, die jungen Faltengebirge, die von Indonesien über den Himalaja bis in den Mittelmeerraum reichen, sowie die Schwäbische Alb und das Rheintal bis zur Kölner Bucht. Hier überall und in der Umgebung kann es zu mehr oder weniger heftigen Erdbeben kommen.

Am frühen Morgen des 18. April 1906 gegen fünf Uhr schreckte ein Erdstoß die Menschen im kalifornischen San Francisco aus dem Schlaf. Zehn Sekunden der Ruhe folgten, dann kam der zweite Stoß, heftiger als der erste, aber nur eine knappe halbe Minute lang. Später stellte sich heraus, daß das Jahrhundertbeben einen Wert von 8,3 auf der Richter-Skala erreicht hatte.

Zunächst schien die Stadt die beiden Stöße und ein kleines Nachbeben gut überstanden zu haben. Die Region um San Francisco war seit langem als eines der erdbebengefährdetsten Gebiete der Welt bekannt – die Menschen wußten, wie sie sich zu verhalten hatten, denn in schlimmen Jahren bebte es bis zu 23mal. Die Küstenstadt liegt am San-Andreas-Graben, einer 1100 Kilometer langen sogenannten Verwerfungsstelle, an der zwei Kontinentalplatten aneinanderstoßen und sich teilweise ineinander verkeilen. An diesem 18. April setzte das Beben eine solche Energie frei, daß der San-Andreas-Graben auf einer Länge von über 400 Kilometern ruckartig aufriß. Druckwellen mit einer Geschwindigkeit von rund 30000 Kilometern pro Stunde rasten über die Erdoberfläche, breiteten sich in alle Richtungen aus und ließen die Erde bersten. In seinem Hotel fanden die Angestellten den italienischen Startenor Enrico Caruso schluchzend, aber unverletzt auf dem Boden seiner völlig verwüsteten Suite; noch am Vorabend hatte er auf der Bühne mit seiner einzigartigen Stimme als Don José brilliert, jetzt machte er sich auf die Flucht und schwor bei allem, was ihm heilig sei, nie mehr einen Fuß in diese Stadt zu setzen.

E

Die neuen Hochhäuser im Stadtzentrum überstanden das Beben ebenso wie die viktorianischen Holzhäuser in den Außenbezirken einigermaßen unbeschadet, während die zahlreichen Backsteinbauten wie Kartenhäuser zusammenfielen. Den verzweifelten, nun obdachlosen Bewohnern erteilte der Bürgermeister persönlich die Erlaubnis, auf Plünderer zu schießen. Und während die Einwohner auf diese Weise versuchten, die Reste ihres Eigentums vor fremdem Zugriff zu schützen, steigen hie und da kleine Rauchsäulen auf, denen jedoch niemand größere Bedeutung beimaß. Kurzschlüsse an beschädigten Stromleitungen und geborstene Gasrohre hatten kleine Brände ausgelöst, die man schnell unter Kontrolle zu bringen glaubte. Doch als die Feuerwehrleute die Schläuche an die Hydranten anschlossen, floß kein Wasser: Das Beben hatte das gesamte Wasserleitungsnetz der Stadt zerstört. Ein Notreservoir war nicht vorhanden, und machtlos mußten die Menschen zusehen, wie die vielen kleinen Brände sich zu einem tosenden Flammeninferno verdichteten. Drei Tage wütete der Feuersturm über der Stadt, verwandelte eine Fläche von zehn Quadratkilometern in ein glühendes Ruinenfeld, hinterließ 30000 zerstörte Häuser und viele Tote.

Auch Japan gehört zu den durch Beben sehr stark gefährdeten Flecken dieser Erde.

17. Januar 1995, 5.46 Uhr in der Millionenstadt Kobe. Ein Ruck geht durch die Stadt, und eine vierspurige Autobahn bricht ein, begräbt die Menschen auf dem Weg zur Arbeit unter sich. Obwohl

speziell diese Trasse bisher als erdbebensicher galt, stürzt sie bereits beim ersten Stoß wie ein Kinderspielzeug zusammen. Auf mehreren hundert Metern türmen sich Sand, Geröll, Stahl- und Betonteile. Dazwischen blitzen die kläglichen Reste der zerquetschten Autos. Mehr als 26000 Menschen werden verletzt, über 6000 von ihnen tödlich. Die meisten werden von den Trümmern ihrer Häuser erschlagen. Über 500 Feuer brechen an verschiedenen Stellen aus, eine Fläche von mehr als 100 Hektar brennt komplett ab. Über 300000 Menschen der anderthalb Millionen Einwohner zählenden Stadt werden an diesem Tag obdachlos, 17000 von ihnen lebten noch ein halbes Jahr später auf der Straße. Der Sachschaden soll bei 200 Milliarden DM gelegen haben.

Obwohl die Wissenschaft auf dem Gebiet der Erdbebenforschung große Fortschritte gemacht hat und größere Beben mittlerweile recht gut vorherberechnen kann, kommt es nach wie vor zu Erdbebenkatastrophen:

In den frühen Morgenstunden des 17. August 1999 erschütterte ein Erdbeben den Nordwesten der Türkei. Schon zwei Tage später lag die geschätzte Zahl der Toten bei 3500, die der Verletzten bei über 17000. Über 100000 Menschen verloren ihre Wohnungen und Häuser, unter deren Trümmern zu diesem Zeitpunkt 10000 Verschüttete vermutet wurden. Die Bevölkerung reagierte nach dem ersten Schock mit Zorn und Erbitterung gegen die Regierungsbehörden, vor allem aber gegen skrupellose Bauunternehmer. Mangelhafte Konstruktion und Bauweise ließen viele vor allem illegal errichtete Gebäude wie Kartenhäuser zusammenstürzen. »Mörder« titelte die konservativ-nationalistische Zeitung »Hürriyet« und meinte damit die Bauunternehmer, die den eigenen Profit über die Sicherheit der Menschen gestellt hatten.

Am schlimmsten getroffen war die Industriestadt Izmit, dort, im Epizentrum, geriet die größte Ölraffinerie des Landes in Brand. Die Feuerwehr war machtlos. Doch auch in der etwa 80 km weiter östlich gelegenen Hauptstadt Istanbul kam es zu schweren Schäden. In der ganzen Region funktionierten stundenlang weder Strom noch Telefon, der Verkehr brach völlig zusammen.

Das große Buch der Katastrophen, Tosa Verlag, Wien, 1998; Bild-Zeitung, 27. 1. 1999; http://www.wsws.org/de

Erkältung

Einmal zu dünn angezogen vor die Tür, einmal im Regen nasse Füße bekommen, und schon ist sie da – die Erkältung. Was heute mit Nasentropfen und Lutschpastillen leicht unter Kontrolle zu bekommen ist, konnte in früheren Jahrhunderten durchaus tödlich enden:

Im Sommer 1558 verschlimmerte sich nicht nur die Gicht Kaiser Karls V. (1500–1558) – er wollte von seiner lebenslangen Vorliebe für eiskaltes Bier und fette, stark gewürzte Speisen nicht lassen –, sondern er zog sich auch eine gefährliche Erkältung zu, die sich zur tödlichen Krankheit entwickelte. Als letzte Amtshandlung ließ der Regent eine Totenfeier für seine Eltern und Großeltern zelebrieren, die man später legendenhaft zur Totenfeier für seine eigene Person umgestaltete. Die Nase lief, der Hals schmerzte, das Fieber wollte und wollte nicht sinken. Gegen Mitte September wurde sein Zustand so hoffnungslos, daß die Ärzte ihren Herrscher verloren gaben. Bei vollem Bewußtsein empfing er die Sterbesakramente und letzte Tröstungen der Religion, dann umklammerte er im Todeskampf das kleine elfenbeinerne Kruzifix, das seine geliebte Gemahlin Isabella in ihren letzten Stunden in den Händen gehalten hatte, und drückte es an seine Brust. Karl V. starb in den ersten Stunden des 21. September; sein letztes Wort war »Jesus«.

Ursula Tramussino, Kinder der Liebe, Verlag Kremayr und Scheriau, Wien, 1994

Erschöpfung

Erschöpfungszustände, bedingt durch körperliche oder seelische Überlastung, sind auch heute nicht immer leicht zu behandeln. Rechtzeitig diagnostiziert, führen sie allerdings nicht mehr zum Tod der Betroffenen. Anders im vergangenen Jahrhundert, als man die stärkenden Präparate der Neuzeit noch nicht kannte.

Als die reiche Eva von Hanska erfuhr, daß der Mann, der sich beinahe sein ganzes Leben lang um sie bemüht hatte, im Sterben lag, gab sie seinem Drängen endlich nach und heiratete den renom-

E

mierten Dichter Honoré de Balzac (1799–1850). Der hatte sich auf einer Reise durch das kalte Rußland eine schwere Bronchitis zugezogen, von deren Folgen er sich nicht wieder erholte. Der berühmte Schriftsteller litt nun – nach einem rasanten und strapaziösen Leben – geschwächt und einsam in seinem Zimmer dem Tod entgegen. Zu allem Übel gesellte sich noch eine massive Herzerweiterung dazu, sicher nicht fachgerecht therapiert durch des Dichters irrwitzigen Kaffeekonsum von bis zu 50 Tassen täglich. Die frischgebackene Gattin kümmerte sich herzlich wenig um ihn und zog es vor, geschmückt mit dem berühmten Namen und ihrem Vermögen Paris leer zu kaufen. Zu diesem Zeitpunkt konnte Balzac nicht mehr schreiben und lesen, und um die angegriffenen Atemwege zu schonen, verboten ihm die Ärzte auch noch das Sprechen. Einzig Freund Victor Hugo hielt dem Kranken die Treue, besuchte ihn regelmäßig und schilderte ausführlich seine letzte traurige Visite am Sterbebett. »Ich läutete. Der Mond schien durch das Gewölk. Die Straße war verlassen. Niemand erschien. Ich läutete ein zweites Mal. Die Tür öffnete sich. Eine Magd erschien mit einer Kerze. ›Was wünscht der Herr?‹ Sie weinte. Ich nannte meinen Namen. Man ließ mich in den Salon eintreten, in dem auf einer Konsole dem Kamin gegenüber David d'Angers' marmorne Kolossalbüste Balzacs stand. Ein Licht brannte auf dem reichen Tisch mitten im Salon. Eine andere Frau kam, ebenfalls in Tränen, und sagte: ›Er stirbt! Madame hat sich zurückgezogen. Die Ärzte haben ihn seit gestern aufgegeben. Er hat eine Wunde am linken Bein. Der Brand ist dazugekommen. Er wird die Nacht nicht überleben. Wenn Sie es wünschen, werde ich den Herrn de Surville [Balzacs Schwager] holen, er ist noch nicht zu Bett.‹ Die Frau verließ mich.

Ich wartete einige Augenblicke. Leichengeruch erfüllte das Haus. Herr de Surville erschien. Wir schritten über einen Gang, in dem ich eine offene Tür bemerkte. Ich hörte ein lautes, unheilverkündendes Röcheln. Ich war im Zimmer Balzacs. Sein Bett stand inmitten des Raumes, es war ein Mahagonibett; ... zu Füßen und Haupt war eine Apparatur angebracht, dazu bestimmt, den Kranken zu bewegen.

Balzac lag in diesem Bett, den Kopf auf eine Masse von Polstern gestützt. Sein Gesicht war violett, fast schwarz, nach rechts geneigt, der Bart unrasiert, die Haare grau und kurz geschnitten; das Auge offen und starr. Ein unerträglicher Geruch strömte aus dem Bett. Ich hob die Decke auf und faßte die Hand Balzacs. Sie war schweißbedeckt. Ich drückte sie, er erwiderte den Druck nicht ... Die Wärterin sagte mir: ›Bei Tagesanbruch wird er sterben.‹ Ich stieg hinab und nahm in Gedanken dieses fahle Gesicht mit. Als ich durch den Salon schritt, fand ich die Büste wieder, unbeweglich, fühllos, erhaben und einen bestimmten Glanz ausstrahlend, und ich mußte einen Vergleich ziehen zwischen dem Tod und der Unsterblichkeit.«

Honoré de Balzac starb in der Nacht vom 18. auf den 19. August 1850 um 23.30 Uhr. Frau von Balzac war nicht bei ihm, als außergewöhnlich »lustige Witwe« überlebte sie ihren Mann um 32 Jahre.

Gaetan Picon, Balzac, rororo Bildmonographie, Rowohlt Verlag, Hamburg, 1959; Stefan Zweig, Honoré de Balzac, Fischer Verlag, Frankfurt, 1979

Ersticken

Der plötzliche Tod infolge Sauerstoffmangels tritt ein, wenn das Blut keine Möglichkeit mehr hat, das in den Geweben gebildete Kohlendioxyd in den Lungen abzugeben und Sauerstoff aufzunehmen. Dies kann durch äußere Einwirkungen geschehen – durch einen Fremdkörper in der Luftröhre zum Beispiel –, aber auch als Folge von inneren Krankheiten oder Vergiftungen auftreten.

Am 28. September 1902 bezog Émile Zola (1840–1902) gemeinsam mit seiner Frau seine Stadtwohnung, um den Winter auch in diesem Jahr in Paris zu verbringen. Die seit Monaten unbenutzten Räume waren klamm und kühl; daher wurde auch im Schlafzimmer ordentlich eingeheizt. Der Dichter und seine Gattin nahmen eine reichliche Abendmahlzeit ein und begaben sich anschließend zu Bett. Mitten in der Nacht erwachte Madame Zola, sie hatte stechende Kopfschmerzen und fühlte sich entsetzlich elend. Kaum schaffte sie den Weg ins Badezimmer, als sie sich mehrmals heftig erbrach und erst nach einer Weile so weit wieder zu Kräften gekommen war, daß sie zurück ins Schlafzimmer gehen konnte. Dort war soeben ihr Mann aufgewacht, der sich ebenfalls sehr elend fühlte; über eine Magenverstimmung klagend, erhob er sich und stürzte vor dem Bett zu Boden. Madame Zola, selbst zu schwach, um ihrem Mann zu helfen, griff nach der Nachttischglocke, um Hilfe herbeizuholen, doch schwanden ihr die Kräfte aufs neue, und in die Kissen gelehnt, wurde sie wieder ohnmächtig. Am nächsten Morgen gegen neun Uhr entschlossen sich die unruhig gewordenen Dienstboten, in das Schlafgemach einzudringen. Sie fanden Émile Zola tot auf dem Boden liegend, seine noch immer bewußtlose Frau wurde sofort in ein Krankenhaus gebracht. Der Tod hatte den 62jährigen Schriftsteller ereilt, ohne daß er noch einmal zu sich gekommen wäre – erstickt am Kohlenmonoxyd aus einem Kamin, dessen Abzug nicht funktionierte. Da sein Kopf infolge des Sturzes auf dem Fußboden zu liegen gekommen war, hatte Zola die Hauptmenge des geruchlosen, durch die unvollkommene Verbrennung der Kohlen im Kamin entstandenen Giftgases eingeatmet und war daran gestorben.

Von einer breiten Öffentlichkeit gänzlich unbemerkt verlor ein junges Mädchen ihr Leben durch Ersticken:

In einer süddeutschen Stadt ging die 15jährige Ulrike L. an einem naßkalten Wintertag kurz aus der Wohnung ihrer Mutter, um die Toilette aufzusuchen. In dem alten Mietshaus lag das »stille Örtchen« am Gang, einen halben Stock tiefer. Als Ulrike nicht mehr zurückkehrte und in dem kleinen Kämmerchen nicht aufzufinden war, erstatteten die besorgten Eltern Vermißtenanzeige. Ein Suchhund der Polizei konnte die Fährte des Mädchens zwar bis zur Toilette aufnehmen, dort angekommen, versagte jedoch auch dessen feine Spürnase. Die Polizei versuchte, das Rätsel zu lösen, und notierte: Über dem Plumpsklo mit der hölzernen Brille befand sich ein Fenster. Man vermutete, Ulrike könnte herausgestürzt sein, jedoch gab es weder unten im Hof noch an dem Fensterrahmen irgendeine Spur von ihr. Polizisten und Angehörige waren ratlos, und so wurde der Fall schließlich zu den Akten gelegt.

Gegen Ende des Winters sollte die Fäkaliengrube geleert werden. Sie lag auf dem Hof und war mit einem eisernen Deckel verschlossen. Der war so festgefroren, daß es völlig unmöglich war, ihn anzuheben. Mühsam wurde das Eisen abgetaut, und als man den Deckel endlich öffnen konnte, hielten die Arbeiter plötzlich zwei Deckelteile in den Händen. Der Deckel war in der Mitte gebrochen, die beiden Teile jedoch so dicht aneinandergefügt, daß der Riß nicht sichtbar gewesen war. In der Grube schwamm Ulrikes Leiche. Die Obduktion ergab, daß sie noch gelebt hatte, als sie in der Fäkaliengrube versunken war, das Einatmen der Gülle hatte ihre Atemwege verstopft und zum Tod durch Ersticken geführt. Die Kriminalpolizei rekonstruierte den Unfall folgendermaßen: Ulrike hatte sich aus dem Fenster gelehnt und dabei das Gleichgewicht verloren. Beim Sturz überschlug sie sich und landete mit den Füßen zuerst auf dem gußeisernen Grubendeckel. Dieser war durch den Frost spröde geworden, und der Aufprall ließ ihn in zwei Stücke bersten. Ulrike rutschte in die Grube hinab, die Dekkelhälften klappten wieder nach oben und froren aneinander, so daß der Riß während des ganzen Winters unbemerkt blieb.

E

Einem mexikanischen Künstler wurde sein Instrument während einer Vorstellung zum Verhängnis. Im Januar 1994 trat der Mann als Sensation in seinem Metier mit der kleinsten Mundharmonika der Welt auf. Leider war das Blasinstrument tatsächlich so winzig, daß der Musiker es beim Luftholen zwischen zwei Melodien in die falsche Kehle bekam und er daran erstickte.

Marc Bernard, Émile Zola, rororo Bildmonographie, Rowohlt Verlag, Reinbek, 1959; Amica, April, 1999; Die schwarze Seite, http://freunde.imperium.de

Exhumierung

Gesetzlich ist das Ausgraben schon beerdigter Menschen einfach und präzise »zum Anschauen oder Öffnen« mit dem Paragraphen 87 StPO geregelt. Die Gründe, warum manche letzte Ruhe dann tatsächlich gestört wird, sind allerdings erstaunlich.

Der Schauspieler Yves Montand mußte seine kühle Grabesstätte 1998 verlassen, weil eine ehemalige Geliebte darauf bestand, ihre 22jährige Tochter sei von Montand. Unter den Augen der erzürnten französischen Öffentlichkeit, aber immerhin mit dem gebotenen Respekt und von Fachleuten beaufsichtigt, wurde Monsieur Montand exhumiert und untersucht. Zeitlebens hatte er sich geweigert, einem Vaterschaftstest zuzustimmen. Nach seinem Tode konnte er sich zwar nicht mehr dagegen wehren, wurde aber gänzlich rehabilitiert – die Analyse ergab, daß der Star keineswegs der Vater des Mädchens war.

Nicht schlecht staunten 1888 alle Beteiligten, als sie den Sarg des spanischen Künstlers Francisco Goya öffneten. Der Meister war 60 Jahre nach seinem Tod auf dem Friedhof von Bordeaux ausgegraben worden und sollte in sein Heimatland überführt werden. Dort gedachte man ihn endgültig zur letzten Ruhe zu betten. Als der Sargdeckel hochgeklappt wurde, erstarrten die Männer: Goyas Kopf fehlte. Bis heute ist sein Verbleib unbekannt.

»Der Tod ist ein sehr mittelmäßiger Porträtmaler. Ich meinerseits will ein seelenvolleres Bild als seine Masken von meinen sämtlichen Freunden im Gedächtnis aufbewahren.« Ließ einst Johann Wolfgang von Goethe verlauten, nicht ahnend, wie intensiv sich eines Tages Mediziner, Archäologen, Präparatoren und ein Museumsdirektor in aller Stille und zunächst ohne Wissen der Öffentlichkeit mit seinen Knochen beschäftigen würden:

E

Der letzten Ruhestätte des Dichters in der Weimarer Fürstengruft entquoll gräßlicher Gestank. Die Gebeine im geöffneten Sarg ruhten auf einer modrigen Masse, die anscheinend einmal Seegras gewesen war. Die sterblichen Überreste Goethes faulten vor sich hin, die Knochen waren schmutzig verfärbt, der Schädel zeigte schimmelige Ablagerungen. Den zur Begutachtung herangezogenen Wissenschaftlern bot sich – so formulierten es zwei von ihnen zurückhaltend – »ein sehr unerfreulicher Anblick«. Einzig noch nicht in den Zustand der Verwesung übergegangen war der extrem trockene Lorbeerkranz, der des toten Dichters Haupt zierte. Sollte das kostbare Skelett nicht bis zur Totalauflösung verfaulen, war Eile geboten. Man beschloß die Mazerierung des Toten, das restliche Fleisch wurde von den Knochen gelöst und dieselben präpariert. Durch den Transport waren die Knochen des Dichters jedoch so durcheinandergeraten, daß sie nach der Skelettierung erst einmal wieder neu sortiert und zugeordnet werden mußten. Dabei stellten die Präparatoren fest, daß insgesamt fünf Knochen von Händen und Füßen fehlten – vom rechten Fuß gleich zwei. Man legte einige Gewebsreste in einem Glaszylinder in den Sarkophag, bedeckte das Skelett mit Perlongewebe und dichtete den Sarg mit selbstklebenden Schaumgummistreifen wieder ab.

Am 21. November 1970 wurde der Dichter in einer mehrstündigen Prozedur wieder neben seinem Kollegen Friedrich Schiller beigesetzt, »mit der Ansicht gegen Sonnenaufgang«.

Schillers Schicksal blieb Goethe immerhin erspart. 1826 – 21 Jahre nach dessen Beisetzung in einem Tannensarg – hatte der seinerzeit amtierende Bürgermeister Schillers Schädel mühsam aus zahlreichen Skeletten und Sargresten im »Kassengewölbe« auf dem Jakobskirchhof herausgesucht. Bis heute kann niemand sagen, ob der Schädel und die später dazugesammelten Gebeine, die seit Dezember 1827 in der Weimarer Fürstengruft im Sarg mit der Aufschrift »Schiller« liegen, tatsächlich die richtigen sind. Nachdem Schillers Schädel nach der Bergung aus dem »Kassengewölbe« gereinigt wurde, lagerte er eine Zeitlang in Goethes Haus. Bewegt angesichts der sterblichen Überreste des toten Freundes, schrieb Goethe in feierlichen Terzinen sein Gedicht »Bei Betrachtung von Schillers Schädel«.

Weit weniger sorgsam und hochachtungsvoll gingen zwei Männer im März 1978 mit dem Leichnam Charlie Chaplins um. Sie buddelten den prominenten Toten einfach aus und forderten 600 000 Franken Lösegeld, mit denen sie eine Autowerkstatt eröffnen wollten. Die beiden Erpresser wurden schnell geschnappt, Chaplins Überreste fand man – pietätlos – wenig später in einem Maisfeld.

Wie Montand droht auch dem ehemaligen Faschistenführer Benito Mussolini die Exhumierung. Verlangt wird sie von Claudia Apriotti, die behauptet, eine heimliche Tochter des Duce zu sein. Eine gewisse Marta Holgado hatte mit ihrem Anliegen in Argentinien bereits Erfolg: Obwohl Argentiniens Staatschef Juan Domingo Perón nach einem Unfall zeugungsunfähig gewesen sein soll, gab ein Gericht in Buenos Aires ihrem Antrag auf Exhumierung 1996 statt. Frau Holgado will mittels DNS-Analyse beweisen, daß sie Perons Tochter ist. General Perón, so will es scheinen, findet keine Ruhe, denn 1987 – 13 Jahre nach seinem Ableben – waren ihm bereits beide Hände amputiert worden. Die Erpresser wollten fünf Millionen Pfund Lösegeld erzwingen.

Karl Shaw, Das Lexikon der Geschmacklosigkeiten, Wilhelm Heyne Verlag, München, 1999; Focus 11. 4. 1998/22. 3. 1999; Der Spiegel, 5. 4. 1999

Explosion

Wenn Gase und Dämpfe, die entweder bei einer Zündung bereits vorhanden waren oder durch die Zündung entstehen, ihr Volumen plötzlich um ein Vielfaches vergrößern, kommt es zu starken mechanischen Reaktionen und einem ohrenbetäubenden Knall, den wir gemeinhin Explosion nennen:

Es war ein atemberaubendes Bild, als die amerikanische Raumfähre »Challenger« am 28. Januar 1986 in den strahlend blauen Winterhimmel über Florida schoß. Die Explosion folgte so plötzlich, daß im ersten Moment niemand zu fassen vermochte, was da geschah. Der Start war eigentlich reine Routine gewesen. Um 11.38 Uhr hob die amerikanische Raumfähre in die Lüfte ab. An Bord befanden sich sechs Astronauten sowie die Lehrerin Christa McAuliffe. Sie sollte als erste Zivilperson im All vor allem amerikanische Jugendliche für die Raumfahrt begeistern. Es war in diesem Winter ungewöhnlich kalt in Florida, so daß der Start mehrfach verschoben werden mußte. Am Morgen des 28. Januar war sogar die Abschußrampe auf Cape Canaveral vereist, trotzdem entschloß man sich zum Start. 72 Sekunden lang schien alles in Ordnung, dann passierte das Unglaubliche. In einer Höhe von 16000 Metern und bei einer Geschwindigkeit von über 3000 Stundenkilometern explodierte die Raumfähre etwa acht Kilometer vor der Küste Floridas. Die Zuschauer sahen einen riesigen Feuerball, aus dem kleine Stücke zur Erde fielen. In der Sekunde vor der Explosion war der Pilot der Raumkapsel noch zu hören; er stöhnte »Ah, oh!« – dann war es totenstill. Man nahm an, daß die Besatzungsmitglieder innerhalb weniger Sekunden nach dem Druckabfall das Bewußtsein verloren, da sie keine Druckanzüge trugen. Wie und wann die Astronauten genau starben, ließ sich nicht rekonstruieren, denn ihre sterblichen Überreste wurden nie gefunden. Unter all den Tonnen Schrott, die man nach der Katastrophe aus dem Meer barg, fand man nur einen Knochensplitter und einen winzigen Gewebefetzen menschlichen Ursprungs. US-Präsident Ronald Reagan und die NASA stellten sofort eine Untersuchungskommission zusammen, die die Tragödie aufklären sollte. Höchstwahrscheinlich war eine Feststoffrakete für das Unglück verantwortlich, die sich aufgrund der Kälte und des heftigen Windes aus ihrer Halterung gelöst hatte. Das Geschoß drang in den Außentank ein und verursachte so die Explosion.

Das große Buch der Katastrophen, Tosa Verlag, Wien, 1998

E

F

Fährunglück

Fährunglücke sind auch in Europa beileibe nicht so selten, wie man gerne glauben möchte. Schlamperei und Fahrlässigkeit bei der Überprüfung der Sicherheitsvorkehrungen führen immer wieder zu tödlichen Pannen.

Im März 1987 kenterte die britische Fähre »Herald of Free Enterprise« beim Verlassen des belgischen Hafens Zeebrugge. 134 Menschen starben in den eisigen Fluten. Die Ursache des Unglücks: Fahrlässigkeit – die Bugtore waren nicht vollständig geschlossen.

In der Nacht vom 28. September 1994 war die Ostsee vor der Küste Finnlands unruhig. Die estnische Fähre »Estonia« war unterwegs nach Finnland. Verzweifelt kämpfte die Besatzung mit der schweren See. Obwohl die Wellen hoch waren, ließ Kapitän Arvo Andresson 15 Knoten fahren, das entspricht etwa 28 km pro Stunde. Während dieser eiligen Fahrt riß die stürmische See die äußere Bugklappe der Fähre ab – das bedeutete höchste Gefahrenstufe! Statt die Geschwindigkeit zu drosseln und das Schiff auf Gegenkurs zu bringen, ließ der Kapitän die Maschinen weiterlaufen, bis das Schiff 30 Grad Schlagseite hatte. Dadurch wurden die vier Motoren, die jeweils eine Leistung von fast 6000 PS hatten, automatisch gestoppt. Um 0:24 Uhr – die Estonia befand sich nur noch etwa 35 Kilometer südwestlich der finnischen Insel Utö – mußte die überforderte Besatzung SOS funken: Elektrik und Maschinen der Fähre waren komplett ausgefallen. Was dann passierte, läßt sich nur vermuten. Wahrscheinlich sank die »Estonia« binnen 30 Minuten. Die meisten Passagiere wurden im Schlaf überrascht und mit dem Schiff in die Tiefe gerissen. Nur 137 Menschen überlebten das Unglück – an Bord aber befanden sich mehr als 1000 Passagiere und Besatzungsmitglieder. Tagelang suchten zwölf Schiffe und 26 Hubschrauber nach Überlebenden. Die Angehörigen der Opfer mißtrauten der Untersuchungskommission und kümmerten sich selbst um die Wahrheitsfindung. Die Mängelliste der Unglücksfähre war erschreckend lang und gipfelte darin, daß die »Estonia« eigentlich nur für kurze Fahrten von maximal 37 Kilometern in ruhigen Gewässern vorgesehen war. Offensichtlich duldeten die Seeaufsichtsämter immerhin 14 Jahre, daß sie weitaus längere Strecken fuhr.

Das große Buch der Katastrophen, Tosa Verlag, Wien, 1998

Fememord

Ihre Hochzeit hatten Fememorde in Deutschland in den Jahren 1919 bis 1923. In dieser Zeit wurden vor allem von Mitgliedern rechtsradikaler Gruppen eine Reihe politischer Morde veranlaßt, denen der Verdacht oder der Nachweis eines Verrats als Motiv zugrunde lag. Danach gerieten Fememorde in Deutschland in Vergessenheit, bis es Mitte der 70er Jahre zu einer tragischen Begebenheit kam:

In der Nacht vom 4. auf den 5. Juni 1974 wurde der 22jährige Student Ulrich Schmücker im Berliner Grunewald erschossen. In dieser ungewöhnlich kühlen Juninacht waren im Berliner Forst ein paar Dutzend US-Soldaten auf Manöver unterwegs. Um 0:30 hatten Sergeant Macon Blue und seine Gruppe das Ziel fast erreicht, kaum 200 Meter fehlten noch, da hörten sie ein Geräusch. Irrtum ausgeschlossen, in ihrer unmittelbaren Nähe rang ein Mensch um Luft. Am Rande einer Schonung jenseits des Uferweges erkannten die Soldaten schließlich die Umrisse eines jungen Mannes, der ausgestreckt auf dem Waldboden lag. Sein Mund war weit geöffnet, und auf der rechten Stirnseite klaffte ein blutiges Loch. Als der alarmierte Sanitäter eintraf, versuchte der junge Mann noch etwas zu sagen, aber die GIs verstanden kein Deutsch. Als wenig später die inzwischen gerufene deutsche Polizei und Feuerwehr am Ort des Geschehens erschienen, war der junge Mann bereits tot.

In einem Bekennerbrief erklärte ein »Kommando schwarzer Juni«, der Mann, der inzwischen als Ulrich Schmücker identifiziert worden war, sei als »Verräter hingerichtet« worden. Es war der erste Fememord in der Geschichte der Bundesrepublik – und er blieb ungesühnt. In vier Strafprozessen von 1976 bis 1991 mit insgesamt fast 600 Verhandlungstagen – ein Rekord in der deutschen Justizgeschichte – konnte die Wahrheit nicht ans Licht gebracht werden, und das Verfahren wurde schließlich eingestellt. Das Berliner Landesamt für Verfassungsschutz, das in diesem Mordfall von Anfang an Regie führte, hatte ohne rechtsstaatliche Bedenken Polizei, Gerichte und Verteidiger an der Nase herumgeführt, weil der Geheimdienst selbst zu sehr in diesen Mordfall verstrickt war. Zwei Agenten, die im engeren Umfeld der mutmaßlichen Täter arbeiteten, mußten nie vor Gericht erscheinen. Sie leben heute im Ausland. Der eine bekam fast eine Million Mark für sein Abtauchen. Schweigegeld?

Auch Ulrich Schmücker war unter dem Decknamen »Kette« V-Mann des Verfassungsschutzes – von Amts wegen wird dies bis heute bestritten. Der junge Mann starb, weil der Geheimdienst ihn als Lockvogel benutzte, um an hochkarätige Terroristen heranzukommen.

Wolfram Bortfeld, Deckname »Kette«, Luchterhand Literaturverlag, Hamburg/Zürich, 1992

Fieber

Fieber bedeutet eine Störung des vom Gehirn aus gesteuerten Wärmegleichgewichts im Körper und ist damit meist ein Anzeichen für eine Erkrankung. Die häufigste Ursache für fiebrige Temperaturanstiege sind Infektionen, die vor allem früher oft nur schwer zu diagnostizieren waren.

»Hitziges Frieselfieber« konstatierte das Totenprotokoll lapidar, als Wolfgang Amadeus Mozart (1756–1791) am 5. Dezember 1791 starb.

»Einmal möchte ich so gerne meine Zauberflöte noch hören«, flüsterte der völlig erschöpfte Komponist einen Tag vor seinem Tod. Schon seit geraumer Zeit lag er elend und geschwächt im Bett und hatte das Gefühl, vergiftet zu werden. Seine Frau Konstanze versuchte, den arbeitsbesessenen Musiker zu Ruhe und Schonung zu zwingen, doch Mozart griff immer wieder nach den Notenblättern und wollte unbedingt ein in Auftrag gegebenes Requiem fertigstellen. Bald war allerdings nicht mehr daran zu denken, auch nur für kurze Zeit das Bett zu verlassen. Seine Hände und Füße begannen anzuschwellen und unbeweglich zu werden. »Ich fühle, daß es bald ausmusiziert sein wird. Mich befällt eine Kälte, die ich nicht erklären kann«, vertraute er seiner besorgten Frau an. Eine Woche später war seinen Ärzten klar: Herr Mozart wird sterben. Die beiden Mediziner diagnostizierten »hitziges Frieselfieber« und wußten weder gegen die fortschreitende Schwäche noch gegen die einsetzende Geräuschempfindlichkeit einen Rat oder gar ein Medikament zu geben. Man machte dem Künstler kalte Umschläge am Kopf und ließ ihn zur Ader, was den Kranken natürlich eher schwächte, als daß es ihm half. Mozart lag delirierend in seinem Bett, phantasierte und blies die Backen auf, als wolle er Posaune spielen. Am 5. Dezember bemühte sich Konstanze verzweifelt, einen Pfarrer zu organisieren, doch ob Wolfgang Amadeus Mozart die Sterbesakramente noch rechtzeitig empfangen hat, ist nicht verbürgt. Sein Arzt verordnete erneut kalte Umschläge für den fiebrigen Kopf, die dem Patienten jedoch einen solchen Schock versetzten, daß er das Bewußtsein verlor. Gegen Mitternacht erwachte er noch einmal, richtete den Oberkörper auf und starrte mit geweiteten Augen ins Leere, dann sank er langsam zurück und schlummerte leise hinüber. Um fünf Minuten vor ein Uhr wurde sein Tod festgestellt. Konstanze reagierte vollkommen hysterisch, und man brachte sie zu Freunden, bei denen sie sich auch aufhielt, als ihr Gatte im Armengrab beerdigt wurde. Die Stelle seines Grabes kannte sie nicht.

Gleich nach dem letzten Atemzug des Komponisten kursierten heftige Gerüchte um die Ursache seines Sterbens. Angeblich war Mozart in den letzten Wochen oder Monaten von der Vorstellung besessen gewesen, vergiftet worden zu sein. »Ich weiß, ich muß sterben«, rief er, »irgend jemand hat mir Aacqua toffana verabreicht …« (Acqua toffana war ein Giftgemisch aus Arsen und Blausäure mit tödlicher Langzeitwirkung). Zu Mozarts Tod gibt es unzählige medizinische Kommentare und mehr oder minder wissenschaftliche Interpretationen, die unter anderem Nierenversagen, Syphilis und Erschöpfung durch die Aderlässe als Ursache vermuten.

F. H. Franken, Die Krankheiten großer Komponisten, Florian Noetzle Verlag, Heinrichshofen-Bücher, Wilhelmshaven, 1989; Bernhard Paumgartner, Mozart, Atlantis Verlag, Zürich und Freiburg, 1967; FAZ-Magazin, 30. 1. 1998

Flugzeugabsturz

Bedenkt man, daß in den USA jährlich im Durchschnitt weniger als 800 Personen bei Flugunfällen ums Leben kommen – im Straßenverkehr sind es etwa 40000 – schneidet der Luftverkehr unter dem Aspekt der Sicherheit vergleichsweise gut ab. Dennoch verlangen Experten verbesserte Sicherheitsmaßnahmen und verstärkte Entwicklung von Frühwarnsystemen. Die häufigsten Unfallursachen im Flugverkehr sind – mit einem rechnerischen Anteil von 75 Prozent – Fehler in der Flugführung, also menschliches Versagen. Trotzdem sind tödliche Flugzeugunfälle vergleichsweise selten. Seit den 50er Jahren ist die Zahl der Unfalltoten im Weltluftverkehr kontinuierlich gesunken. Die meisten dieser Unfälle – etwa drei Viertel – ereignen sich beim Anflug und in der Landephase; etwas geringer ist der Anteil in der Startphase.

Die letzten Monate seines Lebens waren für den Schriftsteller Antoine-Marie-Roger de Saint Exupéry (1900–1944), Schöpfer des »Kleinen Prinzen« wahrscheinlich die glücklichsten: Er befand sich bei seiner geliebten Fliegergruppe. Umgeben von Kameraden, die er schätzte und achtete, nahm er am großen Befreiungskampf seines Landes teil und konnte bei jedem Aufklärungsflug Frankreich unter sich liegen sehen. Sorgenvoll beobachteten seine Freunde, wie Saint-Exupéry bei seinen Flügen beinahe mutwillig sein Leben aufs Spiel setzte. Als die Truppe 1944 nach Korsika verlegt wurde, zeigte er sich engagierter, strahlender und risikofreudiger denn je. Die Kameraden schmiedeten ein Komplott, um den ältesten ihrer Truppe vor dem sicheren Tod zu bewahren. Sie beschlossen, Saint-Exupéry in die vollständige Planung der Landung der Alliierten in Südfrankreich einzuweihen, denn wer diese Pläne kannte, durfte nicht an Flugeinsätzen teilnehmen, um im Falle einer Gefangennahme dem Gegner auch unter Folter nichts verraten zu können. Mit Einverständnis der amerikanischen Militärbehörde wurde vereinbart, daß Saint-Exupéry am 1. August in aller

Form informiert werden sollte. Am 31. Juli startete Saint-Exupéry bei hellem Sonnenschein zu seinem zehnten Aufklärungsflug in Richtung Frankreich. Als er nicht wie erwartet zurückkehrte, versammelten sich seine Kameraden am Stützpunkt, doch die Zeit verging, und der beliebte Flieger kam nicht in Sicht. Es gab weder einen Funkspruch, noch wurde das vermißte Flugzeug je gefunden.

Das Geheimnis von Saint-Exupérys Tod wurde nie vollständig aufgeklärt. Vier Jahre später erhielt sein Verleger jedoch einen Brief von einem deutschen Theologiestudenten, der 1944 als Offizier der deutschen Luftwaffe in Frankreich gedient hatte. In seinem Tagebuch war er auf Notizen über ein brennendes Flugzeug über dem Meer gestoßen – das Datum war der 31. Juli 1944. Anhand der alliierten Fluglisten für diesen Zeitabschnitt konnte zweifelsfrei festgestellt werden, daß Saint-Exupérys Maschine die einzige war, die an jenem Abend nicht wieder an ihrem Stützpunkt eintraf.

So beklagenswert die Einzelschicksale auch sein mögen, so gehört es doch zum Krieg, daß er Opfer fordert. Unverständlich bleibt, daß auch in Friedenszeiten Menschen ihr Leben und das vieler Schaulustiger riskieren:

Das Inferno von Ramstein begann exakt um 16 Uhr. Gerade eben hatte sich die Kunstflugstaffel »Frecce Tricolori« über dem pfälzischen US-Luftwaffenstützpunkt Ramstein in die Luft erhoben, und die drei Militärdüsenjets führten raffinierte Flugfiguren vor. Fast 350000 Menschen waren der Einladung der amerikanischen Streitkräfte gefolgt und wollten an diesem 28. August 1988 eine internationale Flugschau der Spitzenklasse sehen. Die Katastrophe kam ganz plötzlich. Zwei der Düsenjets berührten sich nur kurz, und in Bruchteilen von Sekunden stürzte eine der beiden Maschinen in die Zuschauermenge und ging sofort in einem riesigen Feuerball auf. Brennende Trümmer flogen in weitem Bogen durch die Luft. Ausgelaufenes Kerosin heizte die Brände weiter an. In der Menge brach eine unbeschreibliche Panik aus. Menschen im Umkreis von mehreren hundert Metern brannten lichterloh. Überall lagen sterbende und schwerverletzte Menschen mit entsetzlichen Brandwunden und entstellten Gesichtern. Ältere Augenzeugen fühlten sich starr vor Entsetzen an eine schlimme

Vergangenheit erinnert. »Es war wie nach einem Bombenabwurf«, beschrieb einer von ihnen das Grauen. Eine erste Bilanz des Schreckens ergab, daß 70 Todesfälle und 345 Schwerverletzte zu beklagen waren. Am Tag nach dem Unglück verkündete der Bundesverteidigungsminister, daß alle Kunstflugvorführungen bis auf weiteres gestrichen werden sollten.

Der Fracht- und Passagiertransport per Flugzeug sind aus unserer Zeit nicht mehr wegzudenken – leider geschehen immer wieder schwere Unglücke.

Ein solcher Katastrophenflug war der des Frachtjumbos vom Typ Boeing 747 der israelischen Fluggesellschaft El Al am 4. Oktober 1992. Fünf Minuten nach einem einwandfreien Start fielen dem 13 Jahre alten Jumbo bei einer Geschwindigkeit von 520 km pro Stunde beide rechten Triebwerke aus, wenig später ließ sich der Jet nur noch im Kreis fliegen und zog enge Schleifen um die Amsterdamer Hochhäuser. Die Unglücksmaschine – wenige Monate zuvor hatte ein Brand an Bord gerade noch rechtzeitig gelöscht werden können – war voll mit Kerosin und Fracht und schon unter optimalen Bedingungen nur eingeschränkt manövrierfähig. Nach einem aussichtslosen Kampf verloren die Piloten um 18.35 Uhr die Kontrolle über das Flugzeug. »Going down, Going down«, meldete der Kapitän, dann verschwand die Boeing von den Radarschirmen und stürzte über zwei Wohnblöcken der Amsterdamer Trabantenstadt Bijlmermeer ab. Ein riesiger Feuerball umschloß die einstürzenden Häuser. Wahrscheinlich verbrannten mehr als 200 Menschen in Sekundenschnelle bei Temperaturen von über 1000 Grad Celsius.

Inzwischen haben einige Airlines eine freiwillige Vereinbarung auf unbegrenzte Haftung unterschrieben. Danach können Hinterbliebene, ohne daß sie ein Verschulden nachweisen müssen, Schäden in unbegrenzter Höhe geltend machen. Die Unterschrift wird die Fluglinien teuer zu stehen kommen, denn nach US-Recht sind Schmerzensgelder von mehreren Millionen Dollar durchaus wahrscheinlich, da auch die minutenlangen Todesängste der Opfer mit einbezogen werden. So forderte der Meisterboxer LaMotta 50 Millionen Dollar Schmerzensgeld, nachdem sein Sohn beim Absturz einer Maschine vom Typ MD-11 an der kanadischen Küste vor Halifax tödlich verunglückt war.

Das große Buch der Katastrophen, Tosa Verlag, Wien, 1998; Joy D. Marie Robinson: Antoine de Saint-Exupéry, Wilhelm Heyne Verlag, München, 1993 Bild-Zeitung, 29. 5. 1999; Focus 38/1998; Neue Züricher Zeitung, 6. 8. 1998

Flugzeugzusammenstoß

Flugzeugunglücke müssen sich nicht immer in der Luft ereignen, auch am Boden sind Katastrophen möglich. Diese Lehre mußten die Menschen aus dem Zusammenprall zweier Jumbo-Jets auf Teneriffa ziehen. Innerhalb von Sekunden standen die beiden Flugzeuge in Flammen. Mit einer Geschwindigkeit von 250 km pro Stunde waren sie um 18.00 Uhr Ortszeit bei dichtem Nebel aufeinandergeprallt. Schauplatz dieses Unfalls vom 27. März 1977 war die Startbahn des Flughafens von Santa Cruz auf Teneriffa. Um 17.30 Uhr gab der Tower dem holländischen Jumbo die Erlaubnis, auf das Startfeld zu rollen. Kurze Zeit später bekam auch der amerikanische Großraumflieger die gleiche Freigabe. Aus ungeklärter Ursache fuhren beide Jets auf dieselbe Startbahn. Plötzlich zogen schwere Wolken über den Platz, so daß es vor dem Zusammenstoß keinerlei Sichtkontakt gab. Die beiden Flugzeuge rasten seitlich ineinander, ihre Tanks explodierten, und beide Maschinen fingen sofort Feuer. Wie durch ein Wunder entkamen einige Fluggäste und Besatzungsmitglieder der amerikanischen Maschine fast unverletzt. Im niederländischen Flugzeug überlebte jedoch niemand. Die holländische Maschine, die 249 Menschen an Bord hatte, brannte komplett aus. Erst nach neun Stunden gelang es der Feuerwehr, die Flammen unter Kontrolle zu bekommen. Aus der amerikanischen Boeing konnten 70 Reisende lebend gerettet werden, für 326 Passagiere kam jede Hilfe zu spät.

Das große Buch der Katastrophen, Tosa Verlag, Wien, 1998

Folter

Schon im Altertum wurde gefoltert; bereits Griechen, Ägypter und Chinesen setzten brutale Maßnahmen ein, um Angeklagten ein Geständnis abzuringen. Doch zu wahrhafter Blüte kam die Folter im Mittelalter, zur Zeit der Inquisition.

Nach den Inquisitionsvorschriften durfte die Folter bei den De-

F

linquenten jeweils nur einmal angewandt werden. Die Inquisitoren umgingen diese Vorschrift jedoch gern mit dem Argument, die Folter sei nur unterbrochen worden. Gestand ein Angeklagter unter der Folter, so war der Beweis seiner Schuld erbracht, gestand er trotz aller Folter nicht, so konnte das nach dem Ermessen des Richters als Hilfe des Teufels angesehen werden – und der Angeklagte war trotzdem als schuldig anzusehen. Einem Richter, der zur Verurteilung entschlossen war, entkam letztlich niemand. Die Pflicht, vor dem Inquisitor zu erscheinen, bestand ab dem Alter, in dem die Kirche jemanden als verantwortlich für seine Handlungen ansah. Die Festlegung dieses Alters war indessen strittig. Die Konzilien von Toulouse, Béziers und Albi nahmen 14 Jahre für das männliche und zwölf Jahre für das weibliche Geschlecht an. Andere dagegen setzten das Alter der Verantwortlichkeit auf sieben Jahre herab oder sie bestimmten neuneinhalb Jahre für Mädchen und zehneinhalb für Knaben. Zwar durfte in den romanischen Ländern, wo die Minderjährigkeit erst im Alter von 25 Jahren aufhörte, keiner unter diesem Alter vor Gericht erscheinen, doch half man sich über diese Bestimmung hinweg, indem man dem Minderjährigen einen Kurator beigab, unter dessen »Schutz« er gefoltert und verurteilt werden durfte. Die Altersbegrenzung nach oben war in der Regel auf das 60. Lebensjahr festgelegt, wobei es auch hier im Ermessen des Richters lag, zu entscheiden, ob der Angeklagte nicht dennoch kräftig genug sei, um der Folter ausgesetzt zu werden.

Die Folter sollte morgens in aller Frühe vorgenommen werden, und zwar an den »Werckeltagen«, an denen man sonst Gericht zu halten pflegte, nicht aber sonntags, da sonst jemand gezwungen werden könnte, den Gottesdienst zu versäumen. Grundsätzlich war keineswegs vorgesehen, daß die armen Opfer dabei zu Tode kamen; bei der Brutalität der angewandten Methoden blieb es jedoch nicht aus, daß viele von ihnen an den Folgen starben. Dann hatte der Scharfrichter seinerseits damit zu rechnen, als Totschläger bestraft zu werden.

Wer allerdings glaubt, daß diese Grausamkeiten auf die Antike und das Mittelalter beschränkt waren, muß sich eines Besseren belehren lassen. Der Schriftsteller C. Malaparte schildert, wie ein Gegenstand seine Aufmerksamkeit erregte, den er beim Besuch des Kroatenführers Ante Pavelic in dessen Büro vorfand. Auf Nachfrage Malapartes hob Pavelic »den Deckel des Behältnisses und zeigte mir diese Meeresfrüchte, diese Masse von gallertartig schillernden Austern, und sagte mit einem Lächeln, seinem guten Lächeln: Das ist ein Geschenk meiner treuen Freunde, zwanzig Kilo menschlicher Augen!« Der Diktator Pavelic war bekennender Christ und Faschist, schuldig an Folter und Mord, die von seinen Schergen zwischen 1941 und 1943 beim katholischen Feldzug gegen die serbisch-orthodoxe Kirche verübt wurden. Etwa eine dreiviertel Million Andersgläubiger schlachtete man oft nach grauenvollster Folter ab. Zuvor wurden ihnen Nase und Ohren abgeschnitten, die Augen ausgestochen, die Haut abgezogen. Kinder, Frauen, Greise wurden lebendig verbannt, gevierteilt, in Stücke geschnitten, gekreuzigt, begraben. Pavelic entkam nach dem Zusammenbruch seines »Gottesreiches« und erhielt von Papst Pius XII. auf dem Sterbebett Lob als praktizierender Katholik und besondere Segensgrüße.

Auch heute noch wird überall auf der Welt gefoltert, als ob es keine Kommissionen und Organisationen zum Schutz der Menschenrechte gäbe. Die indonesische Armee gibt unumwunden zu, Separatisten zu Tode gefoltert zu haben. Der israelische Staat betont, »harte« Methoden gegen Terroristen seien gerechtfertigt. Türkische Zeitungen berichten, daß Polizisten allein 1998 in Istanbul fast 600 Menschen gefoltert haben. Die Folterer selbst sind heute oft ausgebildete Militärs, und es gibt regelrechte Folterschulen, die der Armee unterstellt sind – so zum Beispiel im Urwald von Guatemala. Die Ausbildung zum Folterer fällt meist in die Zeit der Adoleszenz. Den jungen Männern wird zunächst das Mitleid abtrainiert, bevor sie ihr »Fachwissen« vermittelt bekommen. Sie lernen, gezielte Hiebe auf Fußsohlen und Ohren zu verteilen, Genitalien mit Elektroschocks zu traktieren, Haut zu verbrennen, Knochen zu brechen, Augen zu verätzen und ihre Opfer in Wasser oder Exkremente zu tauchen. Sie führen Scheinexekutionen durch, verordnen Einzel- und Dunkelhaft, bedrohen Angehörige der Angeklagten und quälen die Delinquenten mit Gehirnwäsche und Schlafentzug.

Der aktuelle Jahresbericht von amnesty international spricht eine deutliche Sprache. Dort heißt es klar und deutlich: In knapp zwei Drittel der weltweit 193 Staaten werden jährlich mindestens eine halbe Million Menschen gefoltert, 50 Staaten nehmen dabei den Tod der Opfer bewußt und billigend in Kauf!

Horst Herrmann, Passion der Grausamkeit, 2000 Jahre Folter im Namen Gottes, C. Bertelsmann, München, 1994; Henry Charles Lea, Die Geschichte der Inquisition im Mittelalter, Band I, Eichborn Verlag, Frankfurt a. M., 1997; Rudolf Krämer-Badoni, Judenmord, Frauenmord, Heilige Kirche, Knesebeck & Schuler, München, 1988; Rudolf Quanter, Die Folter in der deutschen Rechtspflege sonst und jetzt, Verlag von H. R. Dohrn, Dresden, 1900; Focus, 23. 3. 1999

Folterkammer

Die Orte des entsetzlichen Geschehens mußten sorgfältig ausgewählt werden: Verliese mit dicken Mauern eigneten sich besonders, um den Delinquenten ein Höchstmaß an Qual zuzufügen, denn, so war es festgelegt: »Der Orth, wo die Tortur vorgenommen wird, soll abgelegen seyn, da die Leuthe nicht hinkommen oder zulauffen können, aus Neugierigkeit zu hören, was die Gefangenen bekennen«, und »damit der Inquisiten Geschrey und Winseley den daherum wohnenden Leuthen und Nachbarn nicht beschwer- und verdrießlich sey«. Doch nicht nur diese zartfühlende Rücksichtnahme auf die Anwohner war der Grund für die Wahl düsterer Kellergewölbe. Mindestens ebenso wichtig schien es, einen möglichst nachhaltigen Eindruck auf die Inquisiten zu machen und sie schon beim bloßen Anblick der Kammer in Angst und Schrecken zu versetzen.

Rudolf Quanter, Die Folter in der Rechtspflege sonst und jetzt, Verlag von H. R. Dohrn, Dresden, 1900

Frost

Wenn die Temperatur unter null Grad Celsius sinkt, gefriert das Lebenselixier Wasser zu tödlichem Eis, das in manchen Regionen dieser Erde ewig ist.

17. Januar 1912 – fünf Engländer haben gerade den Südpol erreicht. Der Wettlauf des Wahnsinns hatte bereits zwei Jahre zuvor begonnen. Schon 1910 hatten eine norwegische und eine britische Expedition die Segel gesetzt, und Robert Scott (1868–1912) und Roald Amundsen (1872–1928) wetteiferten um die Entdeckung

des noch unerforschten Pols. Am 2. Januar 1911 landete Scotts Schiff »Terra Nova« in der McMurdo-Bucht am westlichen Ende des Eisschilds über dem Roßmeer.

Zwölf Tage später legte Amundsens Schiff »Fram« in der 800 Kilometer entfernten Walfisch-Bucht an. An Bord der beiden Schiffe begann nach der Reise um die halbe Erdkugel ein zermürbendes Warten: Zehn Monate lang Überwintern in antarktischer Nacht. Auf der »Fram« nur 18 Männer und 40 Huskies. An Bord der »Terra Nova« ein Aufgebot von 65 Männern, 32 Schlittenhunden und 19 sibirischen Ponys. Am 1. November 1911 – zehn Tage später als Amundsen – setzte Scott seine protzige Karawane in Bewegung. Amundsen, Profi im polaren Metier, wußte, daß seine Huskies temperamentvolle Tiere waren, die lieber hinter etwas herliefen, als gelangweilt ihre Schlitten zu ziehen. Er hatte den besten Skilangläufer Norwegens engagiert, und mit diesem »Köder« vor der Nase liefen seine Hunde ausgesprochen gern. Scott hingegen, der von Anfang an jeden Fehler machte, den man bei einer solchen Expedition nur machen konnte, mußte zunächst ein Pony nach dem anderen erschießen lassen, schickte dann die Hundeteams mit ihren Treibern zurück und zwang seine verbliebenen Leute, die Schlitten selbst zu ziehen – und das auf Skiern, auf denen sich die ungeübten Briten anstellten wie Anfänger auf einem Idiotenhügel.

Die Strecke, die beide Expeditionen zu bewältigen hatten, war etwa 1250 Kilometer lang. Während Amundsen zügig vorankam, hatten Scotts Leute mit der Fehlplanung ihres selbstherrlichen Anführers zu kämpfen. Die letzte Etappe mußten die fünf Gefährten ausgerüstet nur noch mit dem Proviant für drei bewältigen. Am 17. Januar 1912 standen die fünf erschöpften Engländer endlich am Ziel – nur um zu sehen, daß sie nicht die ersten waren: In einem Abstand von etwa einer Seemeile stecken kleine schwarze Fähnchen um den Südpol herum und in der Mitte ein Zelt mit der norwegischen Fahne darauf. Im Zelt fand sich ein Brief mit kollegialen Grüßen und den besten Wünschen für eine sichere Heimkehr von Roald Amundsen – am 15. Dezember geschrieben. Ein Monat Vorsprung, was für eine Blamage, eine Ohrfeige für den ehrgeizigen Scott, der sofort einen perfiden Plan ausheckte: Er begann, in einem Tagebuch manipulierte Notizen für die Nachwelt zu hinterlassen. Schrieb von Krankheit, Kälte, Schneestürmen und vom Wahnsinn. Evans war der erste, der an den unmenschlichen Belastungen und der mangelnden, weil falsch kalkulierten Nahrung starb. Wenig später setzte Oates seinem Leben ein Ende. Jetzt waren sie nur noch zu dritt und das Essen hätte reichen können, doch Scott befahl am 21. März 1912 auf dem Rückweg ins Lager ganz kurz vor dem Ziel noch einmal das Zelt aufzuschlagen, da er wegen seines erfrorenen Fußes nicht mehr weitergehen könne. Bowers wollte sofort weitermarschieren, um Hilfe zu holen, aber der Befehlshaber Scott bestand darauf, daß sie zu dritt im Zelt blieben. Man werde sie schon finden, belog er die beiden anderen, die nicht wußten, daß er vor ihrem Aufbruch explizit Befehl erteilt hatte, nicht nach ihm zu suchen. Drei Tage später liegen die drei Männer erfroren in ihren Schlafsäcken, keine 20 Kilometer entfernt vom lebensrettenden Proviantlager. Drei Tote, weil Scott es nicht ertrug, als zweiter am Südpol in die Geschichte einzugehen. Statt dessen entschied er sich, als erfrorener Märtyrer zur Legende zu werden, und nahm seine beiden Weggefährten rücksichtslos mit in den Tod.

Pierre Bellemare, Unglaubliche Geschichten, Weltbild Verlag, Augsburg, 1997

Furunkulose

Der Begriff Furunkel für Eitergeschwür wurde im 16. Jahrhundert aus dem Lateinischen, »furunculus« (kleiner Dieb oder Spitzbube), entlehnt. Die gleichzeitig gängige Bezeichnung für Nebenschößlinge an Rebstöcken läßt vermuten, daß der Begriff zunächst von Winzern gebraucht wurde, weil die Nebentriebe der Hauptrebe den Saft »stehlen«. Dann wurde er in die Medizin übertragen, zum einen wegen der Ähnlichkeit des Geschwürs mit dem Auge am Rebstock, zum anderen weil Geschwüre eine Blutkonzentration um den Eiterherd bewirken und somit die Körpersäfte »stehlen«. Furunkel beginnen als harte, gerötete, sehr empfindliche Schwellung, bevorzugt an Nacken, Rücken, Gesäß und Gürtellinie. Treten in Schüben immer wieder neue Furunkel auf, so spricht man von Furunkulose, die bei geschwächten Menschen dramatische Ausprägungen annehmen kann. Die einzelnen Geschwüre können so nah beieinander liegen, daß die Haut wie durchlöchert wirkt; man spricht dann von Karbunkeln, die heute chemotherapeutisch oder operativ behandelt werden.

1935 litt der Komponist Albano Maria Johannes Berg (1885–1935), bekannter als Alban Berg, am ganzen Körper unter einer heftig um sich greifenden Furunkulose. Dank der unglückseligen Behandlung durch einen Quacksalber wurde sein Zustand derart kritisch, daß er in ein Krankenhaus gebracht werden mußte. Unwillig ließ sich der schwerkranke, hochfiebernde Patient schließlich aus seinem Arbeitszimmer nach Wien transportieren, wo er am 17. Dezember im Hospital eintraf. Die Untersuchung förderte einen äußerst unerfreulichen Befund zutage. Berg hatte sich die Furunkulose durch einen infizierten Insektenstich zugezogen: seine Zähne waren völlig vereitert, eine Darmfistel hatte sich gebildet. Die vielen eitrigen Entzündungsherde inner- und außerhalb des Körpers hatten zu einer allgemeinen Sepsis (Blutvergiftung) geführt, und diese setzte dem geschwächten Kreislauf zu. In aller Eile entschlossen sich die Ärzte, den leidenden Patienten zu operieren, hatten jedoch kein Zimmer für ihn frei, so daß Berg in einem Durchgangsraum untergebracht werden mußte. Ein heftiger Schluckauf stellte sich ein, der so sehr zu Lasten der Herztätigkeit ging, daß Alban Berg, der Schöpfer der »Lulu«, am 23. Dezember 1935 eine Stunde vor Mitternacht starb.

Hrsg. Erich Alban Berg, Alban Berg, Leben und Werk in Daten und Bildern, Insel Verlag, Frankfurt, 1985

F

G

Garrotte

Das auch »Würgeschraube« genannte Instrument wurde in Spanien bis zum Ende des Franco-Regimes für Hinrichtungen benutzt. 1975 fand die letzte offizielle Hinrichtung auf der Iberischen Halbinsel statt – erst dann wurde die Todesstrafe abgeschafft.

G

Die Garrotte erdrosselte den sitzenden Verurteilten. Man legte ihm einen Ring um den Hals, der durch einen Mechanismus immer fester nach hinten gezogen wurde. Gleichzeitig bohrte sich ein fingerdicker Metallstab in das Genick des gepeinigten Opfers. Da dessen Hände auf dem Rücken gefesselt waren, hatte er keinerlei Möglichkeit zur Gegenwehr.

Ausstellungskatalog, Torture, Consideration about Tools, Prag, Februar 1999

Gehirntumor

Als Tumor bezeichnet man strenggenommen jede Schwellung, die aus wucherndem Gewebe besteht. Im Gegensatz zu den meisten bösartigen Tumoren wachsen die gutartigen meist langsam. Das Gewebe kann im Laufe der Zeit jedoch so stark an Umfang zunehmen, daß es auf die nähere Umgebung durchaus schädigend wirkt. Besonders in abgeschlossenen Einheiten wie dem Schädel kann das sehr gefährlich sein:

Im Februar 1937 erlitt der Komponist und Pianist George Gershwin (1898–1937) auf einer Probe einen kurzen Schwindelanfall. Zwar konnte er gleich darauf weiterarbeiten, doch der Musiker klagte über scharfe Geschmacksempfindungen, als habe man Gummi in seinem Mund verbrannt. Es folgten Kopfschmerzen, Reizbarkeit und Erschöpfungszustände; Symptome, die der Künstler lediglich für Zeichen seiner Überarbeitung hielt. Die Ärzte widersprachen zwar, konnten jedoch nicht mit konkreten

Befunden aufwarten. Im Juli saß er während einer gemeinsamen Autofahrt mit einem Freund auf dem Beifahrersitz. Plötzlich riß Gershwin die Fahrertür auf und versuchte, seinen Freund auf die Straße zu stoßen. Die Attacke mißlang, und der völlig irritierte Gershwin konnte keine Erklärung für sein Verhalten liefern. In den folgenden Tagen begann er am hellichten Tag sein Zimmer zu verdunkeln, wurde übellaunig und unberechenbar; sein einst so eindrucksvolles Klavierspiel verfiel zu einem hilflosen, stümperhaften Geklimper. Besucher brachten dem Patienten ein Schokoladenpräsent und trauten ihren Augen nicht, als der Musiker die Süßigkeit zu einer braunen, klebrigen Masse knetete und sich damit beschmierte. Am 9. Juli fiel George Gershwin in ein Koma und wurde sofort ins Krankenhaus gebracht. Nach eingehenden Untersuchungen diagnostizierte der diensthabende Notarzt einen Tumor. Für den eiligst gebotenen Eingriff versuchte man, den Neurochirurgen Dr. Walter Dandy zu erreichen, der sich jedoch auf einem Segeltörn befand. Aus dem Weißen Haus wurde veranlaßt, daß Dandys Yacht von zwei Marinezerstörern aufgebracht und der Arzt mit einem gecharterten Flugzeug nach Los Angeles gebracht wurde. Parallel holte man einen weiteren Spezialisten, Dr. Howard Naffziger, aus dem Urlaub. Er traf vor Dandy ein und nahm den Eingriff am 10. Juli vor. Trotz aller Bemühungen erwies sich der Tumor als inoperabel, und George Gershwin starb am 11. Juli 1937 um 10.35 Uhr. Sein Leichnam wurde nach New York überführt, die Trauerfeier fand in der Synagoge in Manhattan statt. Alle Filmstudios in Hollywood hielten eine Schweigeminute ein.

K. U. Benner, Gesundheit und Medizin heute, Midena Verlag, Küttigen/Aarau, 1994; Hanspeter Krellmann, George Gershwin, rororo Bildmonographie, Rowohlt Verlag, Reinbek, 1988

Geißelungsgürtel

Instrumente und Kleidungsstücke mit innen angebrachten Dornen waren nicht nur Werkzeuge der Folterknechte, sondern sind bis heute als Requisiten der religiösen Selbstgeißelung beliebt. Als Foltergeräte wirkten Geißelungsgürtel allerdings nicht selten tödlich: Um die Taille gelegt, rissen sie bei einer jähen Bewegung das

Fleisch auf. Gern wurden offenliegende Fleischteile vom Folterknecht mit fleischfressenden Maden besetzt, die sich dann mit tödlicher Gewissenhaftigkeit in die Bauchhöhle nagten.

Horst Herrmann, Passion der Grausamkeit, 2000 Jahre Folter im Namen Gottes, C. Bertelsmann, München, 1994

Geisteskrankheit

Im medizinischen Sinne beschreibt der Begriff der Geisteskrankheit zunächst jegliche Art von psychiatrischen Krankheiten, von schwerwiegenden Psychosen bis zu den meist weniger gravierenden Neurosen.

G

Bis heute sind die Ursachen des tragischen Todes des Komponisten Robert Schumann (1810–1856) umstritten. Bereits seit dem Jahre 1833 litt er in Schüben unter unsäglicher Angst, dem Wahnsinn zu verfallen, erholte sich aber immer wieder von diesen melancholisch-depressiven Stimmungen, bis er gut 20 Jahre später wirklich »wahnsinnig« wurde. Ständig quälten ihn Stimmen, die ihm zwar geniale Melodien eingaben, ihn jedoch bedrohten und ankündigten, er werde in der Hölle schmoren. Solange Schumann bei klarem Bewußtsein war, führte er präzise Buch über diese Eingebungen. Am 26. Februar 1854 verlangte er schließlich, in die Irrenanstalt eingewiesen zu werden, da er seiner Sinne nicht mehr mächtig sei. Seine Ärzte wollten ihm offensichtlich den Aufenthalt in einer dieser Anstalten ersparen, denn vielfach lebten die Patienten dort in menschenunwürdigen Verhältnissen, hausten, mit Ungeziefer behaftet, in ihren eigenen Exkrementen. Teilweise verbrachten sie ihr Leben in Ketten. Es gab zwar eine »Therapie« für Geisteskrankheiten, die bestand jedoch aus einer Vielzahl von grausamen Torturen. So wurden die Kranken stundenlang mit kaltem Wasser übergossen, sie mußten »Zwangsstehen« oder kamen auf den Drehstuhl, um das Brechzentrum anzuregen. Auch wurden Kastrationen durchgeführt. Schumanns Ärzte ordneten zunächst an, den Patienten in seinem Haus nicht unbeaufsichtigt zu lassen. Es gelang ihm jedoch, seinen Bewachern in einem unbeobachteten Augenblick zu entkommen. Im Négligé lief er auf eine Brücke und stürzte sich in den eiskalten Rhein. Mit Mühe gelang es zwei Männern, Schumann in ein Boot zu ziehen, doch der befreite sich und sprang sofort wieder ins Wasser. Wieder wurde er herausgefischt und naß und völlig unterkühlt nach Hause gebracht. Zwei Wärter blieben zur Bewachung bei ihm, die Familie erhielt Besuchsverbot.

Wenig später wurde der Komponist in eine der fortschrittlichsten Anstalten der Zeit gebracht. Hier in Endenich verbrachte er die beiden letzten Jahre seines Lebens in geistiger Umnachtung. Obwohl er am Anfang seine Wärter tätlich angriff, erlaubte man bewachte Spaziergänge im Garten, stellte ihm zwei Zimmer und sogar ein Piano zur Verfügung. Nur seine Familie durfte er nicht sehen, die Ärzte befürchteten dadurch unnötige Aufregung und eine Störung des Heilungsverlaufes.

Im Frühjahr 1856 kündigte sich das Endstadium der Krankheit an. Man schickte nach seiner Frau, die ihn bis dahin nicht gesehen hatte. Sie kniete sich vor sein Bett, in dem er mit geschlossenen Augen lag, und sprach so ruhig wie möglich mit ihm. Plötzlich schlang er den Arm mit einer weit ausholenden Bewegung um sie – er hatte seine Frau erkannt. Wenige Tage später, am 4. Juli 1856, starb der Patient. Johannes Brahms und Clara Schumann waren in Bonn aufgehalten worden, »sonst wären wir vor seinem Entschlafen gekommen, so kamen wir eine halbe Stunde danach ... Er war sehr ruhig entschlafen, daß es kaum bemerkt worden war. Dann sah er ruhig als Leiche aus, wie wohltuend es war.« Die Ärzte nahmen eine Obduktion vor und setzten damit einen Streit in Gang, der bis in die heutige Zeit andauert. Die Diagnosen variierten zwischen Schizophrenie und manisch depressivem Irresein nebst einer organischen Hirnerkrankung, eventuell durch eine voreheliche Syphilisinfektion (die nicht erwiesen ist) verursacht.

Zwei Tage später wurde der Komponist begraben. Die Stadtväter hatten schon im voraus einen Platz für seine letzte Ruhestätte bestimmt und mit fünf Platanen besetzen lassen.

K. U. Benner, Gesundheit und Medizin heute, Midena Verlag, Küttigen/Aarau, 1994; Franz Hermann Franken, Die Krankheiten großer Komponisten, Florian Noetzel Verlag, Wilhelmshaven, 1986; Klara Höcker, Johannes Brahms, Erika Klopp Verlag, Berlin, 1983

Gelbfieber

»Der Schreck der Generäle« wurde die Krankheit genannt, für die man über zwei Jahrhunderte keine anderen Erklärungen hatte als Hexerei, Zauberei und giftige Dünste. Die Infektionskrankheit – verursacht durch ein Virus, das von Stechmücken übertragen wird – ist meist von kurzer Dauer und unterschiedlicher Stärke. In schweren Fällen verfärbt sich die Haut wie bei einer Gelbsucht, daher der Name Gelbfieber. Während die Infektion bei Kindern oft nur wie ein grippaler Infekt verläuft, kann sie für Erwachsene tödlich sein. Der todbringende Moskito Aedes aegypti ist morgens besonders angriffslustig. Gelangt das Gelbfiebervirus beim Stich direkt in die Blutbahn des ungeimpften Opfers, besteht wenig Hoffnung auf Rettung. Medikamente können die Vermehrung des Erregers und seinen Zug durch den Organismus nicht stoppen. Das Virus greift das Nervensystem und innere Organe an – vor allem Nieren und Leber. An durch Mücken übertragenen Krankheiten starben zwischen dem 17. und dem frühen 20. Jahrhundert mehr Menschen, als an allen anderen Krankheiten zusammengenommen. Eine Ursache dafür entdeckte US-Armeearzt Walter Reed 1901: Moskitos legen ihre Eier nur in sauberem Wasser ab und suchen deshalb die Nähe des Menschen. Bis vor 100 Jahren war das Gelbfieber die Krankheit, die die Kolonisation der Tropen für Weiße unmöglich machte. Angeblich erlitt 1493 bereits die Mannschaft von Christoph Kolumbus erhebliche Verluste durch Gelbfieber. Erwiesen ist, daß um 1640 wahre Gelbfieberepidemien in Guadeloupe und Guyana wüteten. Gegen Ende des 18. Jahrhunderts schließlich machte der Erreger den Amerikanern große Sorgen: Sowohl die Armee von General Gray, der im Jahre 1784 Guadeloupe besetzte, als auch die große Expedition von General Leclerc, der eine Armee von 25000 Mann nach Santo Domingo führen wollte, wurde fast vollständig vom Gelbfieber dahingerafft. Nicht viel besser erging es den Franzosen, deren Männer 1867 auf der Mexiko-Expedition bei Vera Cruz an Gelbfieber erkrankten und größtenteils daran starben. Im Jahr 1892 waren es wiederum Franzosen, die durch das Gelbfieber ihre Leben verloren: 52000 der 85000 Arbeiter starben bei dem Versuch, die Landenge von Panama zu durchstoßen. Der Bau des Panama-Kanals konnte erst nach dem Moskitovernichtungsprogramm von 1904 beendet werden. Durch Trockenlegung von Brutgebieten, Einsatz von Insektiziden und Impfungen sind Gelbfieberepidemien selten geworden.

Bei dem Bemühen, die Seuche zu erforschen und behandelbar zu machen, mußte der 34jährige Insektenforscher Jesse William Lazear sein Leben lassen, nachdem er sich zum Zwecke eines Experiments von einer Mücke hatte stechen lassen, die sich zuvor vom Blut eines Gelbfieberkranken ernährt hatte. Lazear wußte, was ihm bevorstand, als auf den anfänglichen Schüttelfrost hohes Fieber und Erbrechen folgten. 1881 gelang es dann dem kubanischen Tropenarzt Carlos Juan Finlay, der sein Leben der Erforschung des gefährlichen Fiebers gewidmet hatte, nachzuweisen, daß das Virus durch die Stechmücke übertragen wurde. Damit war Finlay der erste Arzt, der die Bedeutung von Zwischenträgern für Krankheitsübertragungen bewies. Schließlich gelang es dem US-Mikrobiologen Max Theiler, ein Serum zur aktiven Immunisierung gegen das Fieber zu entwickeln, für das er 1951 den Nobelpreis erhielt.

Die Behörden in Südamerika verzeichnen heute jährlich zwischen 100 und 300 Fällen – bei weit höher liegender Dunkelziffer. Vereinzelt schleppten in den vergangenen Jahren Touristen das Gelbfieber in westliche Länder ein, in den USA und in der Schweiz gab es 1996 sogar jeweils ein Todesopfer. In Deutschland hatte es seit 1900 keinen einzigen Fall gegeben, bis sich 1999 der Kameramann Olaf Ullmann infizierte. In der Gelbfieber-Hochburg Elfenbeinküste war der Deutsche in der zweiten Junihälfte mit einem Filmteam unterwegs, ohne jedoch geimpft zu sein – eine Fahrlässigkeit, die für Ullmann tödlich endete.

K. U. Benner, Gesundheit und Medizin heute, Midena Verlag, Küttigen/Aarau, 1994; Daniel Knop, Von Pest bis Aids. Die Infektionskrankheiten und ihre Geschichte, Sommer-Verlag GmbH, Teningen, 1988; Focus, 9. 8. 1999; Stern, 12. 8. 1999

Genickbruch

Der Bruch des Zahnes des zweiten Halswirbels hat meist tödliche Folgen: Rückenmark und verlängertes Mark werden abgequetscht und damit die Nervenzentren für Atmung und Blutkreislauf letal geschädigt.

In der zweiten Hälfte des 18. Jahrhunderts verurteilte ein Londoner Gericht eine gewisse Hannah Dagoe zum Tod durch den Strang, weil sie die Wohnung einer armen Witwe geplündert hatte. Als der Wagen mit der als kräftig und maskulin beschriebenen Räuberin am Hinrichtungsplatz eintraf, gelang es ihr, ihre Fesseln zu lösen. Sie wehrte den Scharfrichter mit einem kräftigen Schlag ab und begann sich auszuziehen. Die Kleidungsstücke warf sie in das vor Vergnügen laut johlende Publikum. Der Scharfrichter war äußerst verärgert über den Striptease, da der Besitz der Verurteilten von Rechts wegen ihm gehörte. Schließlich schaffte er es, der ungebärdigen Mrs. Dagoe den Strick um den Hals zu legen; die Hinrichtung konnte er jedoch nicht vollziehen, denn Hannah sprang von seinem Wagen, brach sich bei dem Sturz das Genick und war sofort tot.

Ebenso erging es dem berühmten Flugpionier Otto Lilienthal (1848–1896). »Ich werde nie das Bild des Mannes vergessen, der, von großen weißen Flügeln getragen, mit der Geschwindigkeit eines Rennpferds hoch über der Menge dahinglitt«, sagte ein Beobachter. An die 2000 Gleitflüge mit Bambus- und Weidendrachen hatte der deutsche Muster-Aeronaut unternommen, ehe er im märkischen Stölln von einer Turbulenz zu Boden gerissen wurde und sich bei dem Sturz das Genick brach.

Kaum weniger spektakulär war der plötzliche Tod einer Ausdruckstänzerin, die durch ihre gewagten Auftritte zeitlebens für Furore gesorgt hatte:

Im September 1927 war die berühmte Tänzerin Isadora Duncan (1878–1927) wieder einmal frisch verliebt. Den Chauffeur und Autohändler Falchetto Hottois machte die Künstlerin im Überschwang ihrer Gefühle kurzfristig sogar zu ihrem Manager. Hottois, ein gutgebauter, männlicher Draufgängertyp, war seiner »Madonna« bald sklavisch ergeben. Für den Abend des 14. September hatte sich das Paar zu einer Autotour verabredet. Hottois holte die Diva in seinem schicken Bugatti im Studio ab. Gut gelaunt schwang sich Isadora ihren langen Seidenschal um den Hals und nahm im Luxusgefährt ihres Verehrers Platz. Der legte den Gang ein und fuhr los. Noch bevor er reagieren konnte, verfing sich das Ende von Isadora Duncans Schal in der Achse des linken Hinterrades. Hottois war kaum 20 Meter gefahren, als er den Wagen zum Stehen brachte – neben ihm die leblose Tänzerin. Isadora Duncan wurde sofort in ein Krankenhaus gebracht, doch die Ärzte konnten nichts mehr für sie tun. Der verwickelte Schal hatte ihr das Genick gebrochen. Als sie am 19. September im Krematorium des Friedhofs Père-Lachaise eingeäschert wurde, folgten unzählige Schauspieler, Dichter und Künstler ihrem Sarg, der mit ihrem Purpurmantel und der amerikanischen Flagge bedeckt war. Den Bugatti, in dem die Tänzerin starb, kaufte ein Sammler für 65000 Francs; ein reicher Ananas-Pflanzer aus Honolulu erwarb den Todesschal für viel Geld und schenkte ihn seiner Tochter.

Max Niehaus, Isadora Duncan, Heinrichshofen's Verlag, Wilhelmshaven, 1981; Carola Stern, Isadora Duncan, Sergej Jessenin, Rowohlt Verlag, Berlin, 1996; Spiegel, 27. 12. 99; Die schwarze Seite, http://freunde.imperium.de

Gicht

Die Gicht gehört – wenn auch die Veranlagung erblich sein kann – zu den Wohlstandskrankheiten und trifft meistens Männer zwischen dem 30. und 60. Lebensjahr. Der erste Anfall tritt meist nachts und oft nach reichlichem Fleisch- und Alkoholgenuß oder starker Temperaturabkühlung auf. Das häufig befallene Grundgelenk der großen Zehe schwillt an, erhitzt und rötet sich und ist so schmerzempfindlich, daß der Kranke sich kaum mehr bewegen kann. Nach dem Abklingen des Anfalls folgt meist eine Phase des Wohlbefindens, doch die Schmerzen kehren zurück und mit ihnen Schwellungen, entzündliche Veränderungen, Knochenwucherungen und Störungen in den verschiedensten Organen bis hin zur Schrumpfniere, alle letztendlich verursacht durch Ablagerungen der Harnsäure.

Cosimo de Medici (1389–1464), der Mann von dem es zu seinen Lebzeiten hieß, zum König fehle ihm nur Titel und Zeremonie, war bereits 1459 so sehr von seinem Leiden gezeichnet, daß er sich nicht einmal mehr vom Krankenlager erheben konnte, um dem neuen Papst Pius II. die Ehre der Begrüßung, geschweige denn das Küssen seines Fußes erweisen zu können. Der geistig so überaus bewegliche alte Mann wurde immer steifer und versuchte die quälenden Schmerzen tapfer zu ertragen. Oft lag er mit seinen beiden Söhnen Giovanni und Pietro gemeinsam, von Gichtschüben geschüttelt, darnieder. Als Giovanni, der jüngere Sohn, mit 41 Jahren 1463 dem Leiden erlag, wußte Vater Cosimo, daß auch er nicht mehr lange zu leben hatte. Einem Freund vertraute er an, daß er den Tod als eine Erlösung vom quälenden Nachdenken über das Elend des Lebens und die bösen Taten der Menschen betrachte. Am 1. August 1464 starb Cosimo de Medici im Alter von 77 Jahren.

Mehr als für das Wohl der Menschheit interessierte sich ein anderer Gichtpatient für die Wahrung seines Erbes:

Kurz vor seinem Tod hatte Admiral Christoph Kolumbus (1451–1506) nur noch ein Ziel: Bereits schwer krank, wollte er sicherstellen, daß sein Sohn die erworbenen Titel und damit verbundenen Rechte des Vaters würde übernehmen dürfen. Sohn Diego erwirkte beim König eine Audienz für seinen Vater, und der gichtgeplagte Kolumbus legte den beschwerlichen Weg von Sevilla nach Sjoria auf dem Rücken eines Maultieres zurück. Der König ließ den Besucher vor und hörte sich dessen Bitten an. Noch bevor den Kranken jedoch die abschlägige Antwort seines Souveräns erreichte, verstarb er am 20. Mai. Zunächst setzte man ihn im Franziskanerkloster von Valladolid bei, wenig später wurden seine sterblichen Überreste jedoch nach Sevilla gebracht und von dort etwa 1537 – dem Wunsch des Verstorbenen gemäß – nach Santo Domingo überführt. Doch noch immer war es nichts mit der sogenannten letzen Ruhe für den legendären Admiral. Als die Franzosen 1795 Hispaniola besetzt hatten, gelangten Kolumbus' Gebeine nach Havanna auf Kuba. Schließlich (Havanna war inzwischen an die USA gefallen) 1849 wiederum nach Spanien, wo der berühmte Seemann nach einem pompösen Staatsbegräbnis endlich in der katholischen Kathedrale von Sevilla seinen Frieden fand. Es sei jedoch erwähnt, daß Gerüchte besagen, die Gebeine befänden sich noch immer in Santo Domingo, weil es 1795 zu einer Verwechslung der Särge gekommen sei.

K. U. Benner, Gesundheit und Medizin heute, Midena Verlag, Küttigen/Aarau, 1994; James Cleugh, Die Medici, Bechtermünz Verlag, Augsburg, 1996; John Stewart Collins, Christoph Kolumbus, Wilhelm Heyne Verlag, München, 1991; Andreas Venzke, Christoph Kolumbus, rororo Bildmonographien, Rowohlt Verlag, Reinbek, 1992

Gift

Ob aus Versehen geschluckt, gewaltsam verabreicht oder in der falschen Dosierung zugeführt – es gibt Stoffe, die dem menschlichen Körper sehr nachhaltig schaden.

Die Versuche, den Giftbegriff zu definieren, reichen bis ins Altertum zurück. Schon Paracelsus hatte erkannt, daß nahezu jeder Stoff, in entsprechender Menge aufgenommen, ein Gift sein kann, und ganz sicher ist keine Überlebensgarantie, was ein König im 1. Jahrhundert v. Chr. ausprobierte: König Mithridates, Herrscher in Kleinasien, nahm regelmäßig Gift in kleinen Mengen zu sich, in der Hoffnung, dadurch genügend Widerstandskräfte im Falle eines Giftattentates zu entwickeln. 63 v. Chr. bekam er Gelegenheit, seine Theorie zu testen. Mithridates fürchtete, den herannahenden Römern in die Hände zu fallen, und versuchte, sich selbst zu vergiften. Der Toxinspiegel in seinem Körper war jedoch so hoch, daß das Gift überhaupt keine Wirkung zeigte. Der König mußte einem Sklaven befehlen, ihn mit dem Schwert ins Jenseits zu befördern. Auf ihn geht der Begriff Mithridatismus zurück, der eine durch Gewöhnung erworbene Giftimmunität des Körpers bezeichnet.

Die Mutter des amerikanischen Präsidenten Abraham Lincoln hatte diese Immunität jedenfalls nicht, als sie an einer Pilzvergiftung starb. Dabei gelangte die tödliche Substanz auf Umwegen in Mrs. Lincolns Körper. Die Hauskuh der Familie hatte von den giftigen Pilzen gefressen, und Mrs. Lincoln starb an der vergifteten Milch des Tieres.

Heute wissen wir, daß außer der Dosis auch andere Faktoren eine wichtige Rolle spielen. Entscheidend ist jedoch, daß die als giftig bezeichneten Stoffe – seien sie synthetischer, tierischer oder pflanzlicher Natur – schon in geringen Mengen die Struktur oder die Funktion der Zellen stören und gegebenenfalls zum Tode führen können. Besonders das Gift von Schlangen wirkt nicht selten tödlich. Als Mordwaffe sind Giftschlangen allerdings eher selten und in der Regel nicht besonders effizient. Das stellten im Oktober 1978 auch die Mitglieder einer Sekte in Los Angeles fest, die einem Rechtsanwalt, der vor Gericht gegen sie stritt, eine Oregonklapperschlange in den Briefkasten gesteckt hatten. Der Jurist überlebte den Biß ebenso wie die Ehefrau eines 43jährigen Mannes, der 1980 versuchte, seine Gattin, die sich scheiden lassen wollte, mit Hilfe zweier Kobras zu töten. Als sein Anschlag mißlang, wollte er sich selbst umbringen und ließ sich von einem der Tiere ins Handgelenk beißen. Er wurde jedoch gerettet und später zu einer Gefängnisstrafe verurteilt.

K. U. Benner, Gesundheit und Medizin heute, Midena Verlag, Küttigen / Aarau, 1994; Karl Shaw, Das Lexikon der Geschmacklosigkeiten, Wilhelm Heyne Verlag, München, 1998; Jürgen Thorwald, Handbuch für Giftmörder, Knaur, München 1968; Ingo Wirth, Tote geben zu Protokoll, Bechtermünzverlag, Augsburg, 1998; dpa-Basisdienst, Hamburg

Giftmischer

Von alters her wurde Giftmischerei mit schwerer Strafe belegt. Über die Hinrichtung von Giftmördern im alten Persien hat der griechische Schriftsteller Plutarch berichtet: »Man legte ihren Kopf auf einen breiten Stein und schlug oder drückte mit einem anderen so lange darauf, bis völlige Zermalmung eingetreten war.« In Rom mußte man damit rechnen, enthauptet, gekreuzigt, oder wilden Tieren zum Fraß vorgeworfen zu werden, denn es galt als schlimmer, einen Menschen durch Gift zu vernichten als durch das Schwert.

Viele hundert Jahre später machte ein Henker dem Leben der Teofania di Adamo ein Ende. Mit ihrem Aqua Tofana, einer nach der Giftmischerin benannten dreiprozentigen Arseniklösung, hatte sie ein blühendes Geschäft betrieben. Am 12. Juli 1633 wurde das Todesurteil vollstreckt, über das ein Zeuge in sein Tagebuch schrieb: »Auf einer Karre kam sie aus der Kapelle des Gefängnisses, halbnackt mit glühenden Zangen gefoltert. Auf dem Dache des Gebäudes wurde sie dann erdrosselt, vom Dach herabgestürzt, darauf gehängt und gevierteilt.« Ihre Tochter und Gehilfin konnte sich durch Flucht der Bestrafung entziehen. In Rom betrieb die dann ihrerseits das Gewerbe ebenso erfolgreich wie einst ihre Mutter und starb dort 1650 von der Justiz unentdeckt offenbar eines natürlichen Todes.

Ingo Wirth, Tote geben zu Protokoll, Bechtermünz Verlag, Augsburg, 1998

Gladiatorenkämpfe

Hinter dem harmlos klingenden Wort »Gladiatorenspiele« verbirgt sich der Brauch, Berufsfechter, Kriegsgefangene und verurteilte Verbrecher zum Kampf aufeinanderzuhetzen, um mit dem vergossenen Blut die Sensationsgier des Publikums zu befriedigen. Angeekelt von dieser Art Volksbelustigung, empörte sich einst sogar der berühmte Schriftsteller Seneca: »Der Mensch, dem Menschen einst heilig, wird jetzt zum Scherz und Spiel ermordet.«

Die meisten Gladiatoren (lat.: gladius = Schwert) im antiken Rom waren unfreiwillig berufsmäßige Fechter, die bei Schaukämpfen in großen Arenen wie dem Circus Maximus oder dem Kolosseum auftraten. In einer Stimmung wie bei heutigen großen Fußballspielen ermordeten sie sich gegenseitig, angefeuert von Pfiffen und Aufmunterungen der Zuschauer. Der Brauch, bewaffnete Männer auf Leben und Tod kämpfen zu lassen, stammt wahrscheinlich von einem Ritual der Etrusker in Mittelitalien, das als Ersatz für die früher üblichen Menschenopfer bei Begräbnissen toter Krieger zelebriert wurde. Gladiatorenspiele wurden sowohl von Privatleuten als auch von staatlicher Seite veranstaltet, um die Gunst des Volkes zu gewinnen. Wer Gladiatoren hielt, sei es aus Liebhaberei, sei es, um mit ihnen Geld zu verdienen, mußte vor allem darauf bedacht sein, daß seine Zöglinge in möglichst guter körperlicher Verfassung blieben, um kampftauglich zu sein.

Der erste Gladiatorenkampf fand vermutlich 264 v. Chr. in Rom statt, als drei Gladiatorenpaare bei einer Bestattungsfeier gegeneinander antraten. 174 v. Chr. waren es bereits 37 Gladiatorenpaare, die an einem drei Tage dauernden Kampfspektakel teilnahmen. Von Julius Caesar in großem Umfang ausgerichtete Gladiatorenspiele, bei denen einmal sogar 300 Kampfpaare auftraten, veranlaßten schließlich den römischen Senat, die Anzahl der Teilnehmer zu begrenzen. Den größten Gladiatorenwettkampf mit 5000 Kämpferpaaren veranstaltete jedoch Kaiser Trajan als Teil einer Siegesfeier 107 n. Chr.; und Kaiser Domitian ließ 90 n. Chr. sogar Frauen und sogenannte Kleinwüchsige gegeneinander antreten. Die Gladiatoren waren Sklaven, verurteilte Verbrecher, Kriegsgefangene, in späterer Zeit auch Freie, darunter häufig Christen. Man zwang sie, das Fechten zu lernen, bildete sie in eigenen Schulen aus und ergriff besondere Maßnahmen, um sie zu disziplinieren und zu verhindern, daß sie Selbstmord begingen. Der berühmte Gladiator Spartakus rächte sich für seine Gefangenschaft, indem er 75 v. Chr. mit 70 Leidensgenossen aus der Gladiatorenschule in Capua floh und einen Sklavenaufstand anführte, der Süditalien in Angst und Schrecken versetzte. Durch den Zulauf von Sklaven verstärkt, besiegte Spartakus mehrmals die römischen Truppen und hielt einen Teil Süditaliens in seiner Gewalt, bis er mit einem Heer von mindestens 40000 Männern nach Oberitalien vordrang und das ganze Land verwüstete. Crassus und seinem Heer gelang es 72 v. Chr. zunächst, den Widersacher in den Süden zurückzudrängen und ein Jahr später in der Entscheidungsschlacht in Lukanien den größten Teil der Aufständischen zu töten. Spartakus hatte in dieser Schlacht alles auf eine Karte gesetzt. Mit einigen Getreuen versuchte er, zu Crassus durchzudringen, um ihn vor den Augen seiner Soldaten eigenhändig zu erschlagen. Doch der tollkühne Plan scheiterte, weil ihn der Speer eines Legionärs ins Bein traf. Kniend kämpfte er weiter, »bis er«, so der griechische Geschichtsschreiber Appian »und um ihn herum eine große Menge der Seinigen von den Feinden umringt und getötet wurden. Das übrige Heer aber, das schon in Unordnung geraten war, wurde scharenweise niedergehauen, so daß eine unzählige Menge, von den Römern aber nur 1000 Mann umkamen und der Leichnam des Spartakus nicht gefunden werden konnte.« An den Überlebenden nahmen die Römer grausame Rache. Die Legionäre nagelten 6000 Gladiatoren und Sklaven längs der Via Appia zwischen Capua und Rom ans Kreuz – als Warnung für alle, die es wagen sollten, sich der römischen Ordnung zu widersetzen.

Ein Gladiator, der viele Einsätze überlebt hatte, konnte zur Belohnung für seine Tapferkeit freigelassen werden. Je nach Waffe und Kampfart teilte man die Gladiatoren in leichte und schwerbewaffnete Klassen ein. So versuchte z. B. in der leichteren Klasse ein retiarius (Netzfechter), der mit einer kurzen Tunika bekleidet war, seinen Gegner, den secutor (Verfolger), mit einem Netz zu fangen und ihn mit einem Dreizack zu töten. Andere Klassen kämpften mit unterschiedlichen Waffen auf Pferden oder Streitwagen; zusätzlich erfreuten sich die Zuschauer an mörderischen Kämpfen gegen wilde Tiere. Nach der Überlieferung hatte sich ein

Gladiator dem Publikum zuzuwenden, nachdem er seinen Gegner überwältigt hatte. Wenn die Zuschauer dem Besiegten das Leben schenken wollten, hoben sie ihre Daumen nach oben, zum Zeichen der Begnadigung (missio), wollten sie jedoch seinen Tod, senkten sie ihn nach unten.

Obwohl Konstantin der Große 325 n. Chr. Gladiatorenkämpfe verbot, wurden sie noch bis etwa 500 n. Chr. veranstaltet, dann erst setzte Kaiser Honorius ein endgültiges Verbot durch.

Wolfgang Tarnowski, Gladiatoren, Tessloff Verlag, Nürnberg/Hamburg, 1987

Gletscher

Gletscher bilden sich in Regionen ewigen Eises und verändern sich ähnlich lebenden Organismen ständig. Aus den zunächst weichen Schneekristallen wird körniger Firn, der sich mehr und mehr zu kompaktem Eis verdichtet. Der Druck des Eises ist so gewaltig, daß sich die unteren Schichten des Gletschers verflüssigen, und so bewegt er sich auf einer zähen Gleitschicht vorwärts. In den Alpen kriechen die Gletscher mit Geschwindigkeiten von mehreren Zentimetern pro Tag voran, in Grönland bewältigen die Eismassen oft anderthalb Meter in einer Stunde. Bis heute ist der Forschung allerdings ein Rätsel, warum manche Gletscher wachsen, während benachbarte schmelzen. Etwa ein Zehntel der Erdoberfläche ist mit Gletschern bedeckt – das entspricht einem Gebiet von der Größe Südamerikas. Würden sie alle auf einmal schmelzen, stiege der Meeresspiegel um ca. 60 Meter. Wenn solche Eismassen einmal wirklich ins Rutschen geraten, bringen sie tödliche Gefahr mit sich.

Der Mattmark-Staudamm sollte in etwa sechs Wochen vollendet sein. Sechs Jahre hatten Baukolonnen an dem 780 Meter langen, 115 Meter hohen Damm gearbeitet und waren froh, das Werk noch vor Einbruch des Winters fertigstellen zu können. 1000 Arbeiter hatten ihre Siedlung im Laufe der Zeit direkt am Fuß des Gletschers errichtet, ohne Angst registrierten sie, daß der Koloß aus Eis sich im Laufe der Zeit auf 600 Meter an ihre Baracken herangeschoben hatte. Die Bauleitung beobachtete den Gletscher unablässig, und Experten versicherten, daß keinerlei Gefahr bestand. Alles ging seinen regulären Gang – bis zum späten Nachmittag des 30. August 1965. Da verdunkelte sich plötzlich die Sonne. Eis, Trümmer und Geröll stürzten den Berg herunter, und ein beispielloses Inferno brach über die hilflosen Menschen herein. »Das Eis wogte wie eine riesige Suppe den Berg hinunter«, beschrieb einer der Überlebenden das Grauen. Eine enorme Gletscherlawine schüttete eine 30 Meter dicke Schicht aus Eis über das Barakkenlager. Für die 100 Menschen, die sich zu diesem Zeitpunkt hier aufhielten, gab es keine Rettung, sie wurden von den Eismassen plattgewalzt.

Das große Buch der Katastrophen, Tosa Verlag, Wien, 1998

Golf

Den beliebten Sport, dem immer noch der Nimbus des »Altherrensports« anhaftet, hielte wohl kaum jemand für gefährlich. Doch in Rehoboth im amerikanischen Bundesstaat Massachusetts regte sich der 79jährige Hobbygolfer Emil Kijek dermaßen über sein erstes »hole in one« auf, daß er leblos zu Boden sank. Der begeisterte Golfer hatte am 11. November 1994 das Loch mit einem Schlag getroffen und war unmittelbar danach von Stolz und Freude überwältigt zusammengebrochen. Die eilig herbeigerufenen Ärzte konnten nur noch seinen Tod feststellen.

sid-sport-informations-dienst

Gondelabsturz

Dienstag, 3. Februar 1998: Im Italienischen Skiort Cavalese ratterte eine Gondel an ihrem zehn Zentimeter dicken Stahlseil in etwa 80 Metern Höhe Richtung Tal. Noch etwa 100 Meter fehlten, dann hätte das Gefährt sicher an der Station gehalten. Doch um 15.12 Uhr schießt ein US-Aufklärer mit etwa 500 km pro Stunde durch das Fleimstal; im seismographischen Institut der Region schlagen die Zeiger aus, in der »Piccolo Bar« von Masi di Cavalese klirren wegen der Druckwelle Fenster, Flaschen und Gläser. Der entsetzte Barbesitzer beobachtet, wie die silbergraue Maschine beinahe den Kirchturm streift. Der 30jährige Pilot Richard Ashby flog viel zu tief und war von der Route abgekommen. Er flog unter der Gondel durch und durchtrennte mit dem messerscharfen Flügel der Maschine das Stahlseil, an dem die Kabine hing. Durch den Druck in die Höhe gerissen, drehte diese zwei Pirouetten und stürzte dann mit den 20 Insassen in die Tiefe. Acht Deutsche, fünf Belgier, drei Italiener, zwei Polen, ein Österreicher und eine Niederländerin verloren ihr Leben. Noch am Tag nach dem Unglück sammelten Helfer gefrorene Leichenteile aus dem Schnee. Italiens Ministerpräsident Prodi, der sofort an die Unglücksstelle kam, war außer sich und nahm bestürzt zur Kenntnis, daß sich die Anwohner offenbar seit Jahren über die waghalsigen Tiefflieger beschwert hatten. Nachdem am 22. August 1996 einer der Flieger eine Hochspannungsleitung durchtrennt hatte, erhielt die Regierung einen Brief mit der Bitte, die Tiefflüge in bewohnten Gebieten einzustellen. Die lakonische Antwort: Tiefflüge seien ein wichtiges Trainingsprogramm; »die Bevölkerungsdichte in unserem Land macht es praktisch unmöglich, dabei bewohnte Zentren nicht zu überfliegen«.

Der Prozeß endete für den jungen US-Piloten mit einem Freispruch. »Vor einem Jahr habe ich meinen Mann begraben. Heute war seine zweite Beerdigung«, kommentierte die Witwe eines der Opfer das Urteil verständnislos.

Focus, 9. 2. 1998/11. 3. 1999

Gottesurteil

Das Gottesurteil war im mittelalterlichen Recht vorgesehen, damit über Schuld oder Unschuld eines Angeklagten befunden werden konnte. Die Entscheidung richtete sich nach einem äußeren Zeichen, das auf die Einwirkung Gottes zurückgeführt wurde, denn man ging davon aus, daß Gott zugunsten Unschuldiger eingriff.

Unter dieser Voraussetzung waren die Feuerprobe, die Wasserprobe und die Zweikampfentscheidung verbreitet. Bei der Feuerprobe mußte der Angeklagte mit bloßen Händen ein Stück rotglühendes Eisen über eine festgesetzte Entfernung hinweg tragen oder barfuß mit verbundenen Augen über rotglühende Pflugscharen gehen. Die Hände oder Füße wurden verbunden und drei Tage später begutachtet. War der Angeklagte unverletzt, wurde er für unschuldig erklärt; war er verletzt, so galt er als schuldig und wurde seiner »gerechten« Strafe zugeführt. Die Wasserprobe war die übliche Prozeßform für Mitglieder der unteren Schichten und konnte verschieden ausgeführt werden; unter anderem zwang man die Angeklagten, beim sogenannten Kesselfang die Hand bis zum Knöchel in kochendes Wasser zu tauchen, um einen Stein herauszuholen. Bei der Zweikampfentscheidung nahm man an, daß Gott den Schuldigen unterliegen lassen würde.

Eine weitere Methode, den Angeklagten der Gnade des Allmächtigen anheimzustellen, war das Losordal – hier entschied das Los über Schuld oder Unschuld, und das Giftordal, der Probebissen (iudicium offae), bei dem dem Beschuldigten ein Stück Brot in den Mund gesteckt wurde – mußte er den Bissen wieder von sich geben, war er schuldig. Die christliche Umbildung dieser Probe ist die Abendmahlsprobe, die auf dem Glauben beruht, daß ein Schuldiger das Abendmahl nicht ungestraft zu sich nehmen kann. Bei der Kreuzprobe mußten die Streitenden mit ausgebreiteten Armen vor dem Kreuz stehen. Wer die Arme zuerst sinken ließ, war schuldig. Und letztendlich prüfte man mit der Blutprobe (Bahrgericht) die Schuld eines des Mordes Verdächtigen; diese Probe gründet auf dem uralten Volksglauben, daß ein Leichnam in Gegenwart des Mörders wieder zu bluten beginnt. Seit dem Mittelalter wurde diese Probe immer wieder angewendet (so auch im Nibelungenlied beschrieben, Hagen an der Bahre Siegfrieds).

Amin Maalouf, Der Heilige Krieg der Barbaren, Eugen Diederichs Verlag, München, 1996

Grippe

Die Influenza oder Virusgrippe – nicht zu verwechseln mit der heutzutage harmlosen Erkältung – ist eine häufig epidemisch auftretende Infektionskrankheit der oberen Atemwege. Die Erreger werden meist in der kalten Jahreszeit durch Tröpfchen (Niesen/Husten) übertragen. Nach einer Inkubationszeit von einigen Stunden oder Tagen treten die typischen Symptome Schüttelfrost, hohes Fieber, Kopfschmerzen, Muskelschmerz und Appetitlosigkeit auf. Nach den Orten ihres ersten Auftretens wurden 1918 die Spanische, 1957 die Asiatische und 1968 die Hongkong-Grippe benannt.

Am 24. September 1918 machte das Versorgungsschiff »Forsete« im Eisfjord von Spitzbergen fest. Seine Passagiere, junge, kräftige Männer, waren gekommen, um sich in den Kohlebergwerken der Insel über den Winter ein Zubrot zu verdienen. Doch auf dem Schiff war die Grippe ausgebrochen. Das örtliche Krankenhaus nahm die Fiebernden auf, helfen konnte man ihnen mangels Medikamenten kaum. Am 7. Oktober waren sieben Männer tot, der jüngste 19, der älteste 28 Jahre alt. Man begrub sie auf dem kleinen Friedhof von Longyearbyen. Wissenschaftler wollen nun die Toten ausgraben, um das Virus zu finden, das weltweit Millionen Menschen getötet hatte: Den Erreger der »Spanischen Grippe« von 1918, der schlimmsten Seuche der modernen Geschichte. Die Grippe erreichte die hintersten Winkel der Erde, tötete Menschen aller Hautfarben und kostete mehr Leben als der Erste Weltkrieg, der gerade zu Ende ging. Konservative Schätzungen gingen von 21 Millionen Grippetoten aus, aber es gibt Berechnungen, nach denen 40 bis 50 Millionen dem Virus zum Opfer fielen, 20 Millionen allein in Indien. Die Influenza raffte Eskimos dahin und tötete Insulaner in der Südsee genauso wie Amerikaner in New York. Die Opfer waren keineswegs alt und gebrechlich; sie starben mit 20, mit 30 oder 40 – oft nach nur drei Tagen, die Lungen voller Blut und Wasser. Doch seit der schweren Krankheitswelle im Winter 1918/1919 ist das Virus verschollen. Würde man es wiederfinden und analysieren, könnte man einen Impfstoff für zukünftige Epidemien entwickeln.

Obwohl jedes Jahr zu Impfungen gegen die Influenza aufgerufen wird, nehmen die Menschen die Grippe nicht ernst und verwechseln sie gerne mit »grippalen Infekten«. Und das, obwohl im Jahr 1995/1996 immerhin mindestens 7000 Menschen allein in Deutschland an der Grippe starben. Jetzt ist Hilfe in Sicht, denn australischen Forschern gelang es per Computer, einen Hemmstoff gegen Grippeviren zu entwickeln. Erste Versuche mit Freiwilligen ergaben positive Ergebnisse, doch bis das Medikament wirklich auf dem Markt ist, müssen die Ärzte weiterhin mit alten Hausmitteln gegen die bösartigen Viren kämpfen.

K. U. Benner, Gesundheit und Medizin heute, Midena Verlag, Küttigen/Aarau, 1994; Focus, 18. 1. 1999; Stern, 18. 12. 1997/14. 1. 1999

Grubenunglück

Trotz aller Sicherheitsvorkehrungen ist der Beruf des Bergarbeiters auch heute noch ein gefährlicher. Stollen stürzen immer wieder ein und begraben die Menschen, die in ihnen arbeiten, bei lebendigem Leibe. In spektakulären Rettungsaktionen gelingt es manchmal, Überlebende zu bergen, doch für die meisten der Verschütteten kommt jede Hilfe zu spät.

Am 21. Oktober 1930 ereignete sich im deutschen Steinkohlefördergebiet Alsdorf ein tragisches Unglück, bei dem die Zeche, in der mehr als 2000 Menschen beschäftigt waren, mit einem Schlag vernichtet wurde. Der mächtige stählerne Förderturm knickte wie ein Strohhalm um und versperrte den Eingang zur Grube, in der sich zu diesem Zeitpunkt über 200 Bergleute befanden. Sie wurden in 460 Metern Tiefe verschüttet. Die wenigen Überlebenden standen unter Schock. Die Bergungsmannschaft drang nur langsam vor. Die dritte Sohle war mit Schwerverletzten und Toten übersät, viele Opfer verbrannt und verstümmelt. Die Gänge waren mit stinkenden Gasen gefüllt, die Brechreiz hervorriefen. Für die Rettungsmannschaften schien es unmöglich, zu den Verschütteten vorzudringen. Trotzdem arbeiteten die Helfer fieberhaft, bis zur traurigen Gewißheit, daß die Menschen im Schacht tot waren. Die Ursache der Katastrophe konnte nie geklärt werden, eine erste Theorie, das Dynamitlager der Zeche sei explodiert, blieb unbestätigt, denn alle Sprengstoffvorräte waren unversehrt.

Das große Buch der Katastrophen, Tosa Verlag, Wien, 1998

Guillotine

Erfunden wurde das Gerät, das besonders während der französischen Revolution so viele Köpfe von den Rümpfen trennte, bezeichnenderweise von einem Arzt namens Louis (1723–1792). Und nach ihm nannte man das Gerät zunächst Louisette oder Petite Louison. Ein anderer Arzt, Dr. J. I. Guillotin (1738–1814) war es, der vorschlug, die Todesstrafe in Zukunft generell durch eine Köpfmaschine zu vollziehen. Das verbesserte Modell ließ er von einem deutschen Mechaniker anfertigen. Damit waren die im Mittelalter gebräuchlichen Hinrichtungsgeräte wie die italienische Mannaja, die britische Maid und die deutsche Diele aus der Mode.

Einer, der die Guillotine bediente und beherrschte wie kein zweiter, war der Chevalier Charles-Henri Sanson de Longval, ein feinsinniger, gebildeter Jüngling, der eigentlich Arzt hatte werden wollen. Als sein Vater erkrankte, mußte er jedoch 19jährig das Studium abbrechen und des Vaters Henkersamt übernehmen, um die Familie zu ernähren. Sanson heiratete Marianne Jugier, eine junge Dame, die nicht aus Henkerkreisen stammte. Das war äußerst ungewöhnlich, denn Henker fanden in der Regel Ehepartner nur unter ihresgleichen. 20 Jahre nach der Trauung, genau am 21. Januar 1793, war die Hinrichtung Ludwigs XVI. von Frankreich angesetzt. Charles-Henri weigerte sich jedoch, seinen König zu köpfen, und verbarrikadierte sich in seinem Haus. Um das Leben seiner Frau zu retten, fügte er sich schließlich und willigte ein, den unglücklichen Ludwig hinzurichten. Marianne wurde jedoch bei der Erstürmung des Hauses von einem Polizisten erschossen. Von diesem Tag an lebte Charles-Henri Sanson nur noch für ein Ziel: Er schwor unbarmherzige Rache. Robespierre und die anderen Revolutionäre, die er für den Tod seiner geliebten Frau verantwortlich machte, zu köpfen war sein Lebenszweck – und wie man aus der Geschichte weiß, erfüllte sich sein Wunsch. Als Sanson eines Tages mit Napoleon zusammentraf, fragte der Kaiser ihn gönnerhaft, ob er noch schlafen könne, nachdem er etwa dreieinhalbtausend Menschen hingerichtet hatte. Der Henker zögerte keine Sekunde mit der Antwort: »Wenn die Kaiser und Könige und Diktatoren ruhig schlafen können, warum soll's nicht auch der Henker können?«

Hrsg. RTL Buchedition, Unser Jahrhundert im Bild, Orbis Verlag, München, 1999; Henri Sanson, Tagebücher der Henker von Paris, Verlag C. H. Beck, München, 1989

H

Hängen

Das Hängen war eine Strafe, die vor allem Diebe und fast nur Männer traf. Während Enthauptete durchaus eine Chance auf ein ehrenvolles Begräbnis hatten, ließ man Gehenkte oft monatelang am Galgen baumeln. Der Körper löste sich langsam auf und fiel stückweise herab, dieses gräßliche Schauspiel war Teil der Strafe. Angehörigen war es verboten, den Leichnam heimlich vom Galgen zu nehmen. Die Gebeine der Gehenkten wurden nicht auf dem Friedhof beigesetzt, sondern unter dem Galgen in Gruben verscharrt. Als man 1471 eine solche Grube in Augsburg öffnete, fand man die Schädel von 250 Gehenkten, 32 tote Diebe hingen noch am Galgen. Je nach Urteil wurde die Strafe auf verschiedene Weise vollstreckt: Der Tod trat rasch ein, wenn der Delinquent von der Leiter gestoßen wurde. War der Knoten des Stricks richtig gelegt, so brach er dem in die Schlinge Fallenden gleich das Genick. Qualvoll starb, wer langsam am Strick hochgezogen wurde oder an den Füßen aufgehängt wurde, den Kopf nach unten. In diesem Fall konnte sich das Leiden über Tage hinziehen. Mit bzw. zwischen Hunden gehenkt zu werden, galt als äußerst schmachvoll und traf damals vor allem Juden. Die Tiere waren zumeist völlig ausgehungert und wurden rechts und links vom armseligen Übeltäter an den Hinterläufen aufgehängt. Wie sie vor Hunger und Schmerz um sich gebissen haben werden, mag man sich kaum vorstellen.

Wer zum Strang verurteilt war, konnte jedoch noch am Galgen eine letzte Ehrung erfahren, etwa dadurch, daß er an höherer Stelle aufgeknüpft wurde als andere. Schier Unglaubliches ereignete sich 1438 in München: Ein Gehenkter ward am Galgen wieder lebendig. Man nahm ihn herab und half ihm davon, »da er heilig ward am Galgen«.

Zwar geschah dergleichen selten, doch nicht immer war das Leben der Delinquenten gleich nach der Strangulierung erloschen. Passanten staunten nicht schlecht, als im Jahr 1567 in den Niederlanden eine wegen ihres evangelischen Glaubens am Galgen baumelnde Frau vier Stunden nach ihrer Hinrichtung lebende männliche Zwillinge gebar.

Noch im vergangenen Jahrhundert machten Richter auch vor kaum den Kinderschuhen entwachsenen Minderjährigen nicht halt mit ihren Todesurteilen:

Im März 1831 raubte der 14jährige John Andy Bird Bell einen 13jährigen Jungen aus, der für seinen Vater Geld kassiert hatte, und schnitt seinem Opfer anschließend die Kehle durch. Er wurde gefaßt und angeklagt. Der Prozeß in Maidstone dauerte etwa zwei Minuten, dann waren sich die Geschworenen einig und sprachen den Knaben – ohne sich auch nur von ihren Sitzen erhoben zu haben – für schuldig. Allerdings empfahl die Jury dem Richter eine Begnadigung zu lebenslanger Haft angesichts der entsetzlich barbarischen Erziehungsmethoden, unter denen John Andy zu leiden hatte. Der Richter jedoch verhängte die Todesstrafe. Bell wurde an einem Freitag verurteilt und am Montagmorgen draußen vor dem Gefängnis von Maidstone gehängt. An die 5000 Menschen waren gekommen, sich an dem Spektakel zu ergötzen.

In jenem Jahr wurden in Großbritannien 52 Menschen gehängt, John Andy Bird Bell war das letzte Kind, das zu dieser drakonischen Strafe verurteilt wurde.

Hrsg. Sigrid Metken, Die letzte Reise, Hugendubel, 1984; Norbert Ohler, Sterben und Tod im Mittelalter, Artemis Verlag, München / Zürich, 1990; Wolfgang Schild, Die Geschichte der Gerichtsbarkeit, Nikol Verlagsgesellschaft, Hamburg, 1997; Ingo Wirth, Tote geben zu Protokoll, Bechtermünz Verlag, Augsburg, 1998; Die schwarze Seite, http://freunde.imperium.de

Halskrause, gedornte

Dieses ca. fünf Kilogramm schwere, im mittelalterlichen Europa weitverbreitete Instrument aus Eisen war ringsherum mit spitzen Dornen besetzt und wurde im Nacken des Opfers geschlossen. Mittels eines eisernen Ringes und einer schweren Kette waren zwei Handschellen daran befestigt. Sobald die Gefangenen dem

Gewicht ihrer gefesselten Arme nachgaben, bohrten sich die Stacheln in den Hals. Das Fleisch im Bereich von Nacken, Schulter und Kiefer wurde auf diese äußerst qualvolle und schmerzhafte Weise schließlich bis auf die Knochen abgetragen. Der sich ausbreitende Wundbrand, Blutvergiftungen und die Erosion der Knochen führten binnen kurzer Zeit zum Tod. Die leicht praktikablen und preiswert herzustellenden Martergeräte waren besonders bei sparsamen Kommunen beliebt: Sie arbeiteten von selbst, Tag und Nacht, verursachten keine unvorhergesehenen Zwischenfälle, bedurften keiner Aufsicht und ersparten die Kosten für den Henker.

Horst Herrmann, Passion der Grausamkeit, 2000 Jahre Folter im Namen Gottes, C. Bertelsmann, München, 1994

Handgranate

Die Nahkampfwaffe der Infanterie wurde von den Grenadieren des 16. bis 18. Jahrhunderts gebraucht. Da sie lediglich in einer Entfernung von bis zu 30 Metern vernichtend wirksam war, verlor die Handgranate danach an Bedeutung für kriegerische Auseinandersetzungen, bis sie in Form von Ei-, Stiel- und Kugelgranaten im Ersten Weltkrieg wieder eingesetzt wurde. Immer wieder gelangen solche Waffen auch in unbefugte Hände:

Als Nachbarn in der Mainzer Innenstadt, Bahnhofstr. 14, in den frühen Morgenstunden einen furchtbaren Knall und dann laute Schreie hörten, informierten sie sofort Polizei und Feuerwehr. Den eiligen Helfern bot sich ein schreckliches Bild. Im Schlafzimmer seiner Wohnung im dritten Stock lag der Maurer Pasquale Z. (45), grausig zugerichtet, tot in seinem Bett. Daneben, ebenfalls schwer verstümmelt, seine Frau Martina (38, Friseurin), die sofort ins Krankenhaus gebracht wurde. Sie starb jedoch wenige Stunden später. Die 14jährige Tochter des Ehepaars, die in einem anderen Zimmer geschlafen hatte, stand unter schwerem Schock und wurde ebenfalls ins Krankenhaus gebracht. Kurz darauf war die Polizei sicher, daß die Explosion einer Handgranate das Unglück verursacht hatte. Völlig rätselhaft war zunächst jedoch, wie Pasquale Z. an die Granate kommen konnte und warum sie gerade in seinem Schlafzimmer losging. Nachbarn beschrieben den Handwerker als »normalen und anständigen Mann«. Später stellte sich heraus, daß die Handgranate vermutlich vom 19jährigen Sohn der Familie mit in die Wohnung gebracht worden war. Die Eltern hatten den verdächtigen Gegenstand im Zimmer des Sohnes entdeckt – der 19jährige befand sich zu der Zeit in Polizeigewahrsam, weil gegen ihn wegen Autodiebstahls ermittelt wurde. Der Vater hatte offenbar angenommen, daß die Handgranate nur eine Attrappe war – ein tödlicher Irrtum.

Bild am Sonntag, 14. 12. 1997

H

Harakiri

Aus den japanischen Begriffen »hara« für Bauch und »kiru« für schneiden setzt sich die Bezeichnung Harakiri für eine spezielle Form der Selbsttötung zusammen. Harakiri war für unterlegene Krieger bis 1868 obligatorisch, wurde nach der offiziellen Abschaffung durchaus auch freiwillig begangen.

Der japanische Krieger war sich stets des tragischen Schicksals bewußt, das am Ende auf ihn wartete – und dieses Ende mußte erhaben und vom Betreffenden gut vorbereitet sein, damit er im kritischen Augenblick genau wußte, was er zu tun hatte und durch nichts ins Wanken gebracht wurde. Die letzte Begegnung mit seinem Schicksal war das wichtigste Ereignis seines Lebens, ein ehrloser Tod konnte dessen ganzen Sinn in Frage stellen. »Die Art zu sterben«, schreibt ein berühmter Samurai-Gelehrter, »kann ein ganzes Leben rechtfertigen.« Von allen Todesarten war dem Krieger keine verhaßter als die Gefangennahme und Hinrichtung durch den Feind. Das bedeutete nämlich nicht nur unerträgliche Erniedrigung, sondern, weit schlimmer, die Vernichtung des Rufes seiner Familie. Erst so wird die Bedeutung des Selbstmordes als ehrenwerter Tod für einen gescheiterten Helden verständlich. Kaum ein Held der westlichen Welt hat seinem Leben durch freiwilligen Selbstmord ein Ende gesetzt. In Japan dagegen galt seit der frühesten Zeit die Selbsttötung als Rettung vor Schande und höchster Beweis der Integrität. Die häufigste Methode bestand darin, sich mit einem kurzen Schwert oder Dolch die Halsschlagader zu durchtrennen. Diese nahezu unfehlbare Methode wurde auch später von einsamen Kriegern angewandt, die sich zuvor den Bauch von links nach rechts – so schrieb es das Ritual vor – aufgeschlitzt hatten, um schneller zu sterben.

Im Jahr 587 befehligte Yorozu von Totoribe eine große Kompanie, mußte aber nach dem Tod seines Klanfürsten fliehen und sollte deswegen hingerichtet werden. Hunderte von Soldaten wurden ausgesandt, den Unehrenhaften einzufangen. Es gelang Yorozu, 30 von ihnen mit Pfeil und Bogen zu töten, bevor seine Lage aussichtslos wurde und er sich mit seinem Dolch den Hals durchbohrte und starb. Bei Hofe entschied man: »Sein Körper soll in acht Stücke zerteilt, je ein Stück in die Provinzen gebracht und dort am Pranger zur Schau gestellt werden.« Doch der weiße Hund, der Yorozu immer begleitet hatte, rannte heulend um die Leiche herum und nahm schließlich den Kopf seines Herren, um ihn auf einen Erdwall zu tragen; dann legte er sich neben den Leichnam und bewachte ihn, bis er verhungert war. Das erstaunliche Verhalten des trauernden Tieres rührte die Beamten, und so wurde Yorozus Familie erlaubt, Herrn und Hund nebeneinander zu bestatten. Die Geschichte von Yorozus Tod und seinem Verhalten in der Niederlage ist das erste schriftliche Zeugnis eines Harakiri-Todes.

Vorbildhaft für spätere Kriegergenerationen war die Art und Weise, wie Minamoto no Yoshitsune, ein Leutnant der äußeren Palastwache des 12. Jahrhunderts, Harakiri beging:

Entschlossen zog er sein Schwert und senkte es »unter seiner linken Brust in seinen Körper. Er stieß es so tief hinein, daß die Schneide fast aus dem Rücken wieder heraustrat. Er machte einen tiefen Schnitt gegen seinen Bauch, riß die Wunde in drei Richtungen auf und zog seine Eingeweide heraus. Er wischte das Schwert am Ärmel seines Gewandes ab und drapierte dieses um seine Schultern. Dann lehnte er sich mit dem oberen Teil des Körpers auf eine Armstütze.« Der 33jährige Yoshitsune ging als besonderer Held in die Geschichte Japans ein.

Ivan Morris, Samurai oder von der Würde des Scheiterns, Insel Verlag, Frankfurt a. M., 1989

Heldentod

Das altgermanische Substantiv »Held« bedeutete ursprünglich »freier Mann« oder »Krieger«. Im Laufe der Zeit entwickelte sich daraus das heutige Verständnis des Begriffs, mit dem wir Menschen bezeichnen, die sich mit ungewöhnlichem Mut schwierigen Aufgaben stellen oder besondere Taten vollbringen. Wenn sie dabei ihr Leben verlieren, sprechen wir vom Heldentod.

Bis zum Ersten Weltkrieg war Napoleons Krieg gegen Rußland mit etwa 400000 gefallenen Soldaten der verlustreichste Feldzug der Geschichte gewesen. Doch dann kam das Jahr 1914, und es begann ein Massensterben auf dem Schlachtfeld, wie es bis dahin nicht für möglich gehalten worden war. 13 Millionen Menschen verloren ihr Leben, mehr als doppelt so viele als in allen bedeutenden Kriegen zwischen den Jahren 1790 und 1914 zusammen. Allen Gefallenen war jedoch eines gemeinsam: Sie ließen ihr Leben für das Vaterland, starben den Heldentod. Handwerker, Arbeiter, Kaufleute, an der Front waren diese Standesunterschiede bedeutungslos. Ob hochdekorierter Offizier oder einfacher Soldat, wer für sein Land gestorben war, wurde als Held geehrt – und verdient es aus Sicht der meisten Menschen bis heute. Wie früher nur Könige und Fürsten wurden jetzt die gefallenen Soldaten durch Denkmäler geehrt, wurden Zentrum eines Kults. Nach einem Besuch des Schlachtfelds von Waterloo kurz nach der legendären Niederlage Napoleons schrieb Sir Walter Scott: »Alle widerwärtigen Hinweise auf das Gemetzel sind inzwischen beseitigt, die Leichen der Männer und die Kadaver der Pferde wurden entweder verbrannt oder beerdigt.« Immerhin, denn auch das Begraben der Helden – und wenn es nur ein Verscharren war – war zu jener Zeit nicht unbedingt üblich. Noch 1813 entdeckte ein Arzt nach dem triumphalen Sieg Preußens über Napoleon zufällig die nackten Leichen sogenannter gefallener Helden auf einem Schulhof liegend, wo sie von Raben und Hunden gefressen wurden.

Immer wieder tauchte ein Problem auf: Wie sollte den Hinterbliebenen die traurige Nachricht vom Tod ihrer Väter, Ehemänner, Söhne und Brüder überbracht werden? Man machte sich Gedanken und belehrte in den vom Oberkommando der Wehrmacht herausgegebenen »Mitteilungen für die Truppe« im Dezember 1943: »So praktisch ein Stempel im amtlichen Schriftverkehr ist, so unpassend ist er bei der Übermittlung persönlicher Nachrichten. Da ist zum Beispiel eine Einheit auf den Gedanken gekommen, folgenden Stempel anfertigen zu lassen: ›An Absender zurück; Empfänger gefallen für Großdeutschland.‹ Es ist eine Frage des Fingerspitzengefühls, warum dies nicht geht. Eine solche allerpersönlichste Angelegenheit muß anders erledigt werden. In dem Fall muß sich die Einheit schon die Zeit nehmen, diese Nachricht handschriftlich zu vermerken. Andernfalls würden die Empfänger einen geradezu trostlosen Eindruck von einem Massenbetrieb und einem gefühllosen Schematismus bekommen, der ja in Wirklichkeit gar nicht vorhanden ist. Es hat auch vereinzelt Fälle gegeben, in denen Einheiten für die Benachrichtigung von Angehörigen über den Soldatentod eines Kameraden die Form hektographierter Briefe gewählt haben. Das erspart sicher viel Arbeit, ist aber unerhört geschmacklos. Ist es nicht ein unerträglicher Gedanke, daß eine Familie diese Urkunde, die noch den Enkeln wie ein Heiligtum gezeigt werden soll, in der Form eines hektographierten Briefes besitzen soll?«

Die Reaktionen der fürderhin formvollendet informierten Hinterbliebenen waren unterschiedlich. Wie aus den Todesanzeigen leicht erkennbar wurde, beklagten die einen den »schönen Tod vor dem Feind«, »den Heldentod für das Vaterland in stolzer Trauer«, andere fragten betrübt und sehr verständlich auf dem geduldigen Zeitungspapier: »Warum müssen Soldaten sein? Warum können die Menschen nicht ohne Kriege leben?«

Hans Mader, Es ist echt zu bitter, Germa-Press, Hamburg, 1990; George C. Mosse, Gefallen für das Vaterland, Klett Cotta, Stuttgart, 1993

Heroin

Heroin ist ein pulverisiertes Narkotikum ähnlich dem Morphium. Das weiße oder bräunliche Pulver kann geraucht, geschnupft oder – in Wasser gelöst – injiziert werden und hat eine schmerzstillende Wirkung. Außerdem verschafft der Stoff ein Gefühl von Wärme und Ruhe, macht schläfrig und tilgt jedes Interesse an der Außenwelt. Überdosiert führt er zum Tod. Jede Woche stellt die

Polizei in Deutschland 20 Kilo Heroin sicher, und jede Woche sterben 32 Menschen an dem Rauschgift.

In der Gewißheit, das 30. Lebensjahr nicht zu überstehen, lebte Janis Joplin (1943–1970) ihr Leben rasant und risikoreich. Sie rauchte wie ein Schlot, soff Wodka bereits zum Frühstück und nahm Drogen jedweder Art. Eines Tages lernte sie einen jungen Mann namens Seth Morgan kennen. Seth kam aus einer wohlhabenden New Yorker Familie, war Student und hatte nur eine gefährliche Leidenschaft – er fuhr sein Motorrad am liebsten mit Höchstgeschwindigkeit. Der Junge imponierte der Sängerin derart, daß sie binnen 48 Stunden die gemeinsame Hochzeit planten. Unter Morgans Einfluß veränderte sich Janis von einem Tag auf den anderen: Sie trank Kaffee statt Wodka und wurde geradezu häuslich. Doch das Heroin ließ sie nicht los. Sie begann wieder zu spritzen, hielt den Rückfall jedoch vor ihren Freunden geheim. Sechsmal hatte sie in der Vergangenheit bereits eine Überdosis Drogen genommen, fünfmal war es Heroin gewesen. An diesem Samstag kaufte sich Janis Joplin Heroin in einer reinen Qualität, wie es auch für Prominente nur ganz selten zu bekommen war. Die Dosis, die sie sich injizierte, hätte sie eigentlich auf der Stelle umbringen müssen, doch Janis verließ ihr Zimmer nach dem Schuß noch einmal, um sich Zigaretten zu holen. Zurück schaffte sie es gerade noch, dann fiel sie vornüber auf den Teppichboden und wurde dort am nächsten Tag tot gefunden. Der ärztliche Befund war eindeutig: Tod durch eine Überdosis Heroin.

Seth Morgan starb 20 Jahre später, als er im Vollrausch einen Motorradunfall verursachte.

K. U. Benner, Gesundheit und Medizin heute, Midena Verlag, Küttigen/Aarau, 1994; Myra Friedman, Buried Alive, The Biography of Janis Joplin, Harmony Books, New York, 1992

Herzinfarkt

Infarkte sind heute in den Industrieländern die häufigste Todesursache. Männer sind häufiger betroffen als Frauen, Raucher öfter als Nichtraucher. Martin Luther erlag ebenso einem Infarkt wie der große Komponist Richard Wagner und die weltberühmte Entertainerin Joséphine Baker. Neben dem Faktor Alter gelten auch Fettleibigkeit und ungesunde Ernährung als risikoerhöhend. Allein in Deutschland starben 1996 über 85000 Menschen an einem Infarkt. Die Attacken des lebenswichtigen Muskels äußern sich meistens durch stechende Schmerzen in der Brust:

»Ich bin nur der Verwalter, nicht der Herr meines Lebens gewesen. Das Schicksal hat mich nicht allzusehr verwöhnt«, schrieb der Dramatiker Anton Tschechow (1860–1904) an einen Freund und spielte damit auf seine private Situation und sein chronisches Lungenleiden an. Er mußte zur Kur nach Badenweiler reisen und verabschiedete sich von einem Freund mit den Worten: »Morgen fahre ich. Leben Sie wohl, ich fahre, um zu sterben.«

Tschechow sollte recht behalten. In Badenweiler fühlte sich der Kranke absolut nicht wohl. Lieber wäre er an den Comer See weitergereist, doch Ende Juni 1904 erlitt er mehrere Herzanfälle, die ihn ans Bett fesselten. Am 2. Juli verschlechterte sich sein Zustand rapide. Seine Frau Olga versicherte jedoch in ihren Erinnerungen glaubhaft, daß selbst sie das zunächst nicht bemerkt habe, so beherrscht verbarg ihr Mann sein Leiden: »Sogar ein paar Stunden vor seinem Tod brachte er mich noch zum Lachen, indem er sich eine Geschichte ausdachte. Das war in Badenweiler. Nach drei schweren, anstrengenden Tagen ging es ihm gegen Abend besser. Er überredete mich, im Park spazierenzugehen, weil ich die Tage zuvor nicht von ihm gewichen war; und als ich zurückkam, war er ganz beunruhigt, daß ich nicht zum Essen ging (...) Ich hatte mich nach dem Spaziergang bequem auf den Divan gehockt und lachte aus vollem Halse über seine Geschichte, und es kam mir nicht in den Sinn, daß ich binnen weniger Stunden vor der Leiche Tschechows stehen würde.«

In dieser Nacht wachte Anton Tschechow mit starken Atembeschwerden auf. Der Arzt wurde gerufen und ließ Champagner bringen. Anton Pavlovic, so erinnerte sich seine Frau, »setzte sich auf und sagte irgendwie bedeutungsvoll laut zu dem Arzt auf deutsch (er konnte nur sehr wenig deutsch): ›Ich sterbe ...‹ Dann nahm er das Glas, drehte das Gesicht zu mir, lächelte sein wunderbares Lächeln, sagte: ›Ich habe schon so lange keinen Champagner mehr getrunken‹, trank das Glas in aller Ruhe aus, legte sich still auf die Seite und war bald für immer verstummt.«

Der Sarg mit Tschechows Leichnam wurde kurz darauf mangels passenderen Gefährts in einem Güterwagen mit der Aufschrift »Für Austern« nach Moskau gebracht. Auf dem Bahnhof hatten sich Menschen eingefunden, die ihrem geliebten Schriftsteller die letzte Ehre erweisen wollten. Fälschlicherweise folgten jedoch einige von ihnen dem zur gleichen Zeit aus der Mandschurei gebrachten Sarg des Generals Keller und wunderten sich, daß Tschechow vermeintlich mit lauter Militärmusik zu Grabe getragen wurde.

Ähnlich friedlich starb ein bildender Künstler von Weltruhm an den Folgen einer Herzattacke. »Mein Leben war oft dramatisch – aber nie tragisch«, sagte Pablo Picasso (1881–1973) gern über sich selbst. 91 Jahre war Picasso alt, als das Genie sich eines Tages über Unwohlbefinden beklagte und ganz gegen seine Gewohnheit im Bett blieb. Doch auch dort konnte er die Finger nicht von Stift und Papier lassen, und Freunde und Ärzte waren sicher, der energische Künstler würde sich noch einmal erholen. Auch am 8. April 1973 arbeitete er in seinem Bett. Das Zimmer war voll von Zeichnungen, die er nachts angefertigt hatte. Picasso ließ sich Frühstück und die Sonntagszeitung ans Bett bringen und guckte aus dem Fenster in den strömenden Frühlingsregen. Als seine Freundin Jacqueline Roque wenig später fürsorglich nach ihm schauen wollte, war der alte Mann bereits tot. Eine Hand preßte das Bettlaken zusammen, die andere lag zwischen den Seiten von Le Monde. »Es muß ein Übergang ohne Schmerzen gewesen sein, es hat nur wenige Augenblicke gedauert, dann stand sein Herz still«, konstatierte einer der herbeigerufenen Ärzte später. Auf Anordnung Jacquelines blieb das Landhaus geschlossen – nicht nur für Journalisten, sondern auch für viele der Maler- und Schriftstellerkollegen des Verstorbenen. Nur engste Freunde und Familienangehörige wurden zur Totenwache zugelassen. Lächelnd lag der große alte Mann aufgebahrt auf seinem Bett. Picasso wurde in der Blumenanlage vor dem Eingang seines Schlosses in Aix-en-Provence begraben.

Vier Jahre später – ebenfalls in Paris – starb eine international gefeierte Sängerin an den Folgen eines Infarkts: Nach der Trennung von Aristoteles Onassis lebte die weltberühmte Sopranistin Maria Callas (1923–1977) sehr einsam und isoliert in ihrem Pariser

Appartement. Nachdem sie im Frühjahr 1977 ihr Testament gemacht hatte, setzte sie jedoch keine Unterschrift darunter, denn nach einem alten griechischen Aberglauben lockt man mit diesem Akt den Tod herbei. Am 16. September war sie am späten Vormittag gerade auf dem Weg ins Badezimmer, als sie plötzlich einen stechenden Schmerz in der linken Brust spürte. Maria Callas stürzte mit einem dumpfen Aufprall zu Boden. Aufgeschreckt durch das ungewohnte Geräusch, eilte ihr Personal herbei und flößte ihr starken Kaffee ein, während man versuchte, den persönlichen Arzt der Sängerin zu rufen. Weder er noch das American Hospital waren jedoch zu erreichen. Als schließlich ein Arzt organisiert werden konnte, war Maria Callas bereits tot. Sie wurde in ihren Privaträumen mit einem Kreuz und einer roten Rose auf der Brust aufgebahrt und am 20. September bestattet. Nach der Einäscherung wurden ihre sterblichen Überreste in einem Miniatursarg, nicht größer als eine Zigarrenkiste, mit der Nummer 16258 versehen, aufbewahrt. Die Türe war noch nicht geschlossen, da entbrannte ein heftiger Streit um das Erbe. Zwölf Millionen galt es zu verteilen, zwölf Millionen, für die es keine rechtskräftige testamentarische Verfügung gab und um die Marias erster Mann und ihre Mutter – beide in den 80ern – erbittert kämpften. Etwa ein Jahr nach dem Tod stahl jemand den kleinen Sarg. Der Dieb kam jedoch nicht weit mit seiner Beute, die Asche des Opernstars wurde wenig später in einer entlegenen Ecke des Friedhofs wiedergefunden. Im Frühjahr 1979 überführte man den Sarg dann nach Griechenland und streute die Asche mit einer feierlichen Zeremonie in die Ägäis.

Manche Menschen werden jedoch auch in Augenblicken vollkommenen Glücks von einem Herzinfarkt ereilt: Ein japanisches Ehepaar nahm sich die Sache mit den »Freuden der Ehe« etwas zu sehr zu Herzen. Als Sachi und Tomio Hidaki 1978 heirateten, war das junge Ehepaar so schüchtern und unerfahren, daß sie beschlossen, den Vollzug der Ehe noch ein wenig aufzuschieben. 14 Jahre später trauten sie sich dann doch, einander näherzukommen. Die Aufregung des ersten Males war zuviel: Beide verschieden an einem Herzanfall.

Nicht mehr ganz so jung, aber offenbar mit den ehelichen Pflichten ebenfalls überfordert war 1983 ein 93jähriger Amerikaner, der soeben seine 105jährige Braut geehelicht hatte. Am nächsten Morgen wurden die beiden Frischvermählten tot im Doppelbett gefunden. Doch auch außerehelicher Sex kann unter Umständen tödliche Gefahren bergen: Der britische Premierminister Lord Palmerston starb jedenfalls am 18. Oktober 1865 an einem Herzanfall, während er sich gerade mit einem jungen Dienstmädchen auf seinem Billardtisch amüsierte.

K. U. Benner, Gesundheit und Medizin heute, Midena Verlag, Küttigen/Aarau, 1994; Hrsg. Domenico Porzio und Marco Valsecchi, Pablo Picasso, Mensch und Werk, Südwest Verlag, München 1973; Martha Schad, Frauen, die die Welt bewegten, Pattloch Verlag, Augsburg, 1997; Karl Shaw, Das Lexikon der Geschmacklosigkeiten, Wilhelm Heyne Verlag, München, 1998; Arianna Stassinopoulos, Die Callas, Hoffmann und Campe, Hamburg, 1981; Elsbeth Wolffheim, Anton Tschechow, rororo Bildmonographie, Rowohlt Verlag, Reinbek, 1982; Statistisches Bundesamt Wiesbaden, 1998

Herzstillstand

Bei einem Herzstillstand bricht der Mensch plötzlich bewußtlos zusammen, der Puls ist nicht zu fühlen, die Atembewegungen hören auf. Meistens ist ein Infarkt die Ursache, doch auch ein Schock kann zum Herzstillstand führen.

Andrew Higgins, Major der britischen Kolonialarmee, biwakierte mit seinem Regiment in der Gangesebene. Am 12. Mai 1912 spielte der als cholerisch bekannte Major mit drei anderen Offizieren eine Partie Whist, während einige Soldaten um die Spieler herumstanden und ihnen zuschauten. Plötzlich sah einer der Soldaten eine hochgiftige Viper, die sich am Knöchel des Majors entlangschlängelte. Der Biß dieses Tieres wirkte – das wußte jeder – unrettbar tödlich. Der brave Soldat wählte einen möglichst eindringlichen und gleichzeitig sachlichen Ton, um seinen leicht aufbrausenden Vorgesetzten von der lauernden Gefahr in Kenntnis zu setzen. »Ich bitte Major Higgins dringlichst, mir zu glauben. Ganz ohne Zweifel liegt eine Hornviper auf seinem linken Schuh. Es scheint, als wolle sie sich langsam hochschlängeln.« Der Major wurde totenblaß, zuckte jedoch mit keiner Wimper, fühlte er das todbringende Scheusal doch bereits auf seinem Schienbein. Ein beherzter Oberst brachte seinen Revolver in Anschlag, während sich das 60 Zentimeter lange Reptil bereits um die Wade des Majors schlängelte. Higgins traf eine Entscheidung: »Oberst, zerschießen sie mir das Knie.« Der Oberst drückte ab und zertrümmerte den Kopf der Schlange, aber leider auch den Knochen des Majors. Higgins kam in ein Krankenhaus, und die Verletzung zwang ihn, den Dienst zu quittieren. Zu seinem Abschied planten seine ehemaligen Kameraden, ihm einen Streich zu spielen und überredeten den Rekonvaleszenten zu einer letzten Partie Whist. Wie vor sechs Monaten versammelten sie sich, und während sich alle auf die Partie konzentrierten, zeigte plötzlich einer der Soldaten aufgeregt auf Higgins gesundes Bein und rief: »Da, Higgins, eine Schlange, schon wieder.« Der Major machte einen Satz, daß ihm die Karten im hohen Bogen aus der Hand flogen. Erst wurde er weiß, dann rot, dann fiel er um. Sein Herz hatte vor Schreck aufgehört zu schlagen.

Pierre Bellemare, Unglaubliche Geschichten, Weltbild Verlag, Augsburg, 1997 K. U. Benner, Gesundheit und Medizin heute, Midena Verlag, Küttigen / Aarau, 1994

Hexenjagd

Wer glaubte, das Thema Hexenjagd sei mit dem Ende des Mittelalters ein für allemal aus der Welt, sah sich nach einer Meldung aus dem Jahr 1996 getäuscht. In sieben kleinen Dörfern in Ostuganda waren die Bewohner auf Hexenjagd gegangen und hatten binnen einer Woche mehr als 30 alte Leute niedergemetzelt. Die Hatz, deren Auslöser sich nicht mehr rekonstruieren ließ, hatte in der Nähe der Provinzstadt Mbale begonnen. Die Dorfbewohner machten die vermeintlichen Hexen für den Tod von Familienangehörigen und andere Schicksalsschläge verantwortlich und schworen sich, auf eigene Faust jeden umzubringen, der oder die im Verdacht der Hexerei stand. Obwohl die Polizei dazu aufrief, die Hexenjagd sofort einzustellen, und mehrere Personen unter Mordverdacht festnahm, stachen die Fanatiker ihre Opfer mit Speeren nieder oder erschlugen sie mit Knüppeln. Die vermeintlichen Hexen und Zauberer zu finden war nicht schwer, denn in Uganda selbst sowie auch in den Nachbarländern ist es durchaus noch üblich, Hexenmeister aufzusuchen, wenn es um die Heilung von Kranken geht.

dpa-Basisdienst, Hamburg

Hexenprozesse

Während bis zum 11. Jahrhundert Zauberei im allgemeinen mit Kirchenbußen belegt wurde, setzte die Inquisition für das Delikt die Todesstrafe durch. Vor allem Frauen, denen man unterstellte, zauberkundig und im Dienste von Dämonen zu sein, wurden verfolgt, gefangen und verurteilt.

Im 16. und 17. Jahrhundert war das Morden, das in Frankreich schon im 15. Jahrhundert unglaubliche Ausmaße erreicht hatte, in ganz Europa auf dem Höhepunkt. Bis nach Skandinavien und Neuengland hatte sich der Wahn, angeblichen Hexen den Prozeß machen zu müssen und sie zu qualvollen Toden zu verurteilen, verbreitet und hielt sich bis ins 18. Jahrhundert. Verbrennungen von Hexen sind noch bekannt aus Würzburg 1749, Kempten 1775, Glarus 1782 und Posen 1793.

Wenige Jahre nach der berühmten Jeanne d'Arc erlangte die Baderstochter Agnes Bernauer traurige Prominenz. Das in Augsburg geborene Mädchen heiratete 1432 heimlich Albrecht III. von Bayern-München. Als dessen erboster Vater, der regierende Herzog Ernst, von der unstandesgemäßen Verbindung erfuhr, ließ er Agnes kurzerhand verhaften und am 12. 10. 1435 als Hexe in der Donau ertränken. Wie viele Ermordete insgesamt den Hexenprozessen zum Opfer fielen, läßt sich, da ein wesentlicher Teil der Prozeßakten vernichtet wurde, nicht mehr rekonstruieren. Die Schätzungen schwanken zwischen einer halben und neun Millionen getöteter Frauen, die auf bestialische Weise während oder nach den »Verhandlungen« den Tod fanden. In grausiger Übersichtlichkeit stellte der Jurist Hartwig v. Dassell das ganze Prozedere in einer 1597 herausgegebenen Schrift dar:

»Um zu verhüten, daß die der Hexerei Angeklagten das Maleficium faciturnitatis ausüben, soll man vorher die geeigneten Vorsichtsmaßnahmen treffen. Besonders ist darauf zu achten, daß sie nicht etwa in Kleidern und Haaren ein Amulett versteckt halten. Man lasse sie sodann binden, wobei der Richter es versuche, sie bei der Zurüstung und Anlegung der Marterwerkzeuge zum Geständnis zu bringen. Hat dieses keinen Erfolg, so beginnt die Tortur. Führt auch diese nicht zum Ziel, so ist den Angeklagten ein

Termin auf dem zweit- oder drittnächsten Tag zur Fortsetzung der Tortur zu setzen. Wenn das alles noch nicht hilft, so kann ihnen der Richter das Todesurteil verkündigen und kann sie auch, wenn die Umstände es erlauben, zur Hinrichtung hinausfahren lassen, um sie zur Reue zu bringen … Legen die Angeklagten endlich ein Geständnis ab, so sollten sie bald durch das Feuer hingerichtet werden.« Ehe man zur Folter schritt, wurden vor den Augen der Angeklagten die Folterwerkzeuge ausgebreitet, wobei der Henker ihre Anwendung detailliert beschrieb. Hatte das nicht den gewünschten Erfolg, so wurde die Angeklagte gewöhnlich einer Prozedur so scheußlicher Art unterworfen: Die Unglückliche wurde zunächst vollständig entkleidet und sah sich nun mit ihrem entblößten Körper den rohen Händen des Scharfrichters und der Henkersknechte preisgegeben. Diese begannen, am Körper der Unglücklichen nach verborgenen Zaubermitteln, durch die sie sich etwa gegen die Folter unempfindlich machen könnte, zu suchen, wobei nicht selten von Bütteln, Scharfrichtern und Gefangenenwärtern »die scheußlichste Unzucht verübt wurde«. Da möglicherweise im Haar ein Zaubermittel versteckt sein könnte, wurden der Angeklagten alle Haare und Härchen abrasiert beziehungsweise abgesengt. Dann begann der Gerichtsknecht, den Körper nach dem Hexenmal (stigma diabolicum) abzusuchen. Man glaubte nämlich, jede Hexe habe an ihrem Körper eine Stelle, an der sie unempfindlich und ohne Blut sei. Der Knecht stach daher unbarmherzig mit einer Nadel in alle Leberflecken und Warzen ein, um zu sehen, ob nach irgendeinem Stich kein Blut fließe. Die anschließenden Foltermethoden waren vielfältig, Daumen- und Beinschrauben, Abreißen der Fingernägel mit Schmiedzangen; man gab den Gefangenen extrem salziges Essen, versengte ihre Körper mit brennendem Schwefel, heißem Pech oder Kerzen. Ihre Schreie wurden mit Knebeln erstickt. Wenn, was immer wieder geschah, die Angeklagten an den Folgen der schweren Mißhandlungen starben oder sich im Hexenturm das Leben nahmen, wurde behauptet, der Teufel habe die Hand im Spiel gehabt. War es jedoch mit Hilfe der Folter gelungen, ein Geständnis zu erpressen, wurde die Verurteilte auf den Richtplatz geführt oder geschleift, wo dann zunächst die Urgicht (Verzeichnis der erpreßten Geständnisse) vorgelesen wurde, dann erfolgte sofort die Hinrichtung, in der Regel die Einäscherung. Als eine Linderung der Strafe galt es, wenn die Verurteilte zuvor enthauptet oder erwürgt und die Leiche auf einem Holzstoß verbrannt wurde. Sollte die Strafe verschärft werden, so wurden die Verurteilten auf dem Weg zum Richtplatz mit glühenden Zangen malträtiert, und man schlug ihnen vor der Hinrichtung eine Hand ab.

Rudolf Krämer Badoni, Judenmord, Frauenmord, Heilige Kirche, Knesebeck & Schuler, München, 1988; W. G. Soldan, H. Heppe, Geschichte der Hexenprozesse, Magnus Verlag, Kettwig, 1986

Hinrichtung

Seit Menschengedenken werden bestimmte Delikte mit verschiedenen Variationen der Exekution bestraft. So war die Standardmethode für Hinrichtungen unter der Herrschaft des römischen Kaisers Tiberius das Erdrosseln. Allerdings gab es ein Gesetz, nach dem es verboten war, Jungfrauen zu erdrosseln. Tiberius sann auf Abhilfe und fand eine praktikable Lösung: Gegebenenfalls mußte die Verurteilte eben vor der Hinrichtung vom Scharfrichter geschändet werden!

Natürlich wurde nicht immer und überall jedes Vergehen gleich geahndet, doch lautete das Urteil Todesstrafe, so wurde diese meistens durch Enthaupten, Hängen, Rädern oder Verbrennen umgesetzt. Frauen wurden seltener gehängt, eher ertränkt, lebend begraben oder verbrannt. Häufig vollstreckte man an einem Übeltäter mehrere Strafen, meist für unterschiedliche todeswürdige Vergehen.

Lange Zeit war der Tag einer Hinrichtung ein regelrechter Feiertag für das Volk. Noch im 18. Jahrhundert liefen je nach regionaler Sitte Frauen um den Richtplatz herum, die den Schaulustigen Nudeln und andere Speisen feilboten. Sie konnten sich der Nachfrage kaum erwehren. Man verkaufte auf den öffentlichen Straßen Kupferstiche, auf denen das den Dieben und Räubern verordnete Schleifen auf einer Kuhhaut, Handabhacken, Zwicken mit glühenden Zangen, Rädern usw. detailliert abgebildet und beschrieben war. Alter, Geburts- und Hinrichtungsdaten der jeweiligen Verurteilten waren beliebte Zahlen für das Lotteriespiel. Die Enthauptung galt als ehrenhaft. Ein zum Strang Verurteilter, der sich und seinen Nachfahren Schande ersparen wollte, bemühte sich um eine solche. Umgekehrt wurden Raubritter, die angesichts ihres Standes grundsätzlich mit der Enthauptung rechnen durften, gelegentlich gehängt.

Die letzte Hinrichtung mit dem Schwert sah München am 12. Mai 1854. Vollzogen wurde sie an dem Sattlergesellen Christian Hussendörfer, der seinen Dienstherren erstochen hatte und mit der Beute von 13 Gulden und zehn Kreuzern geflohen war. Sieben Schwerthiebe mußte der Scharfrichter Matthias Schellerer führen, bis der Kopf des Verbrechers endlich fiel. Es gab einen derartigen Tumult, daß eine Kürassiereskorte Schellerers Wagen schützen mußte, als der vom Richtplatz nach Hause fuhr. Schellerer war der letzte Henker, der in München mit dem Schwert richtete. 73 Menschen hatte er hingerichtet, als er 1880 im Irrenhaus starb. Unter anderem wegen des schaurigen Gemetzels an Hussendörfer wurde das Fallbeil eingeführt, dem bereits am 19. August 1854 die ersten drei Delinquenten zum Opfer fielen.

Den Tod durch Enthaupten hätte François Robert Damiens sicher gerne in Kauf genommen, wenn ihm dadurch seine grauenhafte Hinrichtung erspart geblieben wäre:

Am 5. Januar 1757 verübte er mit einem Taschenmesser ein Attentat auf den französischen König, Ludwig XV. Obwohl er den König nicht nennenswert verletzt hatte, wurde er zum Tode verurteilt. Bereits vor der Hinrichtung war Damiens gefoltert und seine Beine so zugerichtet worden, daß er nicht mehr gehen konnte. Die Hinrichtung begann dann damit, daß man ihm die Hand, mit der er das Attentat ausgeführt hatte, mit einer Pfanne voll brennenden Schwefels verkohlte. Dann riß einer der Henkersknechte mit einer glühenden Zange Fleischstücke aus Armen, Brust, Bauch und Schenkeln des Unglücklichen. Nach jedem Riß legte er die Zange wieder ins Feuer und goß flüssiges Blei oder kochendes Harz in die Wunde. Anschließend sollte der Körper des Gequälten von vier kräftigen Pferden zerrissen werden. Nach dem dritten vergeblichen Versuch griff der Henker ein und durchschnitt die Sehnen Damiens an den Beinen und in den Achselhöhlen. Beim ersten Anrucken der Pferde lösten sich beide Beine vom Rumpf, die Arme folgten. Damiens war endlich von seinen unmenschlichen Leiden erlöst.

In Kriegszeiten, wenn Brutalität zur Norm und das Töten von Menschen zur grausigen Pflicht wurde, machte man auch abseits der Fronten kurzen Prozeß mit denen, die dem feindlichen Lager zugerechnet wurden.

Das Schicksal von Mata Hari alias Margaretha Geertruida Zelle erfüllte sich im Morgengrauen des 15. Oktober 1917 in Vincennes. Ein Augenzeuge aus dem 26. französischen Jägerbataillon berichtete: »Ihr Auftreten war von unglaublichem Stolz und, fast möchte ich sagen, ein wenig theatralisch. Sie umarmte ihren Verteidiger und schickte viele Abschiedskußhände in die Richtung, wo offizielle Persönlichkeiten standen. In dem Augenblick, da ich meinen Degen hob, um Feuer zu kommandieren, sah sie mir fest ins Auge und sagte: ›Ich danke ihnen, mein Herr.‹«

Durch Selbstüberschätzung, Leichtsinn und Geldgier in die Welt der Spionage geraten, wurde die Tänzerin und Lebedame Mata Hari ziemlich schnell enttarnt und verhaftet. Hauptmann Pierre Bouchardon hatte in seiner Funktion als Untersuchungsrichter die Pflicht, der Delinquentin ein Geständnis zu entlocken, und war schon bei der ersten Begegnung voller Vorurteile gegen die Frau, die ihm vorgeführt wurde. »Ich erblickte eine große Frau mit wulstigen Lippen und kupferfarbenem Teint, mit falschen Perlen an den Ohren, vom Typus einer Wilden, dennoch hatte sie die Harmonie in den Körperlinien, eine gewisse Schlankheit und ein Wiegen in den Hüften bewahrt, das nicht ohne Anmut war. Katzenhaft, geschmeidig, durchtrieben ohne Skrupel, ohne Mitleid – sie war die geborene Spionin.« Man gab Mata Hari kaum Gelegenheit, sich zu verteidigen, sondern ließ nur eine formale Rechtfertigung zu, bevor man sie zum Tode verurteilte.

Bis zum Schluß hatte Mata Hari die Hoffnung, freizukommen. Der Prozeß wurde jedoch schnell abgewickelt und am 25. Juli 1917 der Urteilsspruch bekanntgegeben: »Margaretha Geertruida Zelle ist in allen Punkten der Anklage schuldig, sie wird zum Tod durch Erschießen verurteilt.« Die Verurteilte erlitt einen Schock. Ihr Antrag auf Berufung blieb erfolglos. Zwei Monate banges Warten, dann wurde das Urteil vollstreckt. Sie war gefaßt, suchte sorgfältig ihre Kleider für den letzten Gang aus. Elegant wie in alten Zeiten verließ sie das Gefängnis, umarmte noch einmal ihre letzten treuen Begleiter, dann wurde sie von Uniformierten zum Todespfahl gebracht. Sie ergriff das Tuch, mit dem sie an den Pfahl gebunden werden sollte, und schlang es sich um die Hüfte. Die Augenbinde lehnte sie ab; Mata Hari wollte dem Schützen in die Augen sehen. Trommelwirbel und Fanfaren – das Kommando zur Exekution – Margaretha Geertruida Zelle war tot.

Ganz anders als vorgesehen, verlief die Hinrichtung eines Briten, der dank der Hilfe seines Mitgefangenen Richter und Henker ordentlich zum Narren hielt. 23. Februar 1885: Um 6.58 Uhr betraten der Pfarrer des Gefängnisses von Exeter, der Richter und der Oberaufseher die Zelle des zum Tode verurteilten Häftlings John Lee und weckten ihn. Zu ihrer großen Überraschung empfing der Sträfling die drei Männer mit einem breiten Grinsen: »Na, ist es endlich soweit? Hat meine letzte Stunde geschlagen? Bitte sehr, meine Herren – nach Ihnen.« Als der Geistliche Lee fragte, ob er noch beichten möchte, antwortete der: »Wozu? Wir sehen uns bestimmt bald wieder.«

Beim Galgen angekommen, fesselte der Scharfrichter Mr. Bery dem Delinquenten die Hände auf dem Rücken. Der Henker stülpte dem Verurteilten die obligatorische weiße Kapuze über, legte ihm die Schlinge um den Hals, ging einen Schritt zurück und gab seinem Gehilfen das Zeichen. Der zog die Schnur am Riegel der Falltür – und traute seinen Augen nicht, als die Klappe sich nicht öffnete. Eisige Stille. Der Henker faßte sich als erster und gab dem Gehilfen ein weiteres Zeichen, John Lee von Strick und Kapuze zu befreien. Der war zwar etwas blaß, wirkte aber fast amüsiert. »Hallo, da bin ich wieder«, ließ er sich vernehmen. Und zum Pfarrer, der mit weichen Knien neben ihm stand: »Ich hab's Ihnen ja gesagt, daß wir uns bald wiedersehen.« Da die Mechanik überprüft werden mußte, wurden der Pfarrer und John Lee aufgefordert, das Galgengericht zu verlassen. Diesmal funktionierte alles einwandfrei; bei Zug verschob sich der Riegel ganz normal, und die Falltür klappte mit einem dumpfen Schlag nach unten. Dem Scharfrichter war die Sache peinlich, er entschuldigte sich bei Lee: »Wir müssen es noch einmal machen, tut mir leid.« Doch zum Erstaunen aller war der immer noch ganz ruhig: »Machen Sie nur, tun

Sie ihre Arbeit.« Der Pfarrer folgte dem Häftling wieder auf das Podest und sprach seine Gebete, während Lee wieder mit Kapuze und Strick ausgestattet wurde. Der Henker gab das Zeichen, der Gehilfe zog an der Schnur – die Klappe blieb verschlossen. Verärgert befahl der Richter, den Gefangenen vorübergehend in seine Zelle zu bringen und den Mechanismus noch einmal und gefälligst gründlich zu überprüfen. Der Pfarrer fand, daß das zweifache Mißlingen als Gotteszeichen zu werten sei, und bat um Gnade für den Verurteilten, doch der Richter bestand auf seinem Urteil, und wieder wurde die Falltür genauestens ausprobiert, und wieder funktionierte alles bestens. Der Richter ließ John Lee ein drittes Mal auf das Podest steigen, der betende Pfarrer bezog ein drittes Mal Position. Der Henker gab sein Zeichen, der Gehilfe zog – die Falltür bewegte sich keinen Millimeter. Aus den Fenstern des Gefängnisses johlten die Häftlinge; der Richter, außer sich vor Wut, brüllte: »Man bringe mir den Idioten von Schreiner.« Der hieß Frank Ross, war zu lebenslanger Haft verurteilt und alles andere als ein Idiot. Der Richter ließ ihn an der Falltür hobeln, probierte den Mechanismus höchstpersönlich aus. Dreimal sauste die Falltür nach unten, dreimal baumelte der Richter am Strick, an dem er sich mit den Händen festhielt. John Lee wurde erneut geholt. Mit zitternden Händen zog ihm der Henker die Kapuze über und legte ihm den Strick um den Hals. Der Geistliche betete, der Henker gab das Zeichen zum vierten Mal, und zum vierten Mal blieb die Klappe geschlossen. Die Gefangenen tobten vor Begeisterung, der Richter verließ rasend vor Wut das Gelände, der Pfarrer sank auf die Knie und dankte Gott für das Leben des Gefangenen, der wenige Tage später zu lebenslanger Haft begnadigt wurde.

John Lee saß die kommenden 22 Jahre brav im Knast ab, nach seiner Entlassung heiratete er und starb 1943 eines natürlichen Todes. Auf dem Sterbebett verriet er schließlich sein Geheimnis: Genau an der Stelle, wo der Geistliche zu stehen hatte, hatte der Schreiner Ross ein Brett angebracht, das sich bei Belastung um einige Zentimeter verschob. Dies reichte aus, um die Falltür zu blockieren. Bei den Proben war der Pfarrer selbstverständlich nie zugegen gewesen, deshalb hatte alles einwandfrei geklappt.

Ross war der letzte Häftling, den die Justizverwaltung in England mit der Errichtung eines Galgengerüsts beauftragte.

In den USA, wo der Oberste Gerichtshof 1976 die Todesstrafe wenige Jahre nach ihrer Abschaffung wieder zuließ, hat der Staat bisher 431 Männer, jedoch kaum Frauen exekutiert.

Am 24. Februar 1999 wurde nach einem dramatischen juristischen Tauziehen das vor 14 Jahren gefällte Todesurteil gegen den deutschen Staatsbürger Karl LaGrand vollstreckt. »Keine Gnade für deutschen Killer«, titelte eine amerikanische Zeitung am Tag der Hinrichtung. 40 Zeugen sahen freiwillig zu. Als die Tür geschlossen wurde, drängten sie sich Schulter an Schulter im Zeugenraum, knapp die Hälfte von ihnen Frauen: Ein dunkler Veloursvorhang versperrt den Blick auf die Todeskammer. Es knackt und quäkt plötzlich aus dem kleinen Kopfhörer der Vollzugsbeamtin. Langsam, feierlich beinahe zieht sie den Vorhang auf. Hinter der Glasscheibe ist jetzt in einem kahlen Raum der Todeskandidat zu sehen. Er liegt auf einer Art Bahre, mitten im Zimmer – bedeckt mit einem Leinentuch. Ein Beamter kündigt ihm an, daß in Kürze sein Urteil vollstreckt wird, dann hat Karl LaGrand Gelegenheit per Mikrophon und Lautsprecher letzte Worte an seine Familie und an die Angehörigen seiner Opfer zu richten. Der Abschied dauert nur zwei Minuten, dann injizieren ihm drei Männer die tödlichen Substanzen in die Venen. Für die Zuschauer nicht sichtbar, zittert die Unterlippe des Sterbenden ein wenig – dann ist alles vorbei. Pünktlich um 20.00 Uhr verzeichnet auch der Monitor des EKG-Gerätes keinen Herzschlag mehr. Über den Köpfen der Zuschauer verkündet eine blecherne Stimme via Lautsprecher: »Die Exekution ist vorbei.«

Pierre Bellemare, Unglaubliche Geschichten, Weltbild Verlag, Augsburg, 1997; Franklin L. Ford, Der politische Mord, Junius Verlag, Hamburg, 1990; Sanson Henri, Tagebücher der Henker von Paris, Verlag C. H. Beck, München, 1989; Christine Lüders, Mata Hari, Verlag Neue Kritik, Frankfurt a. Main, 1997; Hrsg. Sigrid Metken, Die letzte Reise, Hugendubel, München, 1984; Norbert Ohler, Sterben und Tod im Mittelalter, Artemis Verlag, München / Zürich, 1990; Rudolf Quanter, Die Folter in der deutschen Rechtspflege sonst und jetzt, Verlag von H. R. Dohrn, Dresden, 1900; Karl Shaw, Das Lexikon der Geschmacklosigkeiten, Wilhelm Heyne Verlag, München, 1998; Der Spiegel, 19. 1. 1998; Stern, 4. 2. 1999 / 4. 3. 1999

Hirnschlag

Wenn im Gehirn eine Durchblutungsstörung oder eine Blutung auftritt, spricht man von einem Hirnschlag, umgangssprachlich als Schlaganfall bekannt.

Am 8. Juni 1886 stellte ein ärztliches Gutachten fest: »Seine Majestät leidet an Paranoia … und man muß sie für unheilbar erklären; durch seine Krankheit ist es vollständig ausgeschlossen, daß er Herr über seinen Willen ist … und das nicht nur länger als ein Jahr, sondern für sein ganzes Leben.«

Die Ärzte, die dieses Gutachten erstellten, hatten es nicht einmal für notwendig gehalten, den Monarchen zu untersuchen. Ludwig II. von Bayern (1845–1886) wurde festgenommen und im Schloß Berg interniert. Man teilte ihm mit, daß ein Regent ihn ersetzen würde, und er antwortete: »Ich erkenne an, daß man mich entmündigt; ich erkenne nicht an, daß man mich für wahnsinnig erklärt.« – Das war am 12. Juni. Einen Tag später befand sein Arzt Doktor Gudden, daß sich sein Patient während des Tages folgsam verhalten hatte, und er erklärte sich mit dessen Vorschlag einverstanden, ohne Eskorte zu zweit einen Spaziergang am Seeufer zu machen. Als sie gegen 22.00 Uhr jedoch noch immer nicht zurückgekommen waren, beschloß man, nach den beiden Männern zu suchen. Schließlich entdeckte man die beiden Leichen im Starnberger See, der Arzt hatte Würgemale am Hals. Bis heute kursieren zahlreiche Hypothesen über das Ende des Bayernkönigs. Bevor der Körper einbalsamiert wurde, untersuchte man das Gehirn sehr sorgfältig. Die Ärzte fanden eine ganze Reihe von Symptomen, die sie als Beweise des Wahnsinns werteten, stellten durch die Autopsie jedoch auch fest, daß er nicht ertrunken, sondern an einem Hirnschlag gestorben war.

Natalie Kaufmann, Das kleine Buch der großen Toten, Ullstein Verlag, Berlin, 1998

Hundebiß

»Der tut nichts!« ruft beinahe jeder Hundebesitzer, wenn er sieht, wie Mütter beim Anblick seines Vierbeiners ängstlich ihre Kinder in Sicherheit bringen und ältere Herrschaften verschreckt die Straßenseite wechseln. Doch während die meisten Hunde tatsächlich »nichts tun«, ist vor einigen Kampfhunden mindestens ebensoviel Vorsicht geboten, wie vor ihren häufig zur Hundehaltung gänzlich ungeeigneten Besitzern.

Es war der 8. Juni 1996, als im hessischen Mörfelden ein Staffordshire-Terrier einer 53jährigen Frau an die Kehle sprang und sie tötete. Die Dame befand sich in Begleitung der Ehefrau des Hundebesitzers, als sie den Garten des Ehepaares betrat. Im Garten befanden sich die fünf Kinder des Hundehalters und drei Staffordshire-Terrier, von denen zwei frei herumliefen. Aus unerklärlichen Gründen raste der eine Rüde los und verbiß sich so im Hals der hilflosen Besucherin, daß der Notarzt nur noch deren Tod feststellen konnte. Versuche, das wildgewordene Tier von seinem Opfer wegzuziehen, waren vergeblich, doch nach vollbrachter Schreckenstat, so der Besitzer, habe sich der Hund völlig ruhig verhalten und sei ohne Widerstände in seinen Zwinger gelaufen. Die Polizei leitete die Ermittlungen wegen fahrlässiger Tötung ein, denn laut Gesetz ist es zwar gestattet, die Tiere auf dem eigenen Grundstück frei herumlaufen zu lassen, doch sind die Besitzer dafür verantwortlich, daß die Hunde niemand angreifen.

Da das eindeutig nicht gewährleistet ist, ziehen Politiker jetzt die Konsequenzen und fordern vermehrt ein generelles Verbot der Pitbulls, Mastinos und Staffordshire-Terrier mit dem Knochenbrecher-Gebiß.

dpa-Basisdienst, Hamburg; Focus, 29. 3. 1999

Hunger

Millionen von Menschen sterben weltweit den Hungertod, und alle Hilfen und Spendenaktionen können die Not bestenfalls lindern, dem Elend jedoch letztendlich keinen Einhalt gebieten. Neben Kriegen und Naturkatastrophen sind es häufig witterungsbedingte Mißernten, die zu Hungerkatastrophen führen. Bei all dem uns umgebenden Wohlstand kaum vorstellbar, aber auch in Europa gab es Zeiten, in denen Hungersnöte Todesopfer forderten:

König Rudolf III. von Burgund (937–1033) schrieb zwei Jahre vor seinem Tod ahnungsvoll: »Indem wir den Untergang dieser sinkenden Welt vor uns sehen, erwarten wir mit Furcht das Ende allen Fleisches.« Die Wetterunbilden des Jahres 1032, die in Nordfrankreich Saaten und Obstkulturen vernichteten, schienen ihm recht zu geben. Drei Jahre lang herrschte ein katastrophaler Nahrungsmangel, der Tausende das Leben kostete. Halb wahnsinnig vor Hunger schleppten sich die Unglücklichen des Weges und stürzten sich »gleich von Dämonen besessenen Bacchanten«, wie der Mönch Andreas von Fleury erzählt, auf alles Eßbare. Gierig verschlangen sie Hunde, Ratten und Mäuse als Leckerbissen, nahmen aber auch mit Rinderkot vorlieb, der mit Asche versetzt wurde. Blüten und Blätter von Bäumen und Sträuchern weideten sie samt der Rinde wie Tiere ab und schreckten am Schluß auch nicht vor dem Verzehr von Menschenfleisch zurück. Nachts umschlichen sie Gehöfte wie reißende Wölfe, um vielleicht einen Hund zu fangen. Andere wieder brachen in Tierkoppeln ein, töteten Rinder, labten sich an ihrem Blut und verschlangen das Fleisch roh. Die geisterhaften Züge der bleichen, vor Schmutz starrenden Gestalten boten ein apokalyptisches Bild. Als glücklich galt, wer vor seinem Ende noch einen Bissen erhaschen konnte. Jeden Morgen fand man auf Gassen und Feldwegen 40 bis 50 entseelte Leiber. Die Überlebenden waren vor Kraftlosigkeit nicht mehr in der Lage, ihre Toten zu bestatten.

Ernst Werner / Martin Erbstößer, Kleriker, Mönche, Ketzer, Wissenschaftliche Buchgesellschaft, Berlin, 1992

J

Jagdunfall

Das Thema Jagd erhitzt von jeher die Gemüter. Zur Kontrolle des Wildbestandes wohl notwendig, protestieren Tierschützer heftig gegen jede Form von »sportlichem« Vergnügen, wenn Menschen ihre Hunde auf unschuldiges Wild hetzen und mit ihren Gewehren auf die Tiere zielen. Daß das umstrittene Treiben nicht nur für die Gejagten tödlich enden kann, beweist ein Fall, der sich im Sommer 1990 in Italien ereignete.

Samstag, 18. August 1990: Der 47jährige Beppino Parisoli und sein Freund und Jagdgefährte Giovanni Landini, stolze 73 Jahre alt, machen sich in den frühen Morgenstunden auf den Weg, eine lästige Krähe zu schießen. Parisoli zielt mit seinem für die Wildschweinjagd gedachten Gewehr auf den Vogel – und trifft seinen Begleiter, der schwerverletzt zusammenbricht. Ein in Parma alarmiertes Rettungsteam startet trotz widrigen Wetters sofort mit dem Hubschrauber, um das Leben des alten Herrn zu retten.

Weil heftiger Regen und dichter Nebel die Sicht erheblich erschwerten, zerschellte der Helikopter am Fuße des gut 1700 Meter hohen Monte Ventasso und explodierte. Für den Piloten, eine Notärztin und zwei Krankenpfleger kam jede Hilfe zu spät. Die Einsatzleitung hatte zuvor versucht, den Piloten des Rettungshubschraubers zur Umkehr zu bewegen, denn Landini war bereits kurz nach dem Unfall seinen Verletzungen erlegen. Der Versuch war jedoch vergeblich, denn wegen des schlechten Wetters war der Funkkontakt abgebrochen.

Ebenfalls an einem Wochenende begab sich der 30jährige Dragan Ckonjevic in den Wäldern des südserbischen Gebirges Javor auf die Pirsch, um Füchse und Dachse zu jagen. Am Sonntag, dem 5. Oktober 1997, meinte er, leichte Beute mit einem Dachspärchen zu haben, und legte sein Gewehr an. Doch noch bevor er schießen konnte, griff ihn das Dachsmännchen an und zerfetzte dem Jäger mit seinen scharfen Zähnen den Oberschenkel derart, daß der Mann wenig später im Wald verblutete. Seine Hunde rissen zwar das Dachsweibchen, der mutige Meister Grimbart selbst konnte jedoch fliehen.

dpa-Basisdienst, Hamburg

J

K

Kamikaze

Das Symbol des jederzeit zum Sterben bereiten Samurai, die Kirschblüte, die sich in ihrer ganzen Schönheit furchtlos in den Tod fallen läßt, wurde für ganze Generationen japanischer Helden zum Vorbild. Oka – Kirschblüte – nannten die jungen Kamikaze-Flieger ihre Miniaturflugzeuge. In den hölzernen Torpedos mit Spielzeugrumpf und Stummelflügeln stürzten sich im zweiten Weltkrieg Hunderte von jungen Piloten auf die riesigen Schlachtschiffe der amerikanischen Navy.

Die Oka war so konstruiert, daß sie bequem unter den Rumpf des Mutterflugzeuges paßte. Während des Zielanflugs saß der Kamikaze-Kämpfer neben dem Piloten des Transportflugzeuges. Näherten sie sich dem Gebiet, in dem amerikanische Schiffe gesichtet worden waren, nahm er kurz Abschied, salutierte und kletterte dann durch den Bombenschacht des Mutterflugzeuges in das winzige Cockpit seines fliegenden Sarges. Wenn das Ziel ausgemacht war – gewöhnlich in einer Entfernung von etwa 40 Kilometern –, zog der Kamikazepilot den Ausklinkhebel. Seine Maschine löste sich und glitt in einem Winkel abwärts, der eine Geschwindigkeit von 370 km pro Stunde zuließ. War das zu attackierende Schiff nah genug, zündete er die Raketenmotoren, die ohne jede Sicherheitsvorrichtung direkt unter seinem Sitz installiert waren. Sie erhöhten die Geschwindigkeit augenblicklich auf bis zu 960 km pro Stunde. Während der Pilot auf seine Beute zuschoß, mußte er bis zum letzten Moment die Augen weit offenhalten, denn eine letzte Kurskorrektur konnte über den Erfolg oder Mißerfolg seiner aufopferungsvollen Mission entscheiden.

Binnen weniger Monate wurden die Kamikaze-Angriffe fester Bestandteil der Kriegsführung. Die Kaiserliche Marine war annähernd handlungsunfähig, die Luftwaffe schwand dahin, doch hier hatte man einen Weg entdeckt, wie Piloten mit minimaler Erfahrung die scheinbar unverwundbaren Flugzeugträger des Feindes beschädigen oder versenken konnten. Spezialkenntnisse waren nicht erforderlich, gefragt waren Jugend und vor allem Hingabe.

Die für die Selbstmordmission ausgewählten Piloten wurden in der Regel am vorhergehenden Tag informiert. Die wenigen Auserwählten wußten, daß ihr großer Moment gekommen war und sie den Status anerkannter Helden erlangt hatten. Die anderen Piloten, die verdammt waren, auf eine Chance in der Zukunft zu warten, reagierten häufig mit bitterer, manchmal geradezu hysterischer Enttäuschung. Einer der jungen Piloten wurde immer wieder zurückgestellt, denn er war verheiratet und hatte drei kleine Kinder. Er litt unsäglich unter der Tatsache, daß er sich nicht für sein Vaterland opfern durfte. Eines Tages ertrug seine Frau das Unglück ihres Mannes nicht mehr und nahm sich und ihren drei Kindern das Leben. Jetzt endlich war der junge Mann frei und durfte sich seinerseits in den Tod stürzen!

Als der Krieg endlich zu Ende ging, hatten etwa 5000 Selbstmordkandidaten in Kamikaze-Maschinen ihr Leben eingebüßt. Ihr fanatischer Einsatz hatte lediglich zur Zerstörung dreier bedeutender Schiffe geführt, darunter kein einziger der großen Flugzeugträger und kein Schlachtschiff. Die etwa 300 beschädigten Schiffe mußten zwar für die Dauer der Reparaturarbeiten abgezogen werden, waren aber normalerweise schnell wieder einsatzfähig.

Und dennoch verehrte die Nation ihre Helden. Ehrfürchtig und ein wenig neidisch gedachte man der gefallenen Kameraden, die keiner damals Kamikaze genannt hätte. Dieser Ausdruck, der im Westen so gebräuchlich wurde, ist in Japan für halsbrecherische Skifahrer, Taxichauffeure und andere Draufgänger geläufig und wäre den »Heldentaten« der Jahre 1944 und 1945 nicht angemessen gewesen. Statt dessen wählte man die alte Lesart der entsprechenden Schriftzeichen und damit den Namen Shimpu – Göttlicher Wind.

Gertrud Höhler/Michael Koch, Der veruntreute Sündenfall, Deutsche Verlagsanstalt, Stuttgart, 1998; Ivan Morris, Samurai oder von der Würde des Scheiterns, Insel Verlag, Frankfurt a. M., 1989

Kannibalismus

Der Begriff »Kannibalismus« entstand durch ein sprachliches Mißverständnis. Als die Spanier die Antillen entdeckten, stießen sie auf einen menschenfressenden Stamm, dessen Angehörige sich »carib« oder »caribal« nannten. Aus dem Stammesnamen der Cariben wurde durch eine Verzerrung »Canibal« und die Allgemeinbezeichnung für Anthropophagie, die Menschenfresserei.

Gern wird der Kannibalismus in wissenschaftlichen Erörterungen als eine Verirrung betrachtet, dabei bezichtigte man vor allem heidnische Naturvölker der gruseligen Angewohnheit, ihre Artgenossen zu verspeisen. Wahr ist allerdings, daß durchaus auch Menschen, die unter christlichem Banner auszogen, ihre Nächsten zu bekehren, diese gelegentlich auch verzehrten.

K

Der »profane Kannibalismus« dient der Beschaffung von Menschenfleisch und führte bei vielen Völkern und Stämmen sogar zu regelrechten Raubzügen und Menschenjagden. Auch der Kauf und Verkauf von Menschenfleisch war üblich. Ebenso die Mästung der zum Verzehr bestimmten Opfer und Kastration dieser, um das Fleisch schmackhafter werden zu lassen. Aber auch Hunger ist ein Motiv, wenn Fleischmangel, Mangel an Salz und Protein zum Kannibalismus zwingen.

Im Juli 1884 sahen sich englische Seeleute im Südatlantik gezwungen, Menschenfleisch zu essen, nachdem ihr Segelschiff im Sturm gesunken war und sich vier Überlebende in ein kleines Beiboot gerettet hatten. Am 19. Tag, nach Verbrauch aller Vorräte, tötete der Kapitän Thomas Dudley den kranken Schiffsjungen Richard Parker. Bis sie geborgen wurden, lebten die drei Männer von dem Blut, Herz und der Leber des Jungen. Später verurteilte ein englisches Gericht Kapitän Dudley und einen seiner Begleiter zum Tode, nicht aber wegen des Kannibalismus, sondern wegen der willkürlichen Auswahl ihres Opfers. In einer derartigen Situation hätte mit Losstäbchen entschieden werden müssen. Das Todesurteil wurde jedoch nicht vollstreckt.

Derartige Ausnahmezustände und Notsituationen gibt es bis in die heutige Zeit:

Als 1972 eine uruguayanische Chartermaschine in den Anden

abstürzte, blieb den Überlebenden, einer Rugbymannschaft – 70 Tage ohne Proviant – nichts anderes übrig, als sich von Leichenteilen ihrer verstorbenen Kameraden zu ernähren.

Der »magische Kannibalismus« wurde zelebriert, um die Kräfte des zu Verzehrenden auf sich selbst zu übertragen. Körperteile, denen Eigenschaften wie die Steigerung der Geschlechtskraft zugeschrieben wurden, waren bevorzugt. Man aß das Herz und trank das Blut des Getöteten, um dessen Tapferkeit auf sich zu übertragen. Diese Unsitte wird auch in jüngster Zeit durchaus noch gepflegt: Der 1990 von Rebellen getötete Präsident von Liberia, der ehemalige Feldwebel Doe, hatte seinerzeit den gegen ihn putschenden General Thomas Quiwonkpa besiegt. Nachdem er erschossen worden war, rissen Regierungssoldaten seinen Leib in Stücke, die sie dann verspeisten, um sich die Kraft des Getöteten einzuverleiben.

Die »Patophragie«, das Verzehren von Leichen oder auch pulverisierten Knochen der eigenen Stammesgemeinschaft, schloß in manchen Fällen ein, daß man den natürlichen Tod des Stammesgenossen nicht abzuwarten bereit war, sondern mit einer zeremoniellen Tötung nachhalf. In Westafrika tötete man in einigen Gebieten die Alten, bevor ihre Lebenskraft erloschen war, verspeiste ihr Fleisch und übernahm ihren Namen, um ihnen ein Leben nach dem irdischen Tod zu sichern.

Bei den nordamerikanischen Indianern war der Kannibalismus eine Nebenerscheinung der Martern, die sie ihren Feinden angedeihen ließen. Besonders taten sich die Huronen und Irokesen hervor, deren kriegerische Auseinandersetzungen 1649 mit der Vernichtung der Huronen endete. Die Stammesbrüder ließen kaum eine Möglichkeit aus, sich ihre Erzrivalen auf verschiedenste Art einzuverleiben. So war es durchaus üblich, aus dem Körper des noch lebenden Opfers Fleischstücke herauszuschneiden, sie flüchtig über einem Feuer zu braten und in Gegenwart des Gequälten zu verspeisen. Gern zwang man Mitgefangene, das Fleisch ihrer Leidensgenossen zu essen, oder gar das Opfer, in sein eigenes angeröstetes Fleisch zu beißen.

1626 nahmen Irokesen den Kommandanten des holländischen Fort Orange gefangen, töteten ihn und aßen ihn auf. Kleinkinder wurden ihren Müttern weggenommen, auf Spieße gesteckt und in Anwesenheit der verzweifelten Mütter geröstet. Einzelteile getöteter Frauen wurden zum Verspeisen an verschiedene befreundete Dörfer geschickt. Mit den Zähnen rissen sowohl die Krieger als auch ihre Stammesgenossinnen Fleischstücke aus den Körpern der unglücklichen Opfer.

Von den Mohawk, einem der grausamsten Stämme der Irokesenliga, wird berichtet, daß es das Vorrecht der Häuptlinge war, Herz und Kopf ihrer Gefangenen zu verzehren und deren Skalp zu behalten. Das Herz, so heißt es, wurde dem Besiegten dabei aus der mit Beilen traktierten Brust gerissen und roh – noch zuckend – verschlungen. Als besonderer Leckerbissen galten die Ohren, die ebenfalls gerne roh verschluckt wurden.

Bei den Menomini führten die Krieger bei Streifzügen keinerlei Vorräte mit. Hatten sie einen Feind getötet, schnitten sie lange Fleischstücke bevorzugt von Oberschenkelfleisch ab. Sie steckten sich die rohen Streifen in die Gürtel und rösteten sie erst in der Nacht. Kriegern, die an diesen Mahlzeiten nicht teilhaben wollten, warfen sie Feigheit und Unmännlichkeit vor.

Bei den Miami wurden Kriegsgefangene entweder adoptiert oder verzehrt. Die zum Verspeistwerden Bestimmten wurden schwarz, die zu Schonenden rot bemalt. Schwarz angepinselt mußten die Opfer durch ein Frauenspalier gehen und wurden meistens bereits dort getötet. Anschließend waren die männlichen Mitglieder der Gesellschaft verpflichtet, an der Mahlzeit teilzunehmen.

Als 1850 ein Krieger der berühmten Comanchen in die Gefangenschaft mehrerer Tonkawa-Indianer geriet, erlitt er ein schauriges Schicksal. Schwatzend saßen die Sieger um ihr Lagerfeuer, da stand einer von ihnen auf, trat zu dem verwundeten Gefangenen, zog sein Messer, schnitt ihm kaltblütig und ruhig ein Stück Fleisch aus dem Schenkel und legte es auf die Glut, um es zu braten. Ein zweiter und dritter folgten ihm, und als das Fleisch genügend gebraten war, begannen sie, es zu verzehren. Dabei plauderten sie mit dem schmerzgepeinigten Comanchen und lobten ihn wegen der Zartheit und Trefflichkeit seines Fleisches. Er erwiderte ihnen, es möge ihnen schlecht bekommen. Sooft eine Arterie oder

Vene angeschnitten wurde, versengten die Menschenfresser die Stelle und stillten damit die Blutung. Das schauderhafte Mahl wurde bis spät in die Nacht fortgesetzt, bis alles Fleisch von Schenkeln und Lenden des leidenden Comanchen verzehrt war. Er begann den rituellen Todesgesang seines Stammes anzustimmen und ging in die ewigen Jagdgründe, kaum daß der letzte Tonkawa satt war.

Blackfoot, Cree, Assinibion, Arikara und die Sioux-Indianer schätzten besonders geröstete Kleinkinder. Angeblich zwang Häuptling Mean Cannibal Chief sogar Frauen, Kinder zu gebären, die als Nachschub für seine kannibalischen Gelüste dienten.

Sowohl in der heidnischen Antike als auch in der christlichen Vorstellungswelt galt die Degradierung des Menschen zur Nahrung als inhumaner oder gotteslästerlicher Akt. Wer allerdings glaubt, daß es nur die sogenannten Wilden waren, die ihresgleichen aßen, sieht sich durch die folgende Begebenheit gewaltig getäuscht.

»Ich weiß nicht, ob dies hier das Jagdrevier wilder Bestien ist oder mein Haus, die Stätte meiner Geburt.« Diese Worte eines anonymen Dichters aus Maara beschreiben, was Ende des Jahres 1098 in der syrischen Stadt geschah:

Nach ihrem Sieg in der Schlacht um Antiochia hatten die Franken einige Dörfer in der Nachbarschaft verwüstet, Maara aber zunächst verschont. Ende November jedoch kreisten Tausende von fränkischen Kriegern die Stadt ein. Maara hatte keine Armee, sondern nur eine einfache Bürgermiliz, zu der sich schnell einige hundert junge Leute ohne militärische Erfahrung gesellten. Zwei Wochen lang schlugen sie sich tapfer gegen die furchterregenden Ritter und warfen von den Mauern volle Bienenkörbe auf die Angreifer herab. Am Morgen des 12. Dezember jedoch richteten die Franken ein wahres Blutbad unter den Bewohnern Maaras an, kochten die Erwachsenen in großen Kesseln, während sie die Kinder auf Spieße aufzogen und geröstet aßen. Ein Jahr später bestätigten fränkische Anführer das entsetzliche Treiben in einem Brief an den Papst: »Eine grausame Hungersnot überfiel das Heer von Maara, so daß sich die Krieger gezwungen sahen, sich von den Leichnamen der Sarazenen zu ernähren.« Hunger allein kann jedoch nicht der Grund für das entsetzliche Treiben gewesen sein.

So verkündeten fanatische Banden von Franken lauthals, daß sie Sarazenenfleisch essen wollten, und versammelten sich abends an großen Feuern, um ihre Beute zu verschlingen. Albert d'Aix, ein fränkischer Geschichtsschreiber, der selbst an der Schlacht um Maara teilgenommen hatte, schildert das Grauen unübertroffen: »Nicht nur, daß die Unseren es nicht verabscheuten, die getöteten Türken und Sarazenen zu essen, sie aßen sogar die Hunde!«

Was hätte der Mann wohl gesagt, hätte er gewußt, daß Richard I., genannt Richard Löwenherz, bei seinem dritten Kreuzzug die Köpfe der Sarazenen geradezu als Delikatesse verspeiste – allerdings nur, wenn sie mit Curry gewürzt waren!

Liegen diese Ereignisse weit zurück, so zeigt z. B. die chinesische Kulturrevolution, daß kannibalistische Rituale auch in uns näherer Zeit durchaus üblich sind:

In den 60er und 70er Jahren aßen Maos Rotgardisten das Fleisch ihrer Feinde, um dem ehrenwerten Vorsitzenden ihr Klassenbewußtsein zu beweisen.

Auch Ugandas ehemaliger Präsident Idi Amin, ein Angehöriger des Kakua-Stammes, verließ sich gern auf die alten Traditionen. Sein Stamm glaubte, daß ein Ermordeter nicht zurückkam, um den Täter zu peinigen, wenn man ein Stück von ihm aß. 1973 ordnete Amin die Ermordung seines Außenministers Michael Odanga an. Bevor Odangas Leiche jedoch in den Fluß geworfen wurde, schnitt ihm Amin getreu dem Stammesritual die Leber heraus und aß ein Stück davon.

Amin Maalouf, Der Heilige Krieg der Barbaren, Eugen Diederichs Verlag, München, 1996; Herman Schöppl von Sonnwalden, Kannibalismus bei den nordamerikanischen Indianern und Eskimos, Verlag für Amerikanistik, Wyk auf Föhr, 1992; Karl Shaw, Das Lexikon der Geschmacklosigkeiten, Wilhelm Heyne Verlag, München, 1998; Astrid Wendt, Kannibalismus in Brasilien, Peter Lang, Frankfurt a. M., 1989

Ketzer

Das griechische Wort »Katharós« bedeutet »rein«, und folgerichtig bezeichneten sich die Kátharer selbst als die Reinen. Doch die Kirche sah in ihnen lichtscheues Gesindel, das sich nachts zu blasphemischen Gottesdiensten versammelte. Ihr Gott sei der

Teufel, der bei Satansdiensten in menschlicher oder tierischer Gestalt erscheine; alle küßten ihm den Allerwertesten, beteten ihn an, fräßen geschlachtete Kinder, die man nachts ihren Ammen entrissen habe, und sie vermischten sich in widernatürlicher und inzestuöser Unzucht.

Aus dem Namen Kátharer wurde regional das »Gazarii« für Hexen und »Ketzer« als genereller Begriff für Glaubensfrevler.

Anfang des 14. Jahrhunderts gelang es dem Perfectus Peter Aurier, einem ehemaligen Notar aus der kleinen Stadt Ax (Ariège), noch einmal, die Häresie zu einer Massenbewegung zu entwikkeln. Bei seinen Predigten im Gebiet von Toulouse gewann er innerhalb kürzester Zeit in 125 Ortschaften über 1000 Anhänger, denn das Interesse am Kátharertum war insbesondere bei den Handwerkern nach wie vor lebendig. In Toulouse wurde er gefaßt und 1311 auf dem Scheiterhaufen verbrannt. Damit war das Schicksal der kátharischen Häresie besiegelt. In kleinen Restgruppen vegetierte sie dahin. In dieser Zeit wurde die »endura« als neue Form des Martyriums üblich. Dieser religiöse Selbstmord durch Verhungern oder physische Schädigung des eigenen Körpers sollte das Leben in der sündigen Welt abkürzen.

Rudolf Krämer-Badoni, Judenmorde, Frauenmorde, Heilige Kirche, Knesebeck & Schuler, München, 1988; Ernst Werner/Martin Erbstößer, Kleriker, Mönche, Ketzer, Wissenschaftliche Buchgesellschaft, Berlin, 1992

K

Kindbettfieber

Das Kindbett- oder Puerperalfieber führte über Jahrhunderte hinweg immer wieder zum Tod von schwangeren Frauen und Wöchnerinnen. Die Inkubationszeit dieser Infektion betrug meist einige Tage. Durch unsterile Gegenstände gelangten die Erreger in die Geburtswunden und führten zu heftigen Entzündungen des Unterleibes. Meist waren die Umgebung der Gebärmutter und das Bauchfell betroffen. Schon in der zweiten Hälfte des 18. Jahrhunderts vermutete man die Übertragbarkeit der Krankheit, doch erst viel später gelang durch die gründliche Reinigung der Kreißsäle ein wesentlicher Schritt in die richtige Richtung. Erst der britische Gynäkologe R. Collins konnte in den Jahren 1826 bis 1833 in seiner

Klinik bei mehr als 10000 Geburten die tödliche Kindbettfiebererkrankung auf einen einzigen Fall reduzieren, ein für damalige Zeiten fast unvorstellbarer Fortschritt. 1843 erkannte ein Arzt dann zum Entsetzen seiner Kollegen, daß sie es selbst waren, die den Erreger bei Geburten übertrugen.

Als 1847 Ignaz Philipp Semmelweis schließlich den Nachweis dafür erbrachte, läutete er das Ende des todbringenden Leidens ein, an dem bis dahin etwa jede zehnte Frau nach einer Geburt, Fehlgeburt oder Abtreibung gestorben war.

Im Frühjahr 1519 war die kluge und schöne Lucrezia Borgia gesundheitlich nicht in bester Verfassung. An der Schwelle zu ihrem 40. Geburtstag war sie zum elften Mal schwanger, zahlreiche Fehlgeburten mitgerechnet. Als sich Komplikationen ankündigten, entschlossen sich die Ärzte, die Geburt vorzeitig einzuleiten, um Lucrezia nicht unnötig leiden zu lassen. Am 14. Juni wurde die kleine, schwächliche Isabella-Maria geboren; dem Priester blieb kaum Zeit, das zarte Mädchen zu taufen, es starb noch am Tage seiner Geburt. Lucrezia erkrankte am Kindbettfieber. Die Sommerhitze verschlimmerte ihre quälende Atemnot. Da sie das Gewicht ihrer Haare nicht mehr ertrug, bat sie, sie abzuschneiden, und lag nun mit kahlgeschorenem Kopf in ihrem Bett. Die Ärzte bemühten sich nach allen Regeln der Kunst, sie zu retten, mußten aber erkennen, daß das Leben ihrer Herrin verloren war. Am 24. Juni starb Lucrezia Borgia, nachdem sie demütig die Letzte Ölung empfangen hatte. Ihre letzten Worte waren: »Auf immer gehöre ich Gott.« Gatte Alfonso wachte an ihrem Sterbebett und zeigte sich nach 17 oft turbulenten Ehejahren als gramgebeugter Ehemann: »Es hat unserem Herrgott gefallen, die Seele der erlauchtesten Herzogin, unserer geliebten Gattin, zu sich zu rufen ... Ich vermag diese Zeilen nicht zu schreiben, ohne dabei Tränen zu vergießen, so leidvoll ist mir die Trennung von meiner so teuren wie lieben Gattin, denn sie war mir so teuer und lieb ob ihrer Tugend und Zärtlichkeit, in der wir innig miteinander verbunden waren.«

Der körperlich kräftige Herzog schickte sich jedoch keinesfalls in sein Los, als einsamer Mann durch den Rest seines Lebens zu gehen. Kaum war das Grab der so geliebten Lucrezia geschlossen, suchte er Trost – und fand ihn in den Armen des Fräuleins Laura Dianti, der Tochter eines ferraresischen Wollhändlers.

Ivan Cloulas, Die Borgias, Wilhelm Heyne Verlag, München, 1988; Natalie Kaufmann, Das kleine Buch der großen Toten, Ullstein Verlag, Berlin, 1998; Daniel Knop, Von Pest bis Aids, die Infektionskrankheiten und ihre Geschichte, Sommer-Verlag GmbH, Teningen, 1988

Kinderlähmung

Polomyelitis, Polio oder Kinderlähmung ist eine Infektionskrankheit des Zentralnervensystems, die oft zu bleibenden Lähmungen führt, vorwiegend Kinder und junge Erwachsene betrifft, aber durchaus auch bei älteren Menschen auftreten kann. Der deutsche Orthopäde Jacob von Heine beschrieb sie 1840 das erste Mal, doch erst im Jahr 1954 gelang es, einen wirksamen Impfstoff zu entwikkeln und großflächig einzusetzen. Heute versucht man Patienten, bei denen die Krankheit die Atemorgane lähmt, mit der sogenannten eisernen Lunge, einem künstlichen Atemgerät, am Leben zu erhalten.

Der berühmte Komponist Gustav Mahler und seine nicht minder prominente Gattin Alma hatten zwei Töchter, deren eine, Manon, bereits Anfang 20 war, als sie ihre Mutter auf einer Reise von Venedig nach Wien begleiten sollte. Manon fühlte sich nicht wohl und bat, noch einige Tage in Venedig bleiben zu dürfen.

Die Mutter notierte in ihrem Tagebuch: »Sie ließ es sich nicht nehmen, uns auf die Bahn zu bringen, obwohl der Zug kurz vor fünf Uhr morgens abging. Sie winkte noch einmal mit ihrer schönen schlanken Hand. Und das war das letzte Mal, das ich Manon gesund gesehen habe … gehend, stehend in ihrer großen Schönheit. In mir wußte etwas, daß das Kind sehr krank sei, aber Franz Werfel versuchte, mir das auszureden. In Wien war der übliche Trubel. In der Frühe hatte ich an Manon telegrafiert, wie es gehe, die Antwort lautete ›Magenverstimmung fast behoben‹.«

Als Alma Mahler mit ihrer zweiten Tochter Anna am Abend nach Hause kam, wurde sie bereits vom Stubenmädchen erwartet, das berichtete, daß aus Venedig telefoniert worden war, daß es Manon nicht gutgehe. »Niemand konnte sich ein Bild über die

K

Krankheit machen. Ich rief sofort einen Freund an, der mir zwei Plätze im Morgenflugzeug reservierte, und flog Montag mit Oberschwester Ida nach Venedig. Am Lido erwartete uns Prinz Urach, der uns verzweifelt sagte, daß Manon Meningitis habe. Es war aber Kinderlähmung. Manon umarmte mich weinend, wobei sie immer wieder sagte: ›Jetzt ist alles gut, wenn meine Mami da ist.‹ Wenige Zeit nachher kamen die Ärzte. Es mußte sofort eine Lumbalpunktion gemacht werden. Die Oberschwester assistierte, und ich rannte wie eine Besessene im Nebenzimmer auf und ab. Am selben Nachmittag flogen Anna Mahler, Franz Werfel, Paul von Zsolnay und Dr. Friedmann nach Venedig. Manon sagte: ›Ich habe gar nicht gewußt, wie lieb ihr mich habt.‹ Nach zwei Tagen trat die Lähmung der Beine ein, die sie selbst sofort erkannte, und in wenigen Tagen war der ganze Körper gelähmt. Nach acht Tagen trat Atemlähmung ein.«

Alma Mahler-Werfel, Mein Leben, S. Fischer Verlag, Frankfurt, 1960

Koffein

Durch Einwirkung auf die Großhirnrinde verbessert Koffein das Denkvermögen und die Aufnahme von Sinneseindrücken besonders bei erschöpften oder ermüdeten Menschen. Es unterdrückt das Schlafbedürfnis und steigert die geistige und körperliche Leistungsfähigkeit. Überdosiert kann es jedoch zu Vergiftungen führen, die sich durch Übelkeit, Kopfschmerz, Schwindel und Krämpfe äußern und unter Umständen sogar tödlich enden.

Der 20jährige Collegestudent Jason Warren Allen aus Morehead City (US-Staat North Carolina) wettete mit einem Kommilitonen, daß er eine ganze Packung Koffeinpillen auf einmal schlucken könnte. 90 Stück, soviel wie etwa 250 Tassen Kaffee auf einmal! Er spülte die Tabletten herunter, sackte sofort zusammen und starb im Krankenhaus an den Folgen einer schweren Koffeinvergiftung.

Bild-Zeitung, 28. 10. 1998

Kohlen, glühende

Bei politischen Verbrechen kam es der mittelalterlichen Justiz in der Regel nicht primär darauf an, daß der Delinquent am Leben blieb, um seine »gerechte« Strafe zu erhalten. Er wurde in jedem Fall einer qualvollen Folter ausgesetzt, dem Tomentum ignis, auch wenn die Behandlung ihn das Leben kostete.

Zur Vollstreckung ließ man den Beschuldigten mit bloßen Füßen über glühende Kohlen gehen, legte ihn auf eine Art Bank, fesselte ihn und stellte ihm mit glühenden Kohlen gefüllte metallene Pfannen auf den Leib. Dabei war vorgeschrieben, besonders empfindliche Stellen zu wählen, die Verbrennungen waren dann besonders schwer.

In vielen Fällen führte das zum Tod des Gefolterten.

Rudolf Quanter, Die Folter in der deutschen Rechtspflege sonst und jetzt, Verlag von H. R. Dohrn, Dresden, 1900

K

Kopfpresse

Kopfpressen, auch Schädelschrauben genannt, erfreuen sich, nachdem sie im Mittelalter häufig und besonders in Norddeutschland eingesetzt wurden, bis heute bei den Behörden einiger Länder großer Beliebtheit.

Der Schädel wird zwischen zwei Eisenklammern gepreßt, und eine Schraube dreht diese Klammern langsam gegeneinander. Zuerst werden die Zähne gegen den Kiefer gedrückt, bis sie schließlich zerbrechen. Dann treten die Augen aus den Höhlen, und endlich quillt das Gehirn aus der geborstenen Schädeldecke.

Moderne Pressen verfügen über gepolsterte Kinn- und Schädelauflagen, damit sie keine größeren Spuren hinterlassen, wenn sie als Folterinstrument benutzt werden. Es bedarf nur weniger Schraubdrehungen, um jedem Sünder ein Geständnis zu entringen.

Horst Herrmann, Passion der Grausamkeit, 2000 Jahre Folter im Namen Gottes, C. Bertelsmann, München, 1994

Krebs

Bösartig wuchernde Geschwüre und Tumoren befallen Mensch und Tier schon seit prähistorischen Zeiten. In den Industrieländern leidet etwa jeder dritte Mensch an einer Krebsart. Die Krankheit wird so in diesen Ländern nach Herzkrankheiten zur zweithäufigsten Todesursache. Filmstars, Wissenschaftler und Künstler erliegen ihr ebenso wie Otto Normalverbraucher.

Während die Krankheit bei einigen Patienten nur von kurzer Dauer ist, quälen sich andere jahre- manchmal jahrzehntelang mit den bösartigen Geschwüren und leiden bis ins hohe Alter.

Am 6. Mai 1939 feierte Sigmund Freud (1856–1939) seinen 83. Geburtstag. Am 1. September 1939 erfuhr er vom Einmarsch deutscher Truppen in Polen. Auf die Frage seines Freundes und Arztes Dr. Schur, ob dies wohl der letzte Krieg sein würde, antwortete er: »Mein letzter Krieg!« Seiner nationalen Zugehörigkeit hatte er noch vor der Machtübernahme der Nazis abgeschworen. »Ich habe mich so lange in geistiger Beziehung als Deutscher gefühlt«, sagte er, »bis ich das Wachstum des Antisemitismus in Deutschland und Österreich beobachten konnte. Seither ziehe ich es vor, mich als Jude zu fühlen.« In seinem letzten Lebensjahr wäre Freud gerne britischer Staatsbürger geworden, doch die Regierung lehnte den Antrag ab. So starb Freud, der seit Jahren an Krebs litt, als enemy alien, im Status eines feindlichen Ausländers.

Das krebsige Geschwür des Kiefers hatte nach 32 Operationen inzwischen auf Wangen und Augenhöhlenbasis übergegriffen, Freud konnte vor Schmerzen kaum noch schlafen, weigerte sich jedoch, Medikamente zu nehmen. »Ich will lieber in Qualen denken, als nicht klar denken zu können.« An seinem Bett wachten Tochter Anna und das treue Dienstmädchen Paula Fichtl, denen es manchmal gelang, ihm zumindest eine Aspirintablette zu verabreichen. In den letzten Tagen hatte sich der Krebs so weit ausgebreitet, daß er ein Loch in die Wange gefressen hatte, aus dem ein schlimmer Geruch drang. Ein Moskitonetz mußte über das Bett des Kranken gespannt werden, weil der Gestank die Fliegen anlockte. Dr. Schur wachte jetzt an Freuds Bett, das man in sein Arbeitszimmer gestellt hatte und von dem aus er den Garten sehen konnte. Das letzte

Buch, das er las, war Balzacs »Chagrinleder«. Als er damit fertig war, sagte er zu Schur: »Das war das richtige Buch für mich; es handelt vom Einschrumpfen und Verhungern.« Am 21. September ergriff Freud die Hand seines Arztes und sagte: »Mein lieber Schur, Sie erinnern sich wohl an unser erstes Gespräch. Sie haben mir damals versprochen, mich nicht im Stich zu lassen, wenn es soweit ist. Das ist jetzt nur noch Quälerei und hat keinen Sinn mehr.« Schur bestätigte, daß er zu seinem Versprechen stehe. Freud seufzte erleichtert auf, hielt die Hand noch einen Moment fest und sagte: »Ich danke Ihnen.« Nach einem Augenblick des Zögerns fügte er ohne eine Spur von Gefühlsüberschwang oder Selbstmitleid und im vollen Bewußtsein der Realität hinzu: »Sagen Sie es Anna.«

Am nächsten Tag, als er wieder schreckliche Schmerzen hatte, gab Schur seinem Patienten eine Injektion von 0,02 Gramm Morphium. Bald spürte Freud Erleichterung und fiel in einen friedlichen Schlaf. Nach zwölf Stunden wiederholte Schur die Dosis. Freud war am Ende seiner Kräfte und fiel bald in ein Koma, aus dem er nicht mehr erwachte. Sein Tod trat am 23. September 1939 um 3.00 Uhr morgens ein. Drei Tage später wurde er in Anwesenheit vieler Freunde beigesetzt. Seine Frau schrieb an einen Freund: »Er hat ja zum Schluß so unendlich gelitten, daß selbst die, welche ihn am liebsten für immer behalten hätten, seine Erlösung wünschen mußten.«

Freuds Asche wurde in einer Vase beigesetzt, die ihm Marie Bonaparte zu seinem 75. Geburtstag geschenkt hatte. Er hatte sich damals mit den Worten »Schade, daß man sie nicht mit ins Grab nehmen kann«, für das kostbare Geschenk bedankt.

Am 19. September 1992 entschied die Schauspielerin Audrey Hepburn (1929–1993) gegen den Rat ihrer Ärzte, für fünf Tage nach Kenia und Somalia zu reisen, um dort für die Unicef zu arbeiten. Ihr Stundenplan war mörderisch, ein Termin jagte den nächsten. Fotos, die auf dieser Reise von ihr gemacht wurden, schockierten ihre Freunde zutiefst. Audrey, die ein Leben lang zehn Jahre jünger gewirkt hatte, als sie war, schien wie im Zeitraffer gealtert. Als sie heftige Unterleibschmerzen und Krämpfe bekam, konnten die Ärzte vor Ort ihr nur schwere Schmerzmittel verordnen. Die Hepburn schluckte die Medikamente und hielt sich ansonsten an ihren Zeitplan.

Zurück in Genf, weigerte sich die zierlich Frau noch immer, die notwendigen Untersuchungen vornehmen zu lassen. Obwohl sie die Tage nur überstand, indem sie rund um die Uhr starke Medikamente nahm, hörte sie nicht auf zu arbeiten. Mitte Oktober 1992 ging es ihr jedoch so schlecht, daß sie sich nicht länger weigern konnte und letztlich einer Untersuchung im Krankenhaus zustimmte. Der Befund war ein Tumor am Dickdarm, die Ärzte rieten zu einer sofortigen Operation. Audrey Hepburn erholte sich relativ schnell von dem Eingriff. Scheinbar war der Tumor nicht so gefährlich wie befürchtet, und die Patientin mußte nur noch ambulant behandelt werden. Doch nach drei Wochen wurde sie erneut eingeliefert. Diesmal waren die Tests vernichtend: Bösartiger Krebs! Die Ärzte gaben ihr höchstens noch drei Monate zu leben. Als ihr klar wurde, daß die Ärzte in Los Angeles nichts mehr für sie tun konnten, hatte die Todgeweihte nur den einen Wunsch: in ihr Haus in die Schweiz zu kommen. Zu schwach für den Flug in einer Linienmaschine, war sie überglücklich, als ihr langjähriger Verehrer und Freund Hubert de Givenchy ihr einen Privatjet organisierte. Audrey Hepburn wurde nach Genf gebracht, wo sie im Kreise ihrer Familie das Weihnachtsfest 1992 feierte. Am 20. Januar 1993 verlor sie gegen Abend das Bewußtsein und starb wenig später.

Der Todestag war ein Mittwoch, die Bestattung wurde für den darauffolgenden Sonntag angesetzt. Audrey Hepburns Ehemänner und Söhne folgten dem Sarg, als eine Gestalt mit wehendem Mantel völlig außer Atem durch das sich langsam schließende Kirchenportal schlüpfte. Alain Delon schloß sich dem Trauerzug an und japste: »Ich war schon beim ersten Treffen mit Audrey zu spät!«.

Georg Markus, Sigmund Freud und das Geheimnis der Seele, Verlag Das Beste, Stuttgart, 1995; Martha Schad, Frauen, die die Welt bewegten, Pattloch Verlag, Augsburg, 1997; Alexander Walker, Audrey her real Story, New York, 1994

Kreuzigung

Die Kreuzigung ist eine aus Persien stammende Todesstrafe für Kapitalverbrechen, die bei vielen antiken Völkern, nicht jedoch den Juden üblich war. Sie bestand in alter Zeit oft im Aufspießen oder Aufhängen am einfachen Pfahl. Die Römer jedoch, die das Kreuzigen von den Puniern übernahmen, banden oder nagelten den Verurteilten an Pfahl und Querholz in Form eines T oder Kreuzes. Nach römischem Recht wurde sie als entehrende Todesstrafe für Schwerverbrecher wie Tempelräuber, fahnenflüchtige Soldaten, Aufrührer und Hochverräter verhängt.

Der Verurteilte mußte das Querholz selbst zur Richtstätte tragen. Dort – oder schon auf dem Weg dorthin – wurde er in nacktem Zustand ausgepeitscht und mit ausgestreckten Armen an das Querholz geheftet, das man dann am senkrecht eingerammten Pfahl hochzog und befestigte. Ein Holzklotz etwa in der Mitte des Pfahls (das sogenannte Sedile) stützte den hängenden Körper und verhinderte einen zu raschen Tod. An der Spitze des Kreuzes wurde eine Tafel mit Namen und Schuld des Verurteilten angebracht. Das Exekutionskommando – in den Provinzen römische Soldaten – teilte den Nachlaß des Gekreuzigten unter sich auf und blieb als Wache an der Richtstätte. Sollte der Tod des Delinquenten beschleunigt werden, zerschlug man ihm die Knochen mit eisernen Keulen. In der Regel blieb der Leichnam hängen, bis er verwest oder die Beute der Tiere geworden war. Der zuständige Magistrat konnte ihn aber gnadenweise zur Bestattung freigeben, und den Anträgen von Verwandten und Freunden wurden, außer im Fall von Hochverrat, gewöhnlich auch stattgegeben.

Die Kreuzigung Christi, sicher die berühmteste der Welt, verlief jedoch in etwas anderer Form. Aus der Tatsache, daß bei ihm die Geißelung vorweggenommen wurde, erklärt sich, daß er das Querholz nicht bis Golgatha tragen konnte und daß er dabei nicht gegeißelt und erst an der Richtstätte entkleidet wurde. Jüdischer Sitte entsprechend wurde ihm ein – von ihm verschmähter – Betäubungstrank gereicht und vermutlich auch ein Lendentuch umgehängt. Sein überraschend früher Tod wird heute vorzugsweise auf ein Kollapsgeschehen oder eine vegetative Fehlregulation zurückgeführt. Vermutlich erstickte Jesus am Kreuz, weil beim Atmen der ganze Körper hochgezogen werden mußte, bis die Kraft nicht mehr zum Füllen der Lungen mit Luft reichte. Daß Pilatus den Leichnam zur Bestattung freigab, erklärt sich zum Teil aus Rücksichtnahme auf das jüdische Gesetz, das ein Hängenlassen

Hingerichteter über Nacht verbot, wird aber erst dann voll verständlich, wenn er, wie alle Evangelien überliefern, in Jesus keinen gefährlichen Hochverräter gesehen und das Todesurteil tatsächlich unter Druck ausgesprochen hat.

Horst Herrmann, Passion der Grausamkeit, 2000 Jahre Folter im Namen Gottes, C. Bertelsmann, München, 1994; Focus, 11. 4. 1998

Kreuzzüge

K

Zwischen dem Ende des 11. und dem Ende des 13. Jahrhunderts rief die Kirche zu Kreuzzügen und Kreuzfahrten auf, um den katholischen Glauben zu verbreiten und gegen Andersdenkende zu verteidigen.

Teilnehmer zu gewinnen war verhältnismäßig leicht. Adlige, Bürger, Söldner, aber auch entwurzelte Existenzen folgten dem päpstlichen Aufruf, auch wenn es ihnen häufig an religiöser Motivation fehlte. Vielmehr winkte materielle Beute, und die war bei weitem interessanter als christliche Gelöbnisse.

Am Freitag, dem 15. Juli 1099, bemächtigten sich die Franken nach einer 44tägigen Belagerung der Heiligen Stadt Jerusalem. Überlebende Flüchtlinge berichteten von den blonden Kriegern in ihren Rüstungen, wie sie mit blankem Schwert Männer, Frauen und Kinder niedermetzelnd durch die Straßen zogen, Häuser plünderten und Moscheen verwüsteten.

Als das Morden nach zwei Tagen endete, gab es in der Stadt keinen einzigen lebenden Muslim mehr. Zu Tausenden lagen sie in Blutlachen vor ihren Häusern oder den Moscheen. Unter den Toten befanden sich zahlreiche Imams, Ulemas und sufitische Asketen, die ihre Heimat verlassen hatten, um an diesen heiligen Stätten in frommer Zurückgezogenheit zu leben. Die letzten Überlebenden waren gezwungen worden, die Leichname der Ihren auf dem Rücken zusammenzutragen, sie im freien Gelände aufzuschichten und zu verbrennen, bevor sie selbst umgebracht oder als Sklaven verkauft wurden.

Das Schicksal der Jerusalemer Juden war vergleichbar grausam: Während der ersten Stunden des Kampfes hatten sich viele von ihnen an der Verteidigung ihres Viertels beteiligt. Als jedoch der Mauerteil, der ihre Häuser schützte, einbrach und die fränkischen

Reiter in die Straßen stürmten, verloren die Juden die Fassung. Einem alten Brauch gemäß versammelte sich die jüdische Gemeinschaft in der großen Synagoge zum Gebet. Daraufhin versperrten die Franken die Ausgänge, schichteten Holz auf und ließen das Gotteshaus in Flammen aufgehen. Wer zu entkommen versuchte, wurde erschlagen, die anderen verbrannten bei lebendigem Leib.

Amin Maalouf, Der heilige Krieg der Barbaren, Eugen Diederichs Verlag, München, 1996; Ernst Werner / Martin Erbstößer, Kleriker, Mönche, Ketzer, Wissenschaftliche Buchgesellschaft, Berlin, 1992

L

Lanze

Im Winter 328/327 v. Chr. gab Alexander der Große, der mächtige Makedonenkönig, ein rauschendes Fest. Unter den zahlreichen Gästen war auch Kleitos der Schwarze, ein makedonischer Adliger, der seinem König wenige Jahre zuvor als Reiterführer am Granikos das Leben gerettet hatte.

Nach der Regel, »daß man das Wasser wegen Durchfall nicht trinken kann«, hatten sowohl Alexander als auch seine Gäste ordentlich Wein konsumiert, so daß das Fest zu einem ausgiebigen Trinkgelage geriet. Aus nichtigem Anlaß entspann sich ein echt makedonischer Trunkenheitsdisput zwischen Alexander und Kleitos, bei dem viel geschrien und geschimpft wurde. Als sich Kleitos jedoch über des homosexuellen Alexanders Kleidung und Gewohnheiten lustig machte, packte den eine rasende Wut: Er griff nach einem Apfel, warf ihn seinem Gegner an den Kopf und suchte sofort nach einer Waffe, um seinem Zorn Nachdruck zu verleihen. Er riß der nächststehenden Wache die Lanze aus der Hand und stach sie Kleitos ins Herz. Die plötzliche eisige Stille ernüchterte den rabiaten König sofort; entsetzt und schuldbewußt sah er, was er angerichtet hatte. Alexander zog die Lanze aus dem Körper des Toten und versuchte, sich selbst zu töten. Als man ihn daran hinderte, verweigerte er drei Tage lang jedes Essen und Trinken, niemandem gelang es, seinen Kummer zu besänftigen, bis ein Priester die rettende Idee hatte. Er ging zum König und erklärte ihm, alle Götter hätten spezielle Strafen für unbotsames Verhalten der Erdenmenschen: Zeus den Blitzstrahl, Poseidon die Wellen und das Erdbeben, Aphrodite die verzehrende Leidenschaft, die Waffe des Gottes Dionysos sei jedoch der Wahnsinn; und weil Alexander das Fest nicht ihm gewidmet habe, habe sich der Gott an seinem Ehrentag vernachlässigt gefühlt und den König mit einem kurzfristigen Wahnsinn gestraft, währenddessen er eben den Kleitos tötete. Alexander leuchtete diese Erklärung auf der Stelle ein, und er fühlte sich sofort wesentlich besser und schuldfrei.

Lanzen dienten nicht nur als Waffen im Kampf, sondern waren besonders im Mittelalter auch sportliches Zubehör. Edle Ritter und Recken pflegten in dieser Zeit die Kunst des Zweikampfs unter anderem in Form von sportlichen Turnieren, bei denen man hoch zu Roß mit langschäftigen Lanzen aufeinander losjagte. Diese Turniere waren im Mittelalter wichtige gesellschaftliche Anlässe, bei denen die prunkvoll gekleideten Teilnehmer sich im Angesicht ihrer zuschauenden Herzdamen zu profilieren suchten. Man unterschied drei Arten dieser ritterlichen Kampfspiele. Das Tournoy war die von zwei Gruppen ausgeführte Simulierung eines Reitergefechts. Ungeachtet ihres sportlichen Charakters wurde diese Form ursprünglich in feldmäßiger Gefechtsart und Bewaffnung ausgeführt, so daß es immer wieder zu Verletzungen – manchmal sogar mit Todesfolge kam. Der Tjost – ausgetragen mit stumpfer oder scharfer Lanze – wurde seit dem 12. Jahrhundert als Einzelkampf ausgetragen. Und schließlich der Buhurt, der im wesentlichen der Vorführung der Geschicklichkeit in Reiten und Waffenführung diente.

Obwohl die Männer allesamt gut ausgebildet waren, kam es immer wieder zu tödlichen Unfällen: Am 24. April 1558 wurde Katharina de Medicis ältester Sohn Franz mit der damals 15jährigen Maria Stuart verheiratet. Anläßlich der Hochzeitsfeierlichkeiten wurde ein prächtiges Turnier veranstaltet, an dem auch Heinrich II., der Vater des Bräutigams, teilnahm. Vor den Augen der entsetzten Zuschauer traf Captain Montgomery aus der königlich-schottischen Garde den König mit seiner Lanze an der Schläfe. Die Ärzte taten alles, das Leben des Verwundeten zu retten, doch zehn Tage später erlag Heinrich seinen Verletzungen.

James Cleugh, Die Medici, Bechtermünz Verlag, Augsburg 1996; Mary Renault, Alexander, F. A. Brockhaus Verlag, Wiesbaden, 1978

Lassa-Fieber

Die gefährliche, durch einen Virus hervorgerufene Krankheit wurde erstmals 1969 in Lassa, Nigeria, beobachtet. Gelegentlich kommt sie in Westafrika zum Ausbruch. Dort, wo eine Rattenart Träger des Virus ist, kann man sich bereits durch das Einatmen von in der Luft befindlichen Urinpartikeln einer infizierten Ratte anstecken.

Nach kurzer Inkubationszeit kommt die Krankheit mit Fieber, Kopfschmerzen, Muskelschmerzen und Halsentzündung zum Ausbruch. Später treten starker Durchfall und Erbrechen auf. In schweren Fällen verschlechtert sich der Zustand der Patienten in der zweiten Woche rapide. Etwa ein Viertel bis ein Drittel der wegen Lassa-Fieber in Krankenhäuser eingelieferten Patienten sterben daran. Die Anzahl der Fälle, die nach Europa und Amerika eingeschleppt werden, ist gering, rechtzeitig erkannt und fachgerecht therapiert, besteht eine gute Chance auf Heilung.

Diese war einer 23jährigen Kunststudentin aus Schwäbisch Hall jedoch nicht vergönnt. Die junge Frau hatte sich auf einer Reise im westafrikanischen Nationalpark »Tai« an den Exkrementen eines Erdhörnchens infiziert, ihre Beschwerden aber zunächst nicht zu deuten gewußt. Zurück in Deutschland, wurde sie zunächst mit dem Verdacht auf Malaria in ein Krankenhaus eingeliefert, wenige Tage später jedoch in eine Spezialklinik verlegt. Dort erkannte man das Virus. Für Ärzte und Pfleger begann ein schwerer Kampf um das Leben der Studentin. In der Nacht zum 15. Januar 2000 mußten sie sich geschlagen geben – das Virus war stärker. Erst löste es massive innere Blutungen aus, und schließlich versagten alle lebenswichtigen Organe ihren Dienst. Am Morgen starb die Patientin – der erste Lassa-Todesfall in Deutschland.

K. U. Benner, Gesundheit und Medizin heute, Midena Verlag, Küttigen Aarau, 1994; Bild-Zeitung 16./17. 1. 2000; Süddeutsche Zeitung 17. 1. 2000

Lawine

Schön und auch schaurig sind die glitzernden Schneemassen – Lawinen bergen tödliche Gefahren.

Oberhalb von 3000 Metern liegt in den Alpen ganzjährig Schnee. Bei Schneefällen bilden sich Schichten von unterschiedlicher Konsistenz und Dicke. Da die so entstehende Schneedecke den Boden gewissermaßen isoliert, kann in ihr ein steiles Temperaturgefälle entstehen. Von den tieferen Schichten dringt Wasserdampf in die höheren und verfestigt diese, während er die tieferen verflüssigt und zu sogenannten Schwimmschneeschichten werden läßt. So können Schneebrettlawinen, bei denen die verfestigte Schneeschicht in großen Schollen plötzlich abreißt, in rasender Geschwindigkeit auf einem Wasserfilm in die Tiefe gleiten. Die eigentlichen Katastrophenlawinen sind jedoch die Lockerschneelawinen, bei denen starker Wind Schneestaub in riesigen Mengen aufwirbelt. Typische Frühjahrserscheinungen sind die Grundlawinen, die Geröll und Erde mit sich reißen.

Im Schicksalswinter 1951 waren Österreich, die Schweiz, Frankreich, Italien und Deutschland von einer regelrechten Lawinenkatastrophe betroffen. Mehr als 300 Menschen starben allein in den österreichischen Alpen durch Lawinen. Die Tiroler Hauptstadt Innsbruck war nur noch über einen Notpaß zu erreichen, es gab kein Trinkwasser, und der Ausbruch von Seuchen drohte. Weil Schnee und Geröllmassen die Straßen blockieren, war sogar die Verbindung zum Brennerpaß nach Italien unterbrochen. Viele Dörfer blieben durch den Schnee wochenlang von der Außenwelt abgeschnitten. Die Situation spitzte sich immer mehr zu, da stieg plötzlich die Temperatur auf acht Grad. Das bedeutete höchste Gefahr. Und wirklich begann wenige Tage später eine einzigartige Serie von Lawinenabgängen. In der Schweiz starben fast 60 Menschen. In Gastein wurde ein ganzes Anwesen von einer Lawine verschüttet, die unhörbar über die Menschen hereingebrochen war. In Ariolo rissen die Schneemassen einen ganzen Wald mit sich, ehe sie das Dorf komplett unter sich begruben. In den italienischen Alpen mußten 15 Menschen ihr Leben lassen, 50 wurden schwerverletzt geborgen.

Dennoch wurde in den Alpen weiter gerodet und Häuser in ausgewiesen lawinengefährdeten Gebieten gebaut. Unter anderem deshalb kam es im Winter 1999 wieder gehäuft zu Unglücksfällen.

Das Unglück von Galtür sorgte für große Schlagzeilen: Am 23. Februar donnerte eine riesige Lawine bis in den Ortskern und verwandelte das Skiparadies in eine Schneehölle. Ein dreistöckiger

Appartementkomplex wurde vollkommen zerstört, eine Bar, Treffpunkt vieler Jugendlicher, planiert und viele andere Häuser schwer beschädigt.

»Plötzlich wurde es finster«, erinnert sich eine Augenzeugin, »schrilles Pfeifen und das Krachen von Holz waren zu hören.« Drei Dutzend Menschen wurden in den Schneemassen begraben, 31 kamen ums Leben. Einem Ehepaar, das mit seinen Kindern gerade spazierenging, wurden die Sprößlinge buchstäblich aus den Händen und in den Tod gerissen.

Focus, 1. 3. 1999; Das große Buch der Katastrophen, Tosa Verlag, Wien, 1998

Lebendig begraben

Im Mittelalter wurden vorzugsweise Frauen als Strafe für schwere Verbrechen wie etwa Mord lebend begraben; Männer wurden im Falle von Bestialität (Sodomie) zusammen mit dem mißbrauchten Tier begraben. Gedungene und Verwandtenmörder steckte man mit dem Kopf nach unten in ein Erdloch, das der Henker dann zuschüttete – der Delinquent erstickte langsam.

Bischof Gregor von Tours berichtete von einem Franken, der im letzten Viertel des 6. Jahrhunderts mit grausamer Hand herrschte: Herzog Rauching habe in seinem Gesinde zwei junge Leute gehabt, die sich verliebt hatten. Aus Angst vor ihrem Herren, der kaum in die Ehe der beiden Unfreien eingewilligt hätte, flohen sie in eine Kirche. Rauching schwor vor dem Priester, die Hand auf dem Altar: »Niemals sollen sie durch mich getrennt werden.« Arglos gab der Geistliche das Liebespaar heraus. Kaum hatte der Herzog sie jedoch wieder in seiner Gewalt, ließ er ein Grab ausheben und einen Sarg anfertigen. Man legte erst das Mädchen hinein und dann auf sie den Knecht; der Deckel wurde geschlossen, die Grube mit Erde gefüllt, die beiden waren bei lebendigem Leibe begraben. Leibeigene gehörten juristisch zu den »Sachen«, Rauching konnte also mit ihnen nach Belieben verfahren. »Ich habe meinen Schwur nicht verletzt, daß sie in Ewigkeit nicht getrennt werden sollen«, bemerkte er hämisch, als er die Stätte seiner grausamen Tat verließ.

Als der Priester von der Ruchlosigkeit erfuhr, veranlaßte er sofort, das Grab zu öffnen. Der Knecht lebte noch, das junge Mädchen jedoch war erstickt.

1431 wurde in München eine Kindsmörderin bei lebendigem Leibe begraben. Auf dem Weg zum Richtplatz verfolgte man sie mit glühenden Zangen und fügte ihr schwere Verbrennungen zu. 1513 ereilte das gleiche Schicksal die Münchener Tagwirtin Kathrein Lienhart, die mit ihrem Sohn Blutschande getrieben und den jungen Mann zuvor zum Mord an seiner Ehefrau angestiftet haben sollte. Der Sohn wurde zur Strafe für sein Vergehen gerädert.

Unvorstellbar, aber diese barbarische Art des Tötens wird auch heute noch praktiziert. Im dritten Jahrtausend müssen Männer in Kabul befürchten, bei den militanten Taliban als Homosexuelle denunziert und dafür bei lebendigem Leibe in einem Grab mit Schlamm und Ziegelsteinen zugeschaufelt zu werden.

Hrsg. Sigrid Metken, Die letzte Reise, Hugendubel, München, 1984; Norbert Ohler, Sterben und Tod im Mittelalter, Artemis Verlag, München/Zürich, 1990; Der Spiegel, 27. 4. 1998

Leberzirrhose

Durch eine chronische Schädigung der Leberzellen wird die Leberstruktur so zerstört, daß die Funktionen des Organs zunehmend eingeschränkt sind. In den Industrieländern ist übermäßiger Alkoholkonsum die häufigste Ursache für die Zirrhose. Doch auch in den vergangenen Jahrhunderten ereilte das Schicksal manch einen, der dem Geist aus der Flasche zu freundlich zugetan war.

Jahrzehntelang hatte Ludwig van Beethoven (1770–1827) ohne Rücksicht auf seine Gesundheit dem Wein und Champagner heftig zugesprochen, bis der ausschweifende Alkoholgenuß schließlich seinen Tribut forderte. Als sein Bruder den mürrischen Nörgler im Herbst 1826 zu sich nahm, meckerte er ständig am Essen herum und trank lieber Unmengen Wein. Das Verhältnis der beiden war ohnehin nicht das beste, und Beethoven wollte seine Ruhe, also reiste er im November des Jahres wieder nach Wien, wo ihn sein behandelnder Arzt in einem jämmerlichen Zustand vorfand. Gequält von einer Lungenentzündung und mit dick angeschwollenen Beinen weigerte sich der Musiker jedoch, die verordneten Medikamente regelmäßig einzunehmen. Er verärgerte zwei Ärzte durch sein renitentes Verhalten derart, daß sie sich ihrerseits weigerten, ihn weiter zu behandeln. Statt dessen labte sich der Patient bevorzugt an seiner Lieblingsspeise: Punscheis, nach dessen Genuß er sich jedesmal deutlich besser fühlte, weil es ihn in einen leichten Rauschzustand versetzte. In Briefen beschäftigte er sich neben musikalischen Dingen immer wieder mit seinem vordringlichsten Anliegen, ausreichend Wein und Champagner geliefert zu bekommen. Am 20. Dezember wurden zwölf Liter Flüssigkeit aus seinem Leib punktiert und weitere drei derartige Eingriffe mußten folgen, bevor eine gewisse Erleichterung eintrat. Die Flüssigkeit, die ihm durch Punktierungen aus seinem aufgedunsenen Bauch entfernt wurde, ersetzte er postwendend durch Alkohol. Am 23. März 1827 verfaßte der Kranke sein Testament, und einen Tag später, am Nachmittag des 24. März, tat er den letzten Atemzug.

Sein Leichnam blieb bis zum Begräbnis am 29. März im Sterbezimmer aufgebahrt, was zur Folge hatte, daß Andenkenjäger fast sein gesamtes Haupthaar abschnitten. Die Obduktion ergab eindeutig, daß Beethoven an einer dekompensierten Leberzirrhose (Schrumpfleber) starb, einer Krankheit, die zu seinen Lebzeiten erst diagnostiziert werden konnte, wenn es bereits zu spät war. Nicht weniger als 20000 Menschen gaben dem großen Komponisten das letzte Geleit.

K. U. Benner, Gesundheit und Medizin heute, Midena Verlag, Küttigen/Aarau, 1994; Barry Cooper, Das Beethovenkompendium, Droemer Knaur Verlag, 1992; Franz Hermann Franken, Die Krankheiten großer Komponisten, Florian Noetzel Verlag, Wilhelmshaven, 1986

Lepra

Das »biblische Leiden« Lepra stammt wahrscheinlich aus Indien. Darauf weisen schriftliche Aufzeichnungen hin, die diese Seuche schon im Jahr 600 v. Chr. erwähnen. Doch auch ägyptische Pharaonen bezeugen die frühe Ausbreitung der Krankheit, denn so manche lepröse Verstümmelung wurde mit ihrem Körper mumifiziert.

Selbstredend blieben auch die alten Römer und Griechen nicht verschont. In Rom war die Seuche unter dem Namen »Satyria« bekannt, eine Bezeichnung, die auf den griechischen Naturdämonen Satyr anspielt. Vermutlich haben besonders die entstellten Gesichtszüge der Leprakranken die altrömischen Vorväter zu diesem Vergleich angeregt. Ebenfalls aus dieser Zeit stammten die ersten Leprakrankenhäuser. Diese Einrichtungen waren, so vermutet man, zum großen Teil auf Spenden angewiesen, vielleicht einer der Gründe, warum sich die Kirche so besonders um die Leprakranken kümmerte. Später gründete man den Orden des heiligen Lazarus speziell zur Pflege der Leprösen. Die Krankenhäuser des Ordens wurden auch als »Lazarett« bekannt.

Von Ägypten zog die Seuche nach Afrika, um sich dort gründlich zu verbreiten. Mit dem Sklavenhandel kam die Lepra schließlich auch nach Nordamerika. Durch Schmier- und Tröpfcheninfektion wurde die Krankheit mit einer Inkubationszeit von üblicherweise zwei bis fünf, manchmal aber über 15 Jahren weitergegeben. Obwohl die Infektion nur in den ersten Krankheitsstadien ansteckend ist, gibt es weltweit etwa 20 Millionen Menschen, die an ihr leiden. Der hervorrufende Erreger ist das Mycobakterium Leprae. Zu Beginn begrenzt sich die Schädigung auf die peripheren Nerven, die für die Versorgung der Haut und Muskeln zuständig sind. Bei fortschreitender Krankheit schwellen diese Nervenfasern an und zerfallen, was Taubheitsgefühle und Muskellähmungen zur Folge hat. Häufig werden die Knorpel und Knochen der Nase zerfressen, aber auch die Knochen in anderen Teilen des Körpers zerfallen. Die Hornhaut trocknet aus und bildet Geschwüre. Durch den Sensibilitätsverlust in Händen und Füßen werden Verletzungen nicht mehr bemerkt, der Verlust von Zehen und Fingern ist die Folge. Angesichts der schweren Verstümmelungen, die dem Lepratod vorausgingen, war die Furcht vor der Krankheit keineswegs geringer als die vor Pest oder Pocken und führte dazu, daß viele sich einer Behandlung aus Angst entzogen. »Facies leonita«, Löwengesicht, nennt man die Knoten-Lepra heute oft, bei der besonders im Gesicht dichtstehende, schmerzunempfindliche, bräunlich-rote Knoten entstehen, die dem Patienten ein »löwenartiges« Aussehen verleihen. So auch bei Robert I., König von Schottland, der 55jährig an Lepra starb.

K. U. Benner, Gesundheit und Medizin heuten, Midena Verlag, Küttigen/Aarau, 1994; Daniel Knop, Von Pest bis Aids, Die Infektionskrankheiten und ihre Geschichte, Sommer-Verlag GmbH, Teningen, 1988

Leukämie

Der Blutkrebs fordert auch heute noch viele Opfer. 1996 waren es in Deutschland weit mehr als 6000 Menschen, denen die Ärzte nicht mehr helfen konnten. Dennoch gibt es natürlich inzwischen dank ausgereifterer Erkenntnisse und Behandlungsmethoden bessere Chancen, die Krankheit unter bestimmten Bedingungen zu überleben, als noch zu Anfang des 20. Jahrhunderts.

Oktober 1926 – der Lyriker Rainer Maria Rilke (1875–1926) hatte einen Strauß wilder Rosen gepflückt, und dabei war ein Dorn tief in die Linke gedrungen. Der Dorn hatte eine schwere Entzündung hervorgerufen, der gleich darauf eine Entzündung unter einem Nagel der rechten Hand gefolgt war. Rilke nahm, beide Hände verbunden, trotzdem an einem Ausflug teil, der ihm allerdings nicht gut bekam. Kaum zurückgekehrt, mußte er sich mit einer Magengrippe ins Bett legen, die ihn für zwei Wochen ans Krankenlager fesselte. Er versuchte zu arbeiten, aber sein gesundheitlicher Zustand raubte ihm alle Kraft. Statt sich jedoch von einem Arzt untersuchen und behandeln zu lassen, weigerte er sich, irgend etwas an sich heranzulassen, »was nach Apotheke roch«, und versuchte, seine Beschwerden zu ignorieren. Doch alles strengte ihn unsäglich an. Freunde, die den Schriftsteller am 14. November besuchten, waren entsetzt über sein verfallenes, erschöpftes Aussehen. Und noch immer ließ er keinen Arzt in seine Nähe, sondern zwang sich, aufzustehen und ausgedehnte Spaziergänge zu machen.

Von Schmerzen im ganzen Körper und einem hartnäckigen Durchfall geplagt, entschied sich Rainer Maria Rilke schließlich doch, einen Arzt zu konsultieren. Der machte eine Blutuntersuchung mit niederschmetterndem Befund: Myelogene Leukämie in besonders schmerzhafter Form und fortgeschrittenem Stadium. Den ersten Erscheinungen wie den Infektionen des Magens, Darms und der Hände folgten rasch der Ausbruch schwarzer Beulen, wie bei einer Blutvergiftung – erst auf der Haut, später dann in Mund und Nase. Als Rilkes Kräfte vollends zu schwinden drohten, ließ er 100 Kärtchen drucken, mittels derer er seine Briefpartner informierte, daß er zu krank sei, um weiterhin zu schreiben. Er bestand aber darauf, daß seine Familie und enge Freunde nicht beunruhigt wurden. Noch weniger wollte er den Namen seiner Krankheit ausgesprochen hören und akzeptierte seine Situation lediglich als »ein unvermeidliches Mysterium, das man nicht zu sehr analysieren sollte«. Auch bei langen Gesprächen mit dem Arzt vermied Rilke es sorgfältig, die Möglichkeit seines Todes auch nur in Erwägung zu ziehen. Das Fieber und die unablässigen Schmerzen ertrug er mit grandioser Tapferkeit und weigerte sich stoisch, Medikamente zu nehmen. Am 28. Dezember war er sehr schwach, bat jedoch den Arzt, ihn bei Bewußtsein zu lassen. »Ich will nicht den Tod der Ärzte, ich will meine Freiheit haben!« Der Mediziner wachte gemeinsam mit einer Freundin an Rilkes Bett, bis der gegen Mitternacht in ein Koma fiel. Am Morgen des 29. Dezember hob Rilke seinen Kopf ein letztes Mal und sank dann tot zurück.

Knapp 50 Jahre später, Donnerstag, der 11. November 1976. Der große alte Mann des französischen Films, Jean Gabin (1904–1976), fühlte sich schwach und müde. Schon am Vortag hatte er alle Speisen verweigert, und jetzt ließ er wortkarg und verdrossen die Prozedur des Blutabnehmens über sich ergehen. Die Befunde machten den Ärzten und seiner Frau große Sorgen, doch noch hatte der grantige Filmstar ausreichend Kraft, sich gegen einen Transport ins Krankenhaus zu wehren. Am Samstagabend wurde er schließlich nur noch halb bei Bewußtsein eingeliefert, seine Frau wachte bis Sonntagabend an seinem Bett. Endlich schien der Zustand des Patienten so weit stabilisiert, daß man ihr riet, sich zu Hause ein wenig auszuruhen. »Madame«, sagte die Krankenschwester, »Monsieur Gabin ist ganz ruhig und wird schlafen, machen sie sich keine Sorgen.« Erschöpft verließ Dominique Gabin das Krankenhaus, um am nächsten Morgen um 6.00 Uhr von einem Anruf aus dem Schlaf gerissen zu werden. »Kommen Sie, Madame, Monsieur Gabin ist tot.« Gabins letzte Worte wurden von einer Schwester kolportiert: »Scheiße, Scheiße, Scheiße«, dann führte er die Hand zum Mund, als rauchte er eine Zigarette, und tat den letzten

Atemzug. Dominique Gabin erfüllte seinen letzten Wunsch und ließ die Asche des Toten am 19. November ins Meer streuen.

K. U. Benner, Gesundheit und Medizin heute, Midena Verlag, Küttigen/Aarau, 1994; Andre Brumelin, Jean Gabin, Henschel Verlag, Berlin, 1991; Donald A. Prater, Ein klingendes Glas, Carl Hanser Verlag, 1986; Statistisches Bundesamt, Wiesbaden, 1998

Lungenembolie

Wenn mit dem Blutkreislauf ein Gerinnsel in die Arterien der Lunge gespült wird und dort blockiert, spricht man von einer Lungenembolie.

Am 26. August 1978 wurde Johannes Paul I. (1912–1978) oder Papa Luciani, wie ihn die Italiener nannten, nach nur einem Abstimmungstag (das kürzeste Konklave der Geschichte) von den Kardinälen zum Papst gewählt. Nur 33 Tage später (eines der kürzesten Pontifikate der Geschichte) gefiel es dem Herrn, seinen Stellvertreter auf Erden zu sich zu rufen. Im Bett sitzend, den Kopf leicht nach rechts geneigt, die Brille auf der Nase und seine Lektüre in den Händen, war der Papst am frühen Morgen des 29. September in seinem Schlafgemach gefunden worden. Dr. Buzzonetti, der päpstliche Leibarzt, wurde gerufen. Die Todesursache des knapp 66jährigen, so meldete der Vatikan wenig später, war ein »Myokardinfarkt«, ein Herzanfall. Die Welt war fassungslos. Papa Luciani hatte sich angeblich guter Gesundheit erfreut, und noch am Tage seines Ablebens kamen Gerüchte auf, der Papst sei keines natürlichen Todes gestorben. Die Aussagen der Mitglieder des päpstlichen Haushaltes waren widersprüchlich; Journalisten, die versuchten, der Wahrheit auf die Spur zu kommen, wurden abgeblockt. Einer von ihnen, John Cornwell, ließ jedoch nicht locker. In mühseliger Kleinarbeit gelang es ihm schließlich, aufzudecken, was in der Nacht vom 28. auf den 29. September wirklich geschehen war.

Schon am Nachmittag des 28. hatte Papa Luciani über Schmerzen geklagt, das Angebot, den Arzt rufen zu lassen, jedoch vehement abgelehnt. Nach einigen Stunden fühlte er sich besser – Stunden, in denen er vermutlich eine kleinere Lungenembolie erlitten hatte und entsprechend dringend fachärztlicher Behandlung bedurft hätte. Aber der Pontifex Maximus wünschte keinen Arzt, also wurde auch keiner geholt. Bischof Magee, ein enger Vertrauter des Papstes, war zwar beunruhigt, doch während Papa Luciani in seinem Zimmer im Sterben lag, saß der Bischof bei den Schwestern und plauderte. Eine von ihnen, die Nonne Vincenza, war es, die den toten Johannes Paul I. am nächsten Morgen fand. Damit die Öffentlichkeit nicht auf dumme Gedanken kommen konnte, wurde diese Tatsache allerdings verschwiegen. Vincenza durfte niemand sagen, daß sie es gewesen war, die in den frühen Morgenstunden das Zimmer des Papstes betreten hatte. Diese erste falsche Aussage zog andere Unstimmigkeiten nach sich, und so entstand schließlich der Eindruck, den Tod des Papstes umwittere ein Geheimnis. Dieser Eindruck wurde durch das merkwürdige Verhalten des Arztes noch verstärkt. Aus dem Schlaf geholt, kam Dr. Buzzonetti, um den Toten in Augenschein zu nehmen. Durch der Kürze der Amtszeit kannte er den Papst noch so gut wie gar nicht, wußte nicht, welche Medikamente er bis dahin genommen hatte, ob er an irgendwelchen Krankheiten litt. Das focht den guten Doktor jedoch nicht an, er fragte gar nicht erst nach Besonderheiten der letzten Nacht oder des vorigen Tages, sondern warf einen Blick auf den Verstorbenen, zückte Stift und Papier und diagnostizierte ohne großes Federlesen den angeblichen Herzanfall als Todesursache. Daß diese Diagnose zum ruhigen und gelassenen Ausdruck des toten Papstes so gar nicht passen wollte, fiel sogar dem medizinischen Laien Don Diego auf: »Nach all dem, was gesagt und geschrieben worden ist, meine ich, daß der offizielle Totenschein zu schnell ausgestellt worden ist.« Nach außen hatte er jedoch allen Anlaß, Stillschweigen zu bewahren, denn auch er gehörte zu denen, die die unübersehbaren Alarmsignale des Vortages nicht ernst genug genommen hatten.

Johannes Paul I. verstarb mit ziemlicher Sicherheit an einer Lungenembolie, die aufgrund eines abnormalen Gerinnungsfaktors des Blutes eintrat. Mit etwas Ruhe und der ärztlich kontrollierten Einnahme von Medikamenten hätte er höchstwahrscheinlich überlebt. So bekommen die Worte seines letzten Nachtgebetes geradezu prophetischen Charakter: »Gewähre mir die Gnade, den Tod anzunehmen, der mich niederwerfen wird.«

John Cornwell, Wie ein Dieb in der Nacht, Paul Zsolnay Verlag, Wien/Darmstadt, 1989

Lungenentzündung

Meistens durch Viren oder Bakterien hervorgerufen, ist die Lungenentzündung eine häufig auftretende Spätkomplikation jeder ernsteren Erkrankung und fordert jährlich zahlreiche Tote.

Zu Beginn des Frühjahres 1922 rief der Schriftsteller Marcel Proust (1871–1922) seine Haushälterin Céleste zu sich: »Wissen Sie, diese Nacht ist etwas Großes passiert ... Diese Nacht habe ich das Wort Ende gesetzt.« Lächelnd und mit leuchtendem Blick fügte er hinzu: »Jetzt kann ich sterben.«

Proust begann einen Wettlauf mit dem Tod. In Gesellschaft von Strawinsky, Picasso und Joyce nahm er am 18. Mai an einem letzten großen Souper teil. Knapp einen Monat später begegnete er einer Jugendfreundin, die sein Angebot, von ihm nach Hause gebracht zu werden, freundlich ablehnte mit den Worten: »Vielleicht an einem anderen Abend.« Proust verdeutlichte ihr, daß sie ihn nicht wiedersehen werde. Nach und nach verabschiedete er sich von seinen Freunden.

Prousts Bruder Robert wollte unbedingt, daß er sich in ein Krankenhaus begebe, doch der Schriftsteller lehnte dergleichen Maßnahmen ab. Am 18. November begann er, hochfiebernd zu derilieren und »eine fette schwarze Frau« zu sehen. Um 4.30 Uhr hatte Marcel Proust seinen letzten Atemzug getan. Sein Wunsch war gewesen, daß nach seinem Tod gebetet werden sollte, doch der Abbé, der die Fürbitten hatte sprechen sollen, war selbst krank und konnte nicht kommen. Am 22. November wurde der Dichter beerdigt.

Jean-Yves Tadié, Marcel Proust, Suhrkamp Verlag, Frankfurt, 1987

Lungenkrebs

Unter den Krebserkrankungen sind Lungenkarzinome bei Männern die häufigste und bei Frauen nach Brustkrebs die zweithäufigste Todesursache. Die meisten Todesfälle treten zwischen dem 60. und 80. Lebensjahr auf.

Schmerzhaft und heimtückisch fraß sich der Krebs in die Lunge eines Mannes, der zeitlebens das Image, stark wie ein Baum zu sein, hegte und pflegte:

Im Juni 1964 mußte sich Filmstar und Westernheld John Wayne (1907–1979) für eine neue Produktion versichern und deswegen ärztlich untersuchen lassen. Das Ergebnis versetzte dem Kettenraucher einen schweren Schock: Lungenkrebs. Wenig später wurde er operiert, und die Ärzte sahen dem Organ an, daß Wayne es seit 40 Jahren mit sechs Päckchen Zigaretten täglich malträtiert hatte. Zwei sechsstündige Operationen und 30 Pfund Gewichtsverlust waren die Folge. John Wayne entschloß sich, gegen den Krebs zu kämpfen. Bereits vier Monate nach dem schweren Eingriff stand der Star wieder am Set. Während er arbeitete und unverbesserlich weiterrauchte, breitete sich die Krankheit in seinem Körper aus. Der quälende Husten kam wieder, und 1978 ging es ihm so schlecht, daß er sich erneut einem chirurgischen Eingriff unterziehen mußte. Der Krebs hatte auf andere Organe übergegriffen und den Magen schwer in Mitleidenschaft gezogen. Wayne verlor wieder erhebliches Gewicht und ließ die Ärzte alles an Therapiemöglichkeiten ausprobieren, was ihnen zur Verfügung stand. Zwei Tage vor seinem Tod trat er zum katholischen Glauben über, dann verlor er das Bewußtsein. Am 11. Juni 1979 um 5.23 Uhr hatte John Wayne ausgekämpft und starb. Die Familie richtete sich nicht nach seinem letzten Wunsch, eingeäschert zu werden, sondern organisierte eine Erdbestattung, der genaue Platz seines Grabes wurde jedoch geheimgehalten.

K. U. Benner, Gesundheit und Medizin heute, Midena Verlag, Küttigen/Aarau, 1994; Randy Roberts & James S. Olson, John Wayne, University of Nebrasca Press, Lincoln and London, 1997

Lusttod

Verantwortlich für den möglichen Tod bei einem Koitus sind unter anderem die starke Steigerung des Blutdrucks und vor allem erhebliche Blutdruckschwankungen, die durch die körperliche Belastung und die psychische Erregung hervorgerufen werden können. Dadurch wird der Kreislauf erheblich beansprucht und kann kollabieren. Häufig sind die Todesursachen jedoch ausgesprochen riskante Praktiken, die manche Menschen wählen, um die Intensität ihrer Lustgefühle zu steigern. Und meistens sind es Männer, die bei autoerotischen Unfällen ihr Leben verlieren.

Durch Sauerstoffmangel wird beim Mann vermutlich das sexuelle Lustgefühl erhöht. Das Gehirn reagiert mit einer Einengung des Bewußtseins, das tiefergelegene Sexualzentrum im Rückenmark wird stärker erregt. Diesen Effekt versuchen einige Experimentierfreudige durch Strangulieren, Plastikbeutel oder betäubende Dämpfe zu erreichen und geraten dabei manchmal in tödliche Situationen.

L

In einem Hotel eines deutschen Kurortes wurde eines Sommertages um die Mittagsstunde in einem unvermieteten Zimmer eine unbekannte männliche Leiche gefunden. Es handelte sich um einen nackten Mann, der ganz entspannt auf der linken Seite lag. Ein Auge war geschlossen, das andere offen. Beide Seiten des Doppelbetts waren zerwühlt und eindeutig benutzt. Den Papieren nach handelte es sich um den 50jährigen Kaufmann Walter S., der sich zwei Wochen in dem Kurort aufhielt. Niemand wußte, wie er in das verschlossene Zimmer gelangt war.

Erst als der Nachtportier befragt wurde, stellte sich heraus, daß Herr S. das Zimmer gegen 3.00 Uhr in Begleitung einer unbekannten Dame gemietet hatte. Durch ein ansehnliches Trinkgeld hatte er vermeiden können, einen Meldeschein ausfüllen zu müssen. Die Obduktion ergab, daß Walter S. herzkrank gewesen war, daß er vor seinem Tod sexuellen Verkehr und einen ziemlich hohen Blutalkoholspiegel gehabt hatte. Vermutlich hatte er kurz vor seinem Tod das vom Arzt verordnete Herzmittel genommen, das dann in Kombination mit dem Alkohol und der sexuellen Erregung tödlich gewirkt hatte.

Nach einer Weile meldete sich die Dame, in deren Begleitung S. das Zimmer gemietet hatte. Es handelte sich um eine 62jährige, wesentlich jünger wirkende Witwe, die der Verstorbene in einer Nachtbar kennengelernt hatte. Beschwipst und vergnügt war sie mit ihm in das Hotel gegangen. Beide entkleideten sich, doch als die Dame ihren Verehrer zu sich ins Bett ziehen wollte, kam es bei Walter S. zu einer vorzeitigen Ejakulation – im gleichen Augenblick sank er in sich zusammen. Ein Auge schloß sich, das andere starrte glasig auf die vollkommen erschreckte Frau. Kein Zweifel, S. war tot. Die Witwe geriet in Panik, zog sich in Windeseile an und schlich unbemerkt aus dem Hotel.

In Königsforst bei Köln entdeckten Pilzsucher an einem Augustnachmittag eine an einem Baum hängende Leiche. Die Leiche war männlich, über Arme und Beine waren lange Damen-Nylonstrümpfe gezogen, den Oberkörper bedeckte ein seidener Spitzenunterrock. Unter dem Petticoat trug der Tote vier Damenslips mit Spitzenbesatz, ein Menstruationshöschen, eine Damenbinde und eine Kinderwindel. Über den Kopf hatte er eine Perücke aus langem Frauenhaar gestülpt. Der Tote war ein 26jähriger Leutnant der Reserve, dessen sexuelle Vorlieben bis dahin noch niemand aufgefallen waren. Er hatte sich im Wald ausgezogen und die Damenwäsche angelegt. Dann war er auf den Baum geklettert, hatte sich eine Schlinge um den Hals gelegt, das andere Seilende und ein zweites Seil an einem Ast über sich befestigt. Am zweiten Seil hielt er sich fest und begann, auf einem Ast stehend, auf und nieder zu wippen. Dabei zog sich das Seil straff um den Hals und lockerte sich wieder. Die rhythmische Drosselung der Luftzufuhr und der Blick auf Nylonstrümpfe, Gummihandschuhe und ein Pornobild, die er unter den Baum gelegt hatte, sollten den Orgasmus auslösen. Als der kam, rutschten die Füße des Mannes von dem Ast, auf dem er stand; das Seil zog sich ein letztes Mal zusammen und erdrosselte ihn.

Auch der Tod eines 25jährigen Elektromonteurs, der leblos in seinem Bett aufgefunden wurde, gab einige Rätsel auf. Aus der Bettdecke ragte ein Kabel heraus, die Leiche lag unter der Decke. Die Hose des Schlafanzuges war bis zu den Knien herabgestreift, der Penis leicht erigiert. Die linke Hand des jungen Mannes ruhte auf der Brust und umklammerte einen spiralförmigen, zwei Millimeter starken Kupferdraht; ein weiterer Draht, der zu einer engen Schlinge geformt worden war, steckte tief im After. Auf der Hand, der Brust und im Rektum wurden Strommarken gefunden. Die Drähte waren über einen Stufenschalter, einen Transformator und einen Regelwiderstand mit der Steckdose verbunden. Bei eingeschaltetem Regelwiderstand und der vorgefundenen Stellung des Stufenschalters waren etwa 150 mA durch den Körper geflossen,

L

die Herzflimmern verursacht und letztendlich zum Herzstillstand geführt hatten.

Wie der Verstorbene auf diese seltsame Art der Masturbationshilfe kam, war nicht mehr nachzuvollziehen. Möglicherweise hatte ihm die sogenannte Elektro-Ejakulation zum Vorbild gedient, die bei Tieren zur Gewinnung von Samen für künstliche Befruchtungen vorgenommen wird. Das männliche Tier wird zu diesem Zweck narkotisiert und dann bei allmählicher Steigerung der Spannung durch rhythmische Stromstöße zur Ejakulation gebracht.

Eines der prominentesten Opfer eigenartiger Sexualpraktiken war sicher der britische Politiker Stephen Milligan (1949–1994). Am Nachmittag des 7. Februar 1994 betrat Milligans Sekretärin die Wohnung ihres Chefs, um mit ihm einige Dienstangelegenheiten zu besprechen. Wenig später rief sie schockiert die Polizei. Der 45jährige Junggeselle lag tot auf dem Küchenboden. Stephen Milligan war mit Nylonstrümpfen und Strapsen bekleidet, über den Kopf hatte er einen schwarzen Plastiksack gestülpt, der am Hals mit einem Elektrokabel zugebunden war. Das Ende hielt er – nach Aussage eines Polizeibeamten – selbst in den Händen. Als die Tüte entfernt wurde, bot sich den Anwesenden ein nicht minder merkwürdiges Bild: Der fast nackte Milligan hatte eine ungeschälte Orange im Mund.

Indizien dafür, daß andere Personen an der Tat beteiligt gewesen sein könnten, fanden sich nicht, und so vermutete man, daß Milligan erst auf dem Küchentisch gestanden hatte, bevor er im Moment seines Lusttodes herunterfiel. Die Apfelsine wurde auf Drogen untersucht und enthielt ein Pulver, das in England gegen Angina pectoris verordnet wird. Zu dieser Zeit jedoch besorgten sich viele Männer und Frauen das Medikament in Kapselform, weil es angeblich beim Sex für einen ganz besonderen Kick sorgte – falsch dosiert konnte es allerdings zu tödlichen Herzanfällen führen. Die britische Öffentlichkeit war entsetzt, John Major peinlichst berührt: Beim Europawahlkampf sollte das Thema »Moral« die Hauptrolle spielen, und ausgerechnet Stephen Milligan hatte sich in mehreren Fernsehauftritten damit profiliert.

Karl Shaw, Das Lexikon der Geschmacklosigkeiten, Wilhelm Heyne Verlag, München, 1998; Die schwarze Seite, http://www.freunde.imperium.de

M

Märtyrertod

Jesus Christus gilt als der erste christliche Märtyrer (griechisch mátys = Blutzeuge), weil er für seinen Glauben Leid und den Tod auf sich nahm. Anfänglich bezeichnete man mit dem Begriff Märtyrer nur die Zeugen des Lebens Christi, so auch die Apostel Petrus und Paulus, die wegen ihres Glaubens getötet wurden. Doch etwa um 100 wurde er auf all jene Christen übertragen, die trotz Verfolgung ihrem Glauben treu geblieben und notfalls auch in den Tod gegangen waren.

Weltlich interpretiert, läßt sich die Bezeichnung heute auf Menschen übertragen, die wegen ihrer Gewissensüberzeugung ganz bewußt Verfolgung und auch den Tod in Kauf nehmen. So ging ein Mann in die Geschichte ein, der vermutlich die Chance gehabt hätte, sein Leben zu retten. Dennoch ließ er sich freiwillig in die Gaskammern von Treblinka bringen:

Henryk Goldszmit (1878–1942), unter dem Pseudonym Janusz Korczak Autor sehr erfolgreicher Erziehungs- und Kinderbücher, widmete sein Leben den Kindern. Der Mediziner übernahm 1911 die Leitung eines neugegründeten Waisenhauses in Warschau. Durch seine Beharrlichkeit und eine besondere pädagogische Begabung genoß er bald außergewöhnliche Popularität, die er nutzte, um Vorträge zu halten und Spenden für »seine Kinder« zu organisieren.

Am 6. August 1942 schallte nach dem kärglichen Frühstück der schreckliche Ruf »alle Juden raus« durch das Waisenhaus. Es war Teil der deutschen Strategie, keine Vorankündigungen zu machen, sondern völlig überraschend aufzutauchen. An jenem Morgen sollten die Kindereinrichtungen im Kleinen Ghetto evakuiert werden. Man gewährte Korczak und den Kindern eine Viertelstunde zum Packen. Korczak dachte nicht daran, seine Schützlinge zu verstecken. In den vergangenen Wochen hatte er erlebt, daß Menschen in Schränken, hinter falschen Wänden und unter Betten gefunden und aus dem Fenster geworfen worden waren, oder man hatte sie mit dem Gewehr im Anschlag die Straße heruntergetrieben. Das wollte er den Kindern auf jeden Fall ersparen. Die Waisen stellten sich ängstlich in Viererreihen auf, hielten ihre Wasserflaschen, Lieblingsbücher und Spielsachen umklammert. Die Deutschen hatten durchgezählt: 192 Kinder und zehn Erwachsene. Korczak marschierte an der Spitze. Die Gehsteige waren voll mit Menschen, die gezwungen worden waren, sich während der »Aktion« vor ihren Häusern aufzustellen. Unter einer Brücke standen einige Polen und schrien: »Auf Nimmerwiedersehen, Juden!« Erschöpft durch die Strapazen und die große Hitze wurden die Kinder müde. Doch die jüdische Polizei, die sie eskortierte, trieb sie weiter an. Die Nachricht, daß Dr. Korczaks Waisenhaus geräumt worden war, verbreitete sich wie ein Lauffeuer im Ghetto, an dessen Tor frisch eingesetzte Bataillone aus SS und Ukrainern mit ihren Peitschen, Gewehren und Hunden auf den traurigen Zug warteten. Die Kinder wurden durch das Tor gedrängt und auf das große Feld neben der Eisenbahn geschoben, das als Umschlagplatz diente. Tausende von weinenden, schreienden, betenden Menschen warteten dort bereits in der brütenden Hitze.

Nahum Remba, ein Mitglied des Judenrats, hatte hier eine Erste-Hilfe-Station eingerichtet. Er nahm Korczak zur Seite und flehte ihn an, zum Judenrat zu gehen, damit der sich einschaltete. Aber Korczak dachte nicht daran, seine Kinder auch nur einen Augenblick allein zu lassen. Schmerlin, der sadistische Chef der Ghettopolizei, ordnete schließlich an, die Kinder aus den Waisenhäusern zu verladen. Korczak bedeutete seinen Zöglingen, sich zu erheben. Es gibt einige Zeugen, die berichten, daß sich in diesem Moment ein deutscher Offizier durch die Menge drängte und Korczak ein Stück Papier überreichte. Ein einflußreiches Mitglied des CENTOS hatte sich an diesem Morgen bei der Gestapo für ihn eingesetzt, und es heißt, Korczak habe die Erlaubnis gehabt, zurückzukehren, nicht aber seine Kinder. Korczak schüttelte den Kopf und winkte den Deutschen fort. In seinen Memoiren schreibt Remba, daß Korczak den Kindern voranschritt, die in Viererreihen mit ruhiger Würde gingen. »Ich werde diese Szene in meinem ganzen Leben nicht vergessen«, schreibt Remba. »Das war kein Marsch zu den Waggons, sondern ein stummer Protest gegen dieses mörderische Regime, eine Prozession, die kein menschliches Auge je zuvor erblickt hat.« Als Korczak seine Kinder ruhig zu den Viehwaggons führte, machte die jüdische Polizei einen Weg für sie frei und salutierte instinktiv. Remba brach in Tränen aus, als die Deutschen fragten, wer dieser Mann sei. Korczak ging mit hocherhobenem Kopf, an jeder Hand ein Kind haltend.

Es hat niemand überlebt, der die Geschichte der letzten Stunden von Janusz Korczak und seinen Waisenkindern hätte berichten können, nachdem der Zug Warschau am 6. August 1942 verlassen hatte.

Betty Jean Lifton, Der König der Kinder, Das Leben von Janusz Korczak, Klett Cotta, Stuttgart, 1990; Monika Pelz, Nicht mich will ich retten, Die Lebensgeschichte des Janusz Korczak, Beltz und Gelberg Verlag, Weinheim/Basel, 1985; Wolfgang Pelzer, Janusz Korczak, rororo Bildmonographie, Rowohlt Verlag, Reinbek, 1987

Magenkrebs

Die Ursachen des Magenkrebses sind bis heute nicht wirklich erforscht. Man vermutet, daß unter anderem auch äußere, ernährungsbedingte Faktoren eine Rolle spielen. Magenkrebs tritt nur sehr selten im Alter unter 40 Jahren auf und betrifft Männer häufiger als Frauen. Auffallend sind die starken Unterschiede in der geographischen Verbreitung – so ist das Vorkommen mit 80 bis 100 Fällen auf 100000 Menschen in Japan besonders hoch im Vergleich zu 25 bis 30 Fällen in Deutschland. Ähnlich wie Magengeschwüre macht sich der Krebs durch Appetitlosigkeit, Übelkeit und Gewichtsverlust bemerkbar.

Wie schon sein Vater litt auch der berühmte Feldherr Napoleon Bonaparte (1769–1821) an Magenkrebs. Unheilbar und um so schmerzhafter, da er orale Medikamente nicht bei sich behalten konnte und andere Methoden, die Krämpfe und Qualen zu lindern, damals nicht bekannt waren. Schon eine ganze Weile konnte er sich nur noch von Suppen und Gelees ernähren, wurde immer dünner und rief, als er sich eines Tages im Spiegel sah, voll Selbstmitleid aus: »Ich Armer!« Napoleons Haß auf die Engländer, die ihn ins Exil gezwungen hatten, war größer als seine Furcht vor dem Tod: »Vor dem Sterben habe ich keine Angst. Ich fürchte nur, daß die Engländer meine Leiche behalten und nach Westminster Abbey bringen werden«, äußerte er besorgt kurz vor seinem Tod. Napoleon wurde immer schwächer, hatte ständig Durst und fieberte. Nachts fragte er im Delirium ununterbrochen nach dem Lieblingsgetränk seiner Kindheit – Kirschsaft.

In der Nacht vom 4. auf den 5. Mai wurde Napoleon von einem schweren Krampf erfaßt. Seine Nachtwache versuchte, ihn zu halten, wurde aber mit auf den Teppich geworfen. Dort drückte ihn der Kranke, als ränge er mit dem Tod in Person, mit solcher Kraft nieder, daß der junge Mann nicht einmal um Hilfe zu rufen vermochte. Ein Diener im Nebenzimmer hörte die ungewöhnlichen Geräusche, und es gelang, den Delirierenden wieder in sein Bett zu legen. Er beruhigte sich; sein Atem ging immer schwerer, der Blick war starr. Um 5.41 Uhr ging die Sonne unter, sechs Minuten später stieß der Patient einen tiefen Seufzer aus, dem in Abständen von je einer Minute zwei weitere folgten. Unmittelbar danach hörte Napoleon Bonaparte auf zu atmen.

K. U. Benner, Gesundheit und Medizin heute, Midena Verlag, Küttigen/Aarau, 1994; Vincent Cronin, Napoleon – Stratege und Staatsmann, Wilhelm Heyne Verlag, 1995

Malaria

In den Tropen ist die Malaria immer noch sehr verbreitet: Weltweit erkranken jährlich etwa 300 Millionen Menschen, mit oft tödlichem Ausgang. Zwar führte die Weltgesundheits-Organisation breitangelegte Programme zur Eindämmung der Malaria durch, doch in den letzten zwanzig Jahren wurden nur geringe Fortschritte erzielt. Die Moskitos, die die Erkrankung übertragen, entwickelten eine Resistenz gegen die Vernichtungsmittel, und so ist Malaria für Reisende in warme Klimazonen bis heute eine große Gefahr.

»Es ist herrlich, mutig zu leben und unsterblichen Ruhm beim Tod zu hinterlassen.« Auch wenn es immer wieder Gerüchte gab, daß Alexander der Große (356 v. Chr.–323 v. Chr.) einem Giftanschlag erlag, war es wohl eher die Malaria, die ihn dahinraffte – und zwar in ihrer schwersten Erscheinungsform, der Malaria tropica. Das

Sumpffieber galt als Geißel des Zweistromlandes, und wahrscheinlich infizierte sich der König beim Befahren der Kanäle, wahrer Brutstätten von Moskitos. Sein durch Verwundungen, die Strapazen der Feldzüge und alkoholische Exzesse geschwächtes Immunsystem hatte der Infektion wenig entgegenzusetzen, und so wurde Alexander schwächer und schwächer.

Anläßlich einer Abendgesellschaft trank der Feldherr einen Heraklesbecher eiskalten Wein beinahe in einem Zug bis zur Neige aus und klagte anschließend – nicht verwunderlich – über Leibschmerzen. Den kommenden Tag verbrachte er auf seinem Lager. In der sengenden Hitze des Frühsommers zitterte er vor Schüttelfrost. Seine Versuche, die Krankheit mit dem Willen zu bezwingen, scheiterten, der Feldzug nach Arabien mußte verschoben werden. Alexander dämmerte apathisch vor sich hin, während sich draußen vor den Toren die Soldaten zusammenrotteten, um zu erfahren, wie es um ihren König stand. Einigen hundert gelang es schließlich, in den Palast zu kommen. Im Schlafzimmer legten sie ihre Waffen nieder und zogen einer nach dem anderen am Bett des Kranken vorbei. Der konnte schon nicht mehr sprechen und versuchte mit den Augen zu grüßen. Schließlich gelang es ihm, seinen Siegelring abzustreifen und ihn Pedikkas zu geben, der nun vorläufig die Geschäfte zu führen hatte.

Alexander starb am 13. Juni 323 v. Chr., wenige Wochen vor seinem dreiunddreißigsten Geburtstag, (am gleichen Tag verschied der Philosoph Diogenes). Die ganze Stadt hallte von den Klagegesängen der Trauernden wider, Männer schoren sich die Köpfe, in den Tempeln wurden die Feuer gelöscht. Kaum war der König tot, stritten die Diadochen nicht nur um den Thron, sondern auch um seinen Leichnam. Zwei Jahre blieb er im Schlafgemach des Sommerpalastes zu Babylon, von ägyptischen Priestern einbalsamiert. Alexander hatte in der Oase Shiwa bestattet werden wollen, dort, wo die Priester ihn einst als Sohn des Zeus Ammon begrüßt hatten. Der griechische Ingenieur Philippos konstruierte einen Leichenwagen mit gefederten Achsen, einem Glockengeläut und vier Deichseln, vor die 64 Maultiere gespannt wurden. Der Wagen trug den Marmorsarg, auf dessen goldenem Deckel die Rüstung Alexanders und der Schild aus Troja lagen. Darüber wölbte sich ein von elfenbeinernen Säulen gehaltenen mit Juwelen geschmückter Baldachin, rundherum war ein Vorhang aus Netzwerk mit gestickten Bilddarstellungen gezogen. Kolonnen von Technikern eilten dem Zug voraus, ebneten die Wege, verstärkten die Brücken und legten neue Straßen an, denn der Zug wurde begleitet von Tausenden von Reitern, indischen Elefanten, den Phalangen des Fußvolkes, Karossen und Troßwagen, selbst ein Schiff führten sie mit. Beobachter Diodor notierte: Der Anblick des Leichenwagens war großartiger als er in der Beschreibung erschien. Aus jeder Stadt, die er berührte, kamen die Menschen, um ihn zu sehen, gingen neben ihm her, wenn er weiterzog, und wurden nicht müde, ihn zu betrachten. (Diodor, Buch XVIII, 28)

In Damaskus übernahm Ptolemaios den Wagen mit dem kostbaren Leichnam. Er führte den Sarkophag jedoch nicht nach Shiwa, sondern verbrachte ihn erst in sein Reich nach Memphis und später nach Alexandria, wo er in einem unterirdischen Grabgewölbe Aufnahme fand.

Die Einbalsamierer hatten gute Arbeit geleistet: Als Alexander der Große beigesetzt wurde, zeigte sein Gesicht noch immer eine bemerkenswerte Schönheit. 300 Jahre später legte der römische Kaiser Augustus dort einen Blütenkranz nieder, sein Kollege Caligula allerdings stahl weniger pietätvoll den Brustpanzer. Septimus Severus, der Soldatenkaiser, ließ die heilige Gruft schließlich zumauern; sie blieb bis zum heutigen Tage verschollen.

K.U. Benner, Gesundheit und Medizin heute, Midena Verlag, Küttigen/Aarau, 1994; S.Fischer-Fabian, Alexander – Der Traum vom Frieden der Völker, Verlag Das Beste, Stuttgart, 1995; Donna C. Kurtz und John Boardman, Thanatos, Tod und Jenseits bei den Griechen, Verlag Philipp von Zabern, Mainz am Rhein, 1985; Mary Renault, Alexander, F. A. Brockhaus, Wiesbaden, 1978; Gerhard Wirth, Alexander der Große, rororo Bildmonographie, Rowohlt Verlag, Reinbek, 1973

Marathon

Marathon war ein Dorf im antiken Griechenland an der Ostküste von Attika, nordöstlich von Athen. Es lag auf einer von Bergen, Sumpflandschaft und Meer umgebenen Ebene, in der 490 v. Chr. die berühmte Schlacht zwischen Athenern und Persern ausgetragen wurde. Dabei wurde die angreifende persische Armee unter Dareios I. von den Athenern unter Mitiades besiegt. So konnten die Griechen einen schnellen Rückmarsch nach Athen antreten und die Stadt vor einem persischen Angriff von See aus bewahren. Der Sieg hatte die Griechen so ermutigt, daß sie zehn Jahre später die Perser vollständig vertreiben konnten. Ein Grabhügel, der über den gefallenen Athenern bei Marathon errichtet wurde, ist immer noch sichtbar. Der heute als sportliche Disziplin ausgetragene Marathonlauf (bei den Olympischen Spielen 42,195 Kilometer) erinnert an die sagenhafte Leistung eines Boten, der die Strecke bis Athen lief, um die Siegesnachricht zu verkünden, und im Anschluß daran tot zusammenbrach.

Auch wenn sie keine Nachrichten zu überbringen haben, laufen jährlich Menschen aus aller Herren Länder eine vergleichbare Distanz um die Wette. Manch einer bezahlt die Anstrengung wie einst der Bote mit dem Leben:

New York, 7. November 1994. Der 25. New York Marathon brach mit 27300 Teilnehmern alle Rekorde. Für zwei von ihnen endete er tödlich. Nach dem Zieleinlauf erlitt der 27jährige New Yorker Pierre Marquette einen Kollaps und starb wenig später, ein 50jähriger Teilnehmer aus Frankreich war bereits zuvor auf der Strecke tot zusammengebrochen. Als am 25. August 1997 der Stadtmarathon in Mexiko City gelaufen wurde, ließ der 36jährige Läufer Filiberto Perez Gonzalez sein Leben. Der Mexikaner starb nach der Hälfte der 42,195 Kilometer.

sid-Sport-Informations-Dienst

Masern

An der vermeintlich harmlosen Kinderkrankheit erkranken in Deutschland schätzungsweise 100000 Menschen jährlich. Bevor es die Möglichkeit gab, sich durch Impfung vor der Viruserkrankung zu schützen, mußte man in Deutschland jedes Jahr mit etwa 80 bis 100 Todesfällen rechnen, die auf Masern zurückzuführen waren. Größere Epidemien traten alle zwei bis fünf Jahre auf. Trotz verbesserter Gesundheitspflege gehen auch heute noch eine Reihe der Fälle tödlich aus. Weil Masern vor allem im Erwachsenenalter einen problematischen Verlauf nehmen und zu Komplikationen führen können, strebt die WHO (Weltgesundheits-Organisation) in Genf ähnlich wie bei den Pocken oder der Kinderlähmung die Ausrottung der Krankheit an. In Ländern der sogenannten dritten Welt gehören die Masern nach Angaben der WHO zu den zehn häufigsten Infektionskrankheiten, an der jährlich mehr als eine Million Kinder sterben.

Hrsg. W. Siegenthaler, W. Kaufmann, H. Hornbostel, H. D. Waller, Lehrbuch der inneren Medizin, Georg Thieme Verlag, Stuttgart, 1992; dpa-Basisdienst, Hamburg

Massaker

M

Der Begriff leitet sich aus dem französischen »massacre«, der Vokabel für Gemetzel oder Blutbad, ab und gelangte Anfang des 17. Jahrhunderts in den deutschen Sprachgebrauch. Weltweit führen sowohl territoriale Kämpfe als auch religiös begründete Auseinandersetzungen zu Massakern.

Am 22. August 1572 wurde Admiral Coligny in einer Straße in der Nähe des Louvre durch Schüsse an Hand und Arm verwundet. Der Schütze war ein Anhänger der Guisen. Der verletzte Coligny wurde in sein Haus gebracht, wo Katharina de Medici eine starke Wache zu seinem Schutz aufstellen ließ. Vergeblich, denn der Herzog von Guise führte bald darauf ein Bataillon zum Haus seines Feindes. Sie drangen in Colignys Zimmer ein, brachten ihn um, stürzten seine Leiche aus dem Fenster und begannen ein Massaker.

Sonntag war der Tag des heiligen Bartholomäus, und so ging das Gemetzel, das französische Katholiken in der Nacht des 24. August 1572 unter den Protestanten veranstalteten, als Bartholomäusnacht in die Geschichte ein. Im Louvre wurden zahlreiche hugenottische Adlige mit ihren Dienern in den Hof getrieben, wo sie von Soldaten niedergemäht wurden, während andere auf den Gängen und in ihren Schlafgemächern überwältigt wurden. Dann öffneten sich die Tore, und bewaffnete Einheiten begannen Paris zu durchkämmen, um die dort wohnenden protestantischen Führer aufzustöbern. Die meisten wurden im Schlaf überrascht. Weniger bekannte Mitglieder des geächteten Glaubens wurden von aufgeputschten Massen erschlagen. Opfer, die sich auf die Dächer ihrer Häuser geflüchtet hatten, wurden verfolgt und heruntergestürzt. Selbst der erste Prinz von Geblüt, der junge Heinrich von Navarra und sein Vetter, Prinz von Condé, überlebten nur, weil sie eilig zustimmten, am Morgen die Messe zu besuchen. Der Blutzoll der Bartholomäusnacht kann nur geschätzt werden. Die Schätzungen reichen von 2000 bis zu 8000 Toten. Die Nachricht von dem Massaker verbreitete sich auch in den Provinzen und fand begeisterte Nachahmer: In Meaux verloren etwa 200 Hugenotten ihr Leben, in Orléans 500, in Lyon 700 bis 800. Ähnliche Zahlen liegen für Troyes, Rouen, Toulouse und Bordeaux vor.

16. März 1968. My Lai, das grausamste Massaker der U.S. Army im Vietnamkrieg, kostete 504 Dorfbewohner das Leben. Unter ihnen 173 Kinder und 76 Babys. Die »Search-and-Destroy-Operation« hatte knapp vier Stunden gedauert, die Häuser waren heruntergebrannt, das Vieh war geschlachtet, nur wenige Menschen hatten überlebt.

Um halb acht Uhr morgens waren Hubschrauber der Charlie Kompanie etwa 150 Meter westlich der Siedlung My Lai gelandet. Das Gebiet sei »cold«, hieß es, frei von gegnerischem Beschuß. Auch Pilot Hugh Thompson und seine beiden Besatzungsmitglieder sahen aus dem Hubschrauber keine Gegner, sondern nur drei Züge der Charlie Kompanie, die sich dem Dorf näherten. Thompson entdeckte neben den Reisfeldern südlich von My Lai verletzte Dorfbewohner. Er markierte die Stelle mit grünen Rauchsignalen, funkte nach Sanitätern und drehte zum Stützpunkt ab, um aufzutanken. Als er um neun Uhr zurückkehrte, war von den Verwundeten niemand mehr am Leben. Statt dessen fand er tote Wasserbüffel und Menschen, die in Haufen übereinanderlagen. Im Reisfeld unter sich bemerkte Thompson ein paar GIs, die auf eine junge Frau zugingen. Thompsons Hubschrauber war nah genug, daß er das Gesicht des Mädchens erkennen konnte. Thompson informierte die Einsatzzentrale, als er aus seinem Cockpit sah, wie einer der Soldaten mit dem Abzeichen eines Hauptmanns die Frau mit der Fußspitze leicht anhob, sie in die Seite trat, seine M 16 hochriß und auf sie feuerte. »Wir trauten unseren Augen nicht«, erzählte Thompson, »ich dachte, ich spinne.« Kurz darauf entdeckte Thompsons Team weitere Leichen, zu Dutzenden lagen sie in einem Bewässerungsgraben. Wenige Schritte davon entfernt saßen GIs: Sie hatten ihre Helme abgenommen, knabberten ein paar Kekse. Thompson begriff nicht, was da unten ablief. Er landete und fragte einen der Soldaten, wie sie den Menschen im Graben helfen könnten. Der GI antwortete mit einem Grinsen, es gebe nur einen Weg, sie von ihren Qualen zu erlösen. Sein Vorgesetzter hatte für Thompsons Aufregung nur ein lakonisches »Das hier ist meine Angelegenheit, ich befehle hier!« übrig. Ohnmächtig vor Entsetzen bestieg Thompson seinen Helikopter. Seine schlimmsten Befürchtungen bestätigten sich: Der junge GI feuerte in den Graben, mitten in die Leiber der Verletzten. Thompson und seine Männer flogen weiter und entdeckten zehn Zivilisten, die sich unter einer selbstgebauten Holzdeckung versteckten. Ihm war klar, was geschehen würde, wenn seine Kameraden diese Menschen ausfindig machten. Er setzte seinen Hubschrauber genau zwischen die Dorfbewohner und die Soldaten. Keiner von den GIs wagte es, in seiner Gegenwart abzudrücken. Die Hubschrauber-Crew mußte die völlig verschreckten Vietnamesen aus ihrem Verschlag ziehen, um sie in Sicherheit zu bringen, weil sie sich vor Angst weigerten, allein herauszukriechen. Einen sechsjährigen Jungen fischten sie aus einem Graben. Um elf Uhr waren sie endlich wieder an ihrer Basisstation. Thompson schmiß seinen Helm zu Boden und erstattete seinem Vorgesetzten und dem Kaplan seiner Einheit genauen Bericht über seine Erlebnisse. »Ich war überzeugt, daß der Vorfall untersucht werden würde.« Thompson irrte. Erst 18 Monate später erfuhr die Welt, was sich an diesem 16. März abgespielt hatte. Ein Soldat hatte, von Gewissensbissen geplagt, an Abgeordnete geschrieben, und so kam es zu einer Untersuchung. Nach dem Vorbild der Kriegsverbrecherprozesse von Nürnberg sollten die 25 Täter und Befehlshaber zur Rechenschaft gezogen werden, doch die Soldaten beriefen sich allesamt darauf, Befehle ausgeführt zu haben. Nur einer der Mörder, Leutnant William Calley, wurde schließlich wegen der vorsätzlichen Tötung von 22 Vietnamesen zu lebenslanger Haft verurteilt. Nach dreieinhalb Jahren aber war er auf Betreiben Richard Nixons wieder ein freier Mann.

James Cleugh, Die Medici, Bechtermünz Verlag, Augsburg, 1996; Franklin L. Ford, Der politische Mord, Junius Verlag, Hamburg, 1990; Der Spiegel, 23. 3. 1998

Massenexekution

In China hat sich im Laufe der letzten Jahre aus Massenexekutionen offenbar ein lukrativer Handel mit Organen und eine regelrechte Transplantationsindustrie entwickelt. Getötet wird dabei völlig ohne Skrupel und genau nach Bedarf:

45 Männer und Frauen wurden am 9. Januar 1993 in der Stadt Kanton erschossen. 177 waren es in der ganzen Provinz. Die Transplantationsmaschine läuft nur an festgelegten Tagen. Und so kommt es, daß Nationalfeiertage wie der 1. Oktober bei den Insassen der Gefängnisse besonders gefürchtet sind. Fachärzte auf dem asiatischen Kontinent nennen es zynisch die »Abschuß-Saison«. Lange im voraus kündigen die Zeitungen die Hinrichtungen an – das Startsignal für den Patienten-Tourismus. Von Organhändlern benachrichtigt, reisen dann Auslandschinesen aus Thailand, Hongkong, Malaysia, Taiwan, Indonesien und den USA nach Kanton, um das ersehnte neue Organ zu bekommen. »Die werden einfach per Kopfschuß getötet und dann ausgeweidet«, erfuhr ein entsetzter Arzt auf einer Inspektionsreise durch China. Er geht weiterhin sogar davon aus, »daß die Hinrichtungen mitunter verzögert werden, bis passende Patienten gefunden sind«.

Die Leichen bleiben meist im Dreck liegen, bis die Ärzte mit ihrer Arbeit beginnen. Die Mediziner dürfen für ihr Treiben »keine Fahrzeuge mit Kennzeichen medizinischer Einrichtungen benutzen, keine weißen Kittel tragen«. So will es Paragraph 4 der Nutzungsvorschriften. Die mit Blut, Kot und Sand beschmierten Körper werden auf Plastikfolien gelegt, und noch auf dem Hinrichtungsplatz entnehmen die Ärzte ihnen die bestellten Organe, meistens auf der Ladefläche eines Lastwagens. Unter dem Strich »bringt« ein Hingerichteter etwa 25000 Euro ein. Den enormen Gewinn teilen sich die chinesischen Behörden mit Schleppern, Vermittlern und Agenten. 1996 hat amnesty international 4367 Hinrichtungen gezählt. Die Menschenrechtsorganisation »Human Rights Watch Asia« vermutet eine noch viel höhere Dunkelziffer und geht für die Jahre 1996 und 1997 von über 30000 derartigen Exekutionen aus.

Stern, 5. 3. 1998

Massensuizid

Häufig haben Massensuizide religiöse Hintergründe. Beeinflußt von obskuren Anführern, lassen sich verirrte Seelen in der Hoffnung auf besseres oder gar ewiges Leben zum Selbstmord in der Gruppe verleiten:

1993 fanden Helfer in den Trümmern des niedergebrannten Anwesens der Davidianer Sekte bei Waco im US-Bundesstaat Texas zunächst 41 Leichen, später über 80 Tote, darunter auch einige Frauen und Kinder. Nach polizeilichen Erkenntnissen waren einige Sektenmitglieder gegen ihren Willen festgehalten und in den Massensuizid einbezogen worden. Das FBI, das Abhöranlagen in dem Anwesen installiert hatte, hörte mit, als Sektenführer David Koresh einigen Getreuen befahl, Feuer zu legen. Das festungsartige Anwesen der Davidianer, in dem sich 95 Menschen aufhielten, brannte bis auf die Grundmauern nieder. Nur neun Menschen entkamen lebend dem Inferno. Nach 51 Tagen Belagerung hatte das FBI Stunden zuvor mit einem Kampfpanzer ein Loch in eines der Gebäude gebrochen und Tränengas in die »Ranch Apokalypse« gepumpt, um die Sektenanhänger zur Aufgabe zu bewegen. Der Einsatzleiter vermutete jedoch, daß der 33jährige Sektenführer Koresh von Anfang an einen Massensuizid geplant hatte: »Er hat die Menschen in seinem Anwesen völlig kontrolliert.« Nach den Schilderungen der FBI-Beamten spielten sich erschütternde Szenen ab. Eine in Flammen stehende Frau lief ins Freie, wollte dann zurück in das brennende Gebäude und wurde von einem beherzten Polizisten gewaltsam daran gehindert. In einem Fenster des Hauses signalisierte eine Person mit Gasmaske in aller Deutlichkeit, daß sie nicht gerettet werden wollte. Möglicherweise war den Sektenmitgliedern Gift verabreicht worden, um ihnen den Tod zu erleichtern. Nach den Worten des Einsatzleiters war das Feuer von den Davidianern an drei verschiedenen Stellen des Komplexes gelegt worden.

Immer wieder führen fanatische Prediger ihre ebenso fanatischen »Jünger« in den Tod. Im Oktober 1994 wurden 53 Mitglieder des »Ordens der Sonnentempler« tot aufgefunden. 48 von ihnen hatten ihrem Leben in der Schweiz ein Ende gesetzt, fünf zeitlich parallel in Kanada. Im Dezember 1995 waren es wieder Mitglieder der Sonnentempler, deren Leichen in Frankreich, südwestlich von Grenoble aufgefunden wurden – die 16 Menschen waren verbrannt und wiesen Schußwunden auf. Im März 1997 starben beim dritten mutmaßlichen Freitod von Sonnentemplern zwei Ehepaare und eine Frau – drei Kinder überlebten die Tragödie.

Fast zur gleichen Zeit wurden in einer Luxusvilla in Rancho, Santa Fe bei San Diego/Kalifornien die Leichen von 39 Mitgliedern der Sekte »Heavens Gate« gefunden. Sie hatten einen Giftcocktail aus Schlafmittel, Wodka und einem Opiat zu sich genommen. Unter der Führung ihres Leiters wollten sie mit Hilfe des Kometen Hale-Bopp auf eine kosmische Reise gehen. Um entsprechend vorbereitet zu sein, waren die 21 Frauen und 18 Männer im Alter zwischen 20 und 72 Jahren einheitlich schwarz gekleidet und hatten sich vor ihrem Tod die Haare geschoren. Jedes Sektenmitglied hatte einen Koffer gepackt und an das Fußende des Bettes gestellt, Brillenträger ihre Brillen abgenommen und neben sich gelegt. Alle Toten trugen Fünf-Dollarnoten und einen Ausweis bei sich, manche hatten sogar ihre Geburtsurkunden eingesteckt.

Die Sekte ließ Videoaufzeichnungen zurück, auf denen alle Mitglieder äußerst zuversichtlich klangen. Sektenleiter Applegate hatte seine Botschaft bereits seit 1974 verbreitet. Er selbst hielt sich für eine Million Jahre alt und war überzeugt, daß mit Hale-Bopp der Zeitpunkt gekommen sei, zu dem der »Körper abgestoßen werden mußte«, damit die Seele in die »andere Welt« gelangen konnte. Sechs Wochen später nahm sich ein weiterer Angehöriger der Sekte das Leben. Der Mann aus Las Vegas hatte dem Fernsehsender CNN zuvor ein Videoband mit der Ankündigung seines Freitodes geschickt, wie die anderen fest davon überzeugt, im Schweif des Kometen Hale-Bopp in einem Ufo in eine bessere Welt reisen zu können.

dpa-Basisdienst, Hamburg

Menschenopfer

Menschenopfer sind in verschiedenen Formen und aus vielen Anlässen bezeugt. 932 verfaßte der Araber Ahmed Ibn Fadlan eine detaillierte Reisebeschreibung, der wir unter anderem die präzise Schilderung eines Menschenopfers verdanken. Gestorben war ein Häuptling vom Stamme der slawischen Rus. Die Vorbereitungen für das Opfer zogen sich nach einem festen Ritual etwa zehn Tage hin. Zunächst verteilte man die Habe des Verstorbenen. Je ein Drittel für die Familie, für die Totenkleider sowie für den Nabid, ein berauschendes Getränk, das am Tag der Einäscherung in großen Mengen getrunken wurde. Die Familie fragte Sklavinnen und Diener, wer mit dem Verstorbenen gehen wolle. Der oder die Betreffende (meist waren es Mädchen, die sich meldeten) waren durch ihr Wort fest gebunden und bekamen für den Rest der Zeit zwei Wachen an die Seite gestellt.

Schließlich wurde der Tote aus seinem provisorischen Grab genommen und in vornehmen Gewändern auf kostbare Kissen und Decken in ein Schiff aus dem naheliegenden Fluß gebettet. Über dem Toten wurde ein Zelt errichtet. Neben ihm legte man seine Waffen, eine Mandoline, ferner Nabid, Früchte, Blumen, Brot, Fleisch und Zwiebeln nieder. Frisch geschlachtete Tiere wurden ins Schiff gelegt: Ein in zwei Teile geschnittener Hund, das Fleisch von zwei Pferden, zwei in Stücke gehauene Kühe, ein Hahn und ein Huhn. Währenddessen betrat das todesbereite Mädchen nacheinander die Zelte der Großen des Stammes, »und jeder Zeltherr verkehrte mit ihr«. An dem für die Verbrennung vorgesehenen Tag wurde das Mädchen von Männern dreimal in die Höhe gehoben. Beim dritten Mal sprach sie eine festgelegte Formel: »Da sehe ich meinen Herrn im Paradies sitzen, und das Paradies ist schön und grün, und bei ihm sitzen Männer und Jünglinge; er ruft mich, so bringt mich zu ihm.«

Man führte das Mädchen zu dem Schiff, wo der »Todesengel«, eine alte Hünin, dick und von grimmigem Aussehen, letzte Vorbereitungen getroffen hatte. Das Mädchen leerte einen Becher Nabid, mit Gesang nahm sie Abschied von ihren Freundinnen. Während sie noch sang, trieb der Todesengel zur Eile. Als das Mädchen zögerte, griff die Alte ihren Kopf und zwang sie in das

Zelt. Die umherstehenden Männer schlugen nun mit Stäben auf ihre Schilde, um das Geschrei des Opfers zu übertönen. Sechs Männer traten in das Zelt und »begatteten sich mit dem Mädchen als Pflicht der Kameradschaft«. Dann forderte man sie auf, sich neben ihren toten Herren zu legen. Man faßte sie bei den Füßen und bei den Händen. »Darauf legte die Alte, die man den Todesengel nannte, ihr einen quergezogenen Strick um den Hals, reichte ihn den zwei Männern hin, um ihn an den beiden Enden zu ziehen. Dann trat die Alte hinzu und hatte dabei einen breitspitzigen Dolch und begann, ihn zwischen ihre Rippen hineinzustecken und herauszuziehen, und die beiden Männer würgten sie, bis sie tot war.« Man legte sie neben den Verstorbenen, schichtete Holz auf und zündete das Schiff an. Die Flammen vernichteten Schiff, Beigaben und beide Leichname. Auf der Asche wurde ein Hügel aufgeschüttet, überragt von einem Birkenbalken mit dem Namen des Verstorbenen und des Königs von Rus.

M

Die Religionsgeschichte kennt Menschenopfer als rituelle Tötung von Kriegsgefangenen, aber auch die Tötung eines alternden Königs, dessen Kraft erschöpft ist. Ebenso wurde die rituelle Tötung der Frauen und des Gesindes eines Herrschers praktiziert, die ihm im Jenseits weiterhin dienen sollten. In einigen Gebieten Amerikas bestand ein Zusammenhang zwischen den menschenfressenden Gottheiten und dem Kult, Menschen als Opfer darzubringen.

Bei den Azteken wurde das Opfer als Abbild des jeweiligen Gottes, dem es dargebracht werden sollte, festlich gekleidet und verehrt. Die Religion der Pawnee-Indianer erinnert in vielem an die der Azteken; möglicherweise haben rituelle Menschenopfer der Azteken den Weg zu ihrem Stamm gefunden. Die Pawnee kannten ein höchstes herrschendes Wesen, Ti-ra'-wa, dessen Wille durch eine große Zahl von Sternengeistern zwischen ihm und den Menschen vermittelt wurde.

Um den Morgenstern günstig zu stimmen, opferten die Skidi-Pawnee in jedem Frühling ein von den Nachbarstämmen geraubtes Mädchen, manchmal auch weibliche Kriegsgefangene. Vier Nächte vor der Opferung, deren Zeitpunkt der Morgensternpriester bestimmte, wurde getanzt. Am Morgen des fünften Tages wurde das Opfer zu einer Plattform am Westende des Dorfes geführt. In der Prozession gingen auch ein Krieger, der ein Büffelherz und eine Büffelzunge trug, ein weiterer mit einem glühenden Stab, einer mit Bogen und einem heiligen Pfeil mit Feuersteinspitze, der Stammesmedizin, und schließlich ein Krieger mit einem Eulenbalg. Das Opfer wurde dann nackt mit ausgebreiteten Armen an einen Pfosten gebunden. Unter der Plattform brannte Feuer. Die Krieger waren mit Pfeil und Bogen, die Frauen mit Lanzen aufgestellt.

In dem Augenblick, in dem der Morgenstern am Horizont erschien, schoß der Krieger mit dem heiligen Pfeil dem Opfer in die Seite. Nachdem das Blut des Mädchens in das Feuer getropft war, wurden ihm kleine brennende Reisigbündel unter Achselhöhlen und Schamleisten gehalten, während Büffelherz und -zunge sowie der Eulenbalg im Feuer verbrannt wurden. Erst dann schossen auf ein Signal hin Männer, Frauen und sogar Kinder mit Pfeilen und Lanzen auf das Opfer. Ein Krieger schnitt dem Mädchen endlich den Brustkorb auf und tötete sie. Anhand der Pfeile und Lanzen wurden die vier Hauptbeteiligten der tödlichen Zeremonie ermittelt und beschmierten sich mit dem Blut der Toten. Anschließend atmeten sie einige Züge Rauch ein und gingen zum Fluß, um sich zu waschen. Alle Anwesenden beteten dann zu Ti-ra'-wa.

Norbert Ohler, Sterben und Tod im Mittelalter, Artemis Verlag. München Zürich, 1990; Herman Schöppl von Sonnwalden, Kannibalismus bei den nordamerikanischen Indianern und Eskimo, Verlag für Amerikanistik, Wyk auf Föhr, 1992

Messer

Im Sommer 1793 stand Jean-Paul Marat (1744–1793) kurz vor seinem 50. Geburtstag. Der frühere Arzt war nach jahrelangen hektischen Aktivitäten erschöpft genug, um mit dem Gedanken eines Rückzuges aus der Politik zu spielen. Er litt unter einer quälenden Hautkrankheit. An jenem schwülen Abend des 13. Juli 1793 lag Marat in seiner Pariser Wohnung in der Rue des Cordeliers Nr. 30 in seiner Schreib-Badewanne, die er ersonnen hatte, um seine Schmerzen wenigstens vorübergehend zu lindern. Eine Marianne Corday, Bürgerin aus Caen in der Normandie, wünsche ihn zu sprechen, so wurde gemeldet. Marat, der sich Informationen über flüchtige girondistische Abgeordnete erhoffte, ließ die Besucherin hereinbitten. Nachdem sie ein paar Minuten über die Verräter in und um Caen gesprochen hatten, zog die adrett aussehende junge Frau plötzlich ein Messer hervor und erstach ihren halb im Wasser liegenden Gastgeber, bevor sie von mehreren Nachbarn ergriffen wurde, die durch die Schreie von Marats Lebensgefährtin herbeigerufen worden waren.

Die Mörderin war eine hübsche Frau von 25 Jahren, mit dem adligen Namen Marie-Anne-Charlotte Corday d'Armont. Ihre Gedanken über Tyrannenmord schien sie aus der Lektüre Plutarchs, der Bibel und der klassischen Tragödien des französischen Dramatikers Corneille gewonnen zu haben. Im Eilverfahren wurde sie wenige Tage nach dem Mord auf die Guillotine geschickt. Sie machte keinerlei Versuche, ihre Tat zu rechtfertigen, sondern hatte lediglich Genugtuung über ihren Erfolg gezeigt.

Die 70jährige Elsa Reimann nahm ein Taschenmesser zu Hilfe, um ihrem an einem Herzanfall verstorbenen Mann zu folgen. Seit einem Verkehrsunfall war sie behindert. Ihr verheirateter Sohn kümmerte sich um sie, ihre Tochter bemühte sich bereits um einen Pflegeplatz im Heim. Eines Tages holte sich Elsa Reimann aus dem Bad den Rasierspiegel ihres Mannes und stellte ihn auf den Küchentisch, dann nahm sie einen hölzernen Kartoffelstampfer aus der Schublade. Sie setzte sich mit dem Taschenmesser ihres Mannes in der Hand auf einen Polsterstuhl vor den Küchentisch. Dann schlug sie den Morgenmantel zurück, richtete die Spitze des Taschenmessers auf ihre Brust, überprüfte die Stelle im Spiegel und schlug mit dem Kartoffelstampfer auf den Messerknauf. Mit gleichmäßig festen Schlägen trieb sie die Klinge immer tiefer in die Brust. Als sie gegen Mittag nicht auf das Läuten der Nachbarin reagierte, holte diese eine andere Frau hinzu, und gemeinsam schlossen die beiden die Türe auf. In der Küche fanden sie Elsa Reimann zusammengesunken auf dem Polsterstuhl. Ihr Kopf war zur Seite gesunken, die Augen halb geöffnet – aus ihrer Brust ragte der Griff des Taschenmessers.

Franklin L. Ford, Der politische Mord, Junius Verlag, Hamburg, 1990; Die schwarze Seite, http://freunde.imperium.de

Meuchelmord

Der Begriff »meucheln«, vor dem 16. Jahrhundert für »heimlich handeln; naschen« verwendet, entwickelte sich im Laufe der Zeit zur Bezeichnung für »sich verbergen; wegelagern« und schließlich »hinterrücks, heimtückisch, hinterhältig ermorden«.

Die Verschwörer hatten sich vergewissert, daß alles gut vorbereitet war. Des Dieners Order lautete, für elf Uhr Tee mit Gebäck und Kuchen bereitzustellen. Großfürst Jussupoff war nervös, aber zufrieden mit seinen Anordnungen. Mitverschwörer Dr. Lasowert meldete sich zu Wort. »Ich habe Zyankali mitgebracht. Und zwar so viel, daß man damit mindestens fünf Menschen töten könnte. Ich schlage vor, einige Stücke Kuchen damit zu präparieren und außerdem einige Weingläser vorzubereiten, falls Rasputin etwa keinen Kuchen essen sollte.«

M

Damit schritt der Arzt hinüber an den Tisch, auf dem die Diener den Kuchen, die Torten und den Tee aufgebaut hatten. Er nahm drei Stücke Torte, hob die obere Schicht ganz vorsichtig ab und streute dann das Zyankali auf das Gebäck. Ebenso vorsichtig legte er die Schicht wieder obenauf. Man prüfte die Stücke und stellte befriedigt fest, daß nichts Auffälliges daran zu sehen war. Ebenso wurden drei Weingläser beiseite gestellt, in die unten eine dünne Schicht Zyankali gestreut worden war.

Persönlich holte Jussupoff sein Opfer zu Hause ab. Grigorij Rasputin (1872–1916), der gleichermaßen verhaßte wie einflußreiche Berater des Zaren, konnte sonst keinem Kuchen widerstehen, geschweige denn ein angebotenes Glas Wein stehen lassen. An diesem Abend allerdings mußte er sogar zu einer Tasse Tee überredet werden. Die Verschwörer waren irritiert – sollte etwa alles noch scheitern? Endlich nahm Rasputin von dem vergifteten Kuchen und lehnte auch den Wein nicht mehr ab. Nach dem dritten Glas bat er um einen Schluck Tee, »Ich habe so ein Würgen im Hals«, trank jedoch danach von dem vergifteten Wein weiter. Jussupoff geriet in Panik und zückte den Revolver, um den Erzfeind endlich zu töten. Der Schuß traf den immer noch ahnungslosen Rasputin in die Herzgegend. Er brach zusammen und fiel mit lautem Aufschlag auf den Boden. Jussupoff lief die Treppe herauf, wo die

Mitverschwörer warteten. Man beschloß, Rasputins Leiche mit dem Auto abzutransportieren und seine Kleider zu verbrennen. Doch als Jussupoff die Treppe wieder herunterging, mußte er feststellen, daß der vermeintlich vergiftete und erschossene Rasputin nicht tot war. Statt dessen bäumte er sich auf und stand plötzlich wieder auf seinen Beinen, er stürzte sich auf Jussupoff, der vergeblich versuchte, dem Würgegriff des Angeschossenen zu entkommen. Endlich gelang es ihm doch, sich loszureißen. Auf allen vieren kroch Rasputin zur Haustür, um ins Freie zu gelangen. Draußen brach er auf einem Schneehaufen zusammen. Die Meuchelmörder richteten den Revolver noch einmal auf ihn und streckten ihn schließlich mit zwei Schüssen ins Herz nieder. Einen dadurch alarmierten Polizisten konnten die Verschwörer zunächst beruhigen, doch der Mann kam wieder. Um den Mord zu vertuschen, ließ Jussupoff einen Diener einen seiner Schäferhunde erschießen und schleifte das tote Tier dort entlang, wo eben Rasputins Körper entlanggeschleift worden war. Währenddessen wurde der Leichnam gefesselt und in den Fluß geworfen. Drei Tage später holte ein Taucher den Toten aus dem Wasser. Als Jussupoff später der Polizei Auskunft geben sollte, stritt er hartnäckig und erfolgreich ab, Rasputin in dieser Nacht vom 30. 12. 1916 überhaupt gesehen zu haben.

Boris Koseleff, Rasputin, R. Löwitt, Wiesbaden, 1970

Mitgiftmord

Aus dem indischen Brauch, daß die Familien von Ehefrauen im Bedarfsfall zu Nachzahlungen der Mitgift »gebeten« werden können, hat sich eine besonders perfide Form der Habgier entwickelt: der Mitgiftmord. Kann die Familie den Forderungen des Schwiegersohnes und seiner Eltern nicht nachkommen, so versucht der gern, sich seiner Gattin zu entledigen, um eine andere, vielleicht wohlhabendere Frau zu heiraten.

»Bombay – Junge Frau verbrannt.« Kaum ein Tag vergeht, an dem in Indien nicht mindestens eine derartige Meldung in der Zeitung steht. Meistens trägt sie den Zusatz »Unter ungeklärten Umständen«. Bei 99,9 Prozent dieser Fälle handelt es sich nach Angaben einer Frauenrechtsbewegung um nichts anderes als schlichten Mord aus Habgier.

»Ein Mann ohne Glück verliert sein Pferd, ein Mann mit Glück seine Frau«, sagt ein Pandschabi-Sprichwort. Die Verachtung gegenüber den Frauen, die aus solch einer Redewendung spricht, ist in Indien allgegenwärtig. Die Zahl der Mitgiftmorde, bei denen Frauen auf »ungeklärte« Weise meist in ihren Küchen verbrennen, steigt. In Neu Delhi vermerkte es der Regierungssprecher positiv, daß Mitgiftmorde immer häufiger verfolgt werden. Doch Indiens Gesellschaft tut sich schwer, die Gleichstellung von Frauen zu akzeptieren. Noch immer werden die meisten Inderinnen früh verheiratet und damit der Aufsicht ihres Ehemannes unterstellt, dem sie sich zu fügen haben. Wenn das Geld knapp wird und die Familie nicht zahlt, müssen sie fürchten, bei lebendigem Leibe verbrannt zu werden.

Eva-Maria Kremer, Brennende Bräute, Mitgiftmorde in Indien, Rex Verlag, Luzern/Stuttgart, 1994

Motorradunfall

»Scheißmotorrad! Mach's gut, Alter«, lautete eine Todesanzeige, mittels derer Heidi und ihre Freunde Dani und Norman den Tod von Kumpel »Crümel« betrauerten. »Crümel« alias Thomas war einer der vielen Motorradfahrer, die jedes Jahr durch Zusammenstöße mit anderen Fahrzeugen und wegen überhöhter Geschwindigkeit ihr Leben verlieren. Doch tragische Motorradunfälle passieren nicht notwendigerweise immer auf der Straße.

Es war Volksfest auf der Düsseldorfer Pferderennbahn Grafenberg, als am Samstag, dem 18. Mai 1996, ein Artistenpaar aus schwindelerregender Höhe in die Tiefe stürzte. Die Eheleute – Eltern dreier Kinder – stürzten mit ihrer Spezialmaschine aus 30 Metern Höhe ab, nachdem offenbar das Schrägseil aus der Verankerung am Boden gerissen war.

Ein Notarzt, der sofort zur Stelle war, konnte der jungen Frau nicht mehr helfen, während ihr Mann mit einem Rettungshubschrauber ins nächstgelegene Krankenhaus gebracht wurde. Der Drahtseilakt, bei dem die beiden Artisten mit ihrem Motorrad über ein Schrägseil vom Boden aus in luftige Höhen fuhren, sollte der Höhepunkt im Rahmenprogramm des »Volksrenntages« werden. Nach der Tragödie, die sich vor den Augen Tausender Zuschauer abspielte, wurde das Volksfest sofort abgebrochen.

Hans Mader, Es ist echt zu bitter, Germa-Press, Hamburg, 1990; dpa-Basisdienst, Hamburg

Myasthenia gravis

Die Autoimmunkrankheit äußert sich durch Muskelschwäche und schnelle Ermüdung der Muskeln. Am häufigsten sind zunächst die Augenmuskeln betroffen, aber auch die Muskulatur von Armen und Beinen wird in Mitleidenschaft gezogen. In leichten Fällen können die Erkrankten mit Medikamenten ein relativ normales Leben führen. Bei einem kleinen Teil der Patienten ist der Fortschritt der Krankheit jedoch nicht aufzuhalten. Lähmung des Halses und der Atmungsmuskeln führt zum Tode.

Manchmal waren die Muskeln des berühmten Reeders und Lebemannes Aristoteles Onassis (1900–1975) so schwach, daß er kaum kauen konnte. Nach Dutzenden von Untersuchungen diagnostizierten die Ärzte Myasthenia gravis, eine Störung des körpereigenen Immunsystems, die in Schüben auftritt, und zwar eine Weile mit Medikamenten kontrolliert, aber nicht geheilt werden kann. Ein solcher Schub ereilte Onassis Anfang November des Jahres 1974. Unter dem Namen Mr. Phillips versuchte er inkognito in ein New Yorker Krankenhaus zu kommen, wurde aber von der Presse entdeckt und fortan belagert, so auch als seine Tochter Christina ihn besuchte. Diesmal waren die Muskeln so angegriffen, daß der schwerreiche Mann nicht einmal seine Augen offenhalten konnte. Mit Heftpflastern mußten seine Lider befestigt werden, weil sie sonst immer wieder heruntergeklappt wären. An stärkende Nahrung war kaum zu denken, denn auch der Kiefer versagte seinen Dienst. Onassis nahm in acht Wochen 40 Pfund ab und bezeichnete sich selbst als »einen Sack aus Haut und Knochen. Gott bestraft mich dafür, daß ich immer größere Bissen genommen habe, als ich kauen konnte«, kommentierte er tapfer seinen Verfall und ärgerte sich, daß seine Frau Jacqueline, verwitwete Kennedy, sich so gut wie nie an seinem Bett blicken ließ. Einem Freund vertraute er im Februar 1975 an, daß er neben seinem verstorbenen Sohn Alexander auf der geliebten Insel Skorpios begraben werden wollte. Es war wohl sein Stolz, der den Sterbenskranken noch fast einen Monat am Leben erhielt, doch dann forderte die Krankheit ihren Tribut.

Am 15. März starb Aristoteles Onassis in Paris, seine Frau Jakkie befand sich zu diesem Zeitpunkt in New York. Auf der Insel Skorpios fällte man einen Walnußbaum, aus dessen Holz der Sarg für den berühmten Griechen gefertigt wurde. Er trug die schlichte Aufschrift »Aristoteles Onassis 1900–1975«, während auf dem Grabstein zu lesen war »1906–1975«; Onassis hatte zu Lebzeiten sein Geburtsdatum häufiger so angegeben, wie es ihm gerade in den Kram paßte.

K. U. Benner, Gesundheit und Medizin heute, Midena Verlag, Küttigen/Aarau, 1994; Peter Evans, Aristoteles Onassis, Econ Verlag, Düsseldorf, 1987

N

Nierenversagen

Wenn die Nieren ihre Funktionen nicht mehr erfüllen können, geraten eigentlich auszuscheidende Giftstoffe in die Blutbahn und verursachen Schädigungen der Organe. In Deutschland sterben mehr als 6000 Menschen jährlich an einem Zusammenbruch der Nieren.

Sir Laurence Oliviers (1907–1989) einst kristallklares Gedächtnis, für seine bemerkenswerte Karriere von so entscheidender Bedeutung, hatte im Frühjahr 1989 bereits nachgelassen; doch noch war der Lebenswille des Schauspielers fast ungebrochen. Nach einer riskanten Hüftoperation bat er bereits am nächsten Tag Freunde, ihn zu besuchen – und den Champagner nicht zu vergessen. Wenig später war Olivier wieder zu Hause und bewegte sich trotz heftiger Schmerzen mit Hilfe von Krücken und einem Gehgestell fort. An den Feierlichkeiten anläßlich seines 82. Geburtstags am 22. Mai konnte er allerdings kaum mehr teilnehmen. Am 1. Juli war der große Mime nicht mehr in der Lage, sein Bett zu verlassen. Als ihm seine Pflegerin beim Trinken half, geriet ihm aus Versehen etwas Flüssigkeit auf die Wange, die in einem Rinnsal zum Ohr hinlief. Er blinzelte, drehte sich langsam um und sagte mit Bezug auf die Szene in Shakespeares Hamlet, in der dem König Gift in sein Ohr geträufelt wird: »Meine Liebe, wir spielen hier nicht den verdammten Hamlet.«

Am Sonnabend, dem 8. Juli, versagten Laurence Oliviers Nieren ihren Dienst. Die Ärzte informierten die Angehörigen, und am Vormittag des 11. Juli wurde ein Priester gerufen. Olivier empfand keine Schmerzen mehr, und während der Geistliche Gebete sprach, wurde sein Atem schwerer und stand irgendwann still.

Donald Spoto, Sir Laurence Olivier, Wilhelm Heyne Verlag, München, 1992; Statistisches Bundesamt Wiesbaden, 1998

O

Ohrenentzündung

Häufigste Ursache für Ohrenerkrankungen ist eine Infektion des Gehörgangs. Nicht wirksam behandelt, können sich aus diesen Infektionen gefährliche Hirnabszesse entwickeln, eine Komplikation, die allerdings seit der Einführung von antibiotischen Medikamenten selten ist.

Seit langem von Ohrenschmerzen geplagt, entschloß sich der Entdecker des trojanischen Goldes, Heinrich Schliemann (1822–1890), Ende 1890 eine Klinik in Halle aufzusuchen. Seine Frau wollte ihn begleiten, aber er beharrte stur, daß sie statt dessen bei den Kindern zu bleiben habe.

Die Operation beider Ohren dauerte eindreiviertel Stunden, doch obwohl die Ärzte erklärten, daß der Eingriff gelungen sei, kehrten die Schmerzen schlimmer denn je zurück. Offenbar war die Knochenhaut verletzt, denn jetzt breitete sich die Entzündung im Innenohr aus. Gegen den Rat der Ärzte verließ Schliemann die Klinik und reiste nach Paris, wo er am 15. Dezember eintraf. Schliemann plante eigentlich, Weihnachten mit seiner Frau und den Kindern Andromache und Agamemnon zu Hause in Athen zu verbringen, zuvor wollte er noch das Museum in Neapel besuchen, wo die letzten Ausgrabungen aus Pompeji ausgestellt waren. Als er in Neapel ankam, waren die Schmerzen so stark, daß an eine Schiffsreise nach Athen nicht zu denken war. Telegraphisch bat er, die Weihnachtsfeier zu verschieben, und suchte erneut verschiedene Ärzte auf. Keiner konnte ihm helfen. Als er am Weihnachtstag über die Piazza Santa Carità ging, brach er plötzlich auf dem Kopfsteinpflaster zusammen. Man stellte ihm Fragen, doch er konnte nur mit Nicken und Schütteln des Kopfes antworten: Heinrich Schliemann hatte die Sprache verloren. Auf der Polizeiwache durchsuchten ihn die Beamten und fanden eine Karte mit der

Adresse seines Arztes, der sofort herbeigeholt wurde und seinen Patienten erkannte. Schliemann wurde in sein Hotel gebracht. Dort wurde das Ohr geöffnet, aber die Entzündung hatte bereits auf das Gehirn übergegriffen. Am nächsten Tag war bereits seine ganze rechte Seite gelähmt. Acht Spezialisten wurden herbeigerufen, und während sie noch berieten, was zu tun sei, starb Heinrich Schliemann still in seinem Bett. Am Sonntag, dem 4. Januar 1891, neun Tage nach Schliemanns Tod, wurde der Sarg in der großen Halle seines Hauses in Athen aufgebahrt. An das Kopfende stellte man eine Büste Homers.

K. U. Benner, Gesundheit und Medizin heute, Midena Verlag, Küttigen / Aarau, 1994; Robert Payne, Das Gold von Troja, Verlag Das Beste, Stuttgart, 1995

P

Patiententötung

Die Tötung schwerstkranker Patienten gehöre zum Alltag in den Krankenhäusern der westlichen Welt, lassen sich immer wieder Experten in den Medien vernehmen. Jene Fälle, die bekannt und abgeurteilt sind, seien nur die Spitze des Eisberges. Diese schreckliche These wird gestützt durch drei Dunkelfeldstudien aus den USA und Australien. Dort waren Pflegekräfte anonym und schriftlich zur aktiven Unterstützung des Todes von Patienten befragt worden. 13 Prozent der amerikanischen und rund 30 Prozent der australischen Schwestern und Pfleger gaben an, schon einmal von todkranken Patienten um aktive Sterbehilfe gebeten worden zu sein. In der ersten australischen Untersuchung (1992/1993) gestanden dann auch 201 von 943 befragten Schwestern, daß sie, allein oder gemeinsam mit Ärzten, schon einmal aktive Sterbehilfe geleistet hätten – 148 von ihnen sogar in zwei oder mehreren Fällen. Ähnliche Zahlen gab es auch in der zweiten Befragung von 1994:

Von 275 Klinikmitarbeitern hatten zwölf Prozent eigenmächtig und fünf Prozent in Kooperation mit Ärzten das Leben von Patienten direkt verkürzt. Nicht anders in den Vereinigten Staaten: von 827 amerikanischen Intensivstationsschwestern waren insgesamt 164 an derartigen Tötungen beteiligt. 84 davon hätten bis zu drei Patienten mittels Injektionen ums Leben gebracht; 62 räumten ein, im Schnitt zweimal im Jahr aktiv Sterbehilfe oder Beihilfe zum Selbstmord geleistet zu haben. Sieben Schwestern gaben sogar zu, jeweils mehr als 20 todkranke Patienten umgebracht zu haben. In Amerika gibt es Schätzungen, daß es in US-Krankenhäusern Tag für Tag rund 6000 geplante Todesfälle gibt – passive und indirekte Sterbehilfe hier allerdings eingeschlossen. In Deutschland sind Pflegekräfte noch nicht zur Sterbehilfe befragt worden, aber auch hier gibt es Indizien für eine weite Verbreitung. In einer vom »Stern« in Auftrag gegebenen Repräsentativerhebung des Berliner Instituts für Epidemiologische Forschung vermuteten 17 Prozent von 184 befragten Krankenhaus- und 40 Prozent von 282 niedergelassenen Ärzten, daß das Pflegepersonal in Kliniken und Heimen »gelegentlich« beim Sterben nachhilft. In Deutschland ohnehin ein heikles Thema, wird dies zum kriminellen Akt, wenn es ohne Einverständnis oder ausdrücklichen Wunsch der Patienten geschieht.

Der Leiter eines Altenheims in Wuppertal wurde 1976 wegen Mordes in zwei und wegen versuchten Mordes in vier Fällen zu lebenslanger Haft verurteilt. Er hatte greisen Heiminsassen ein überdosiertes Betäubungsmittel injiziert.

Mit Schlaf- und Beruhigungsmitteln brachten die vier österreichischen »Todesschwestern aus Lainz« innerhalb von sieben Jahren mindestens 49 Patienten um – erst 1989 konnten sie verhaftet werden. Ein Krankenpfleger aus Gütersloh tötete nach eigenen Angaben 14 Patienten in der Klinik für Psychiatrie, Psychosomatik und Neurologie – er injizierte ihnen Luft. Im Juli 1993 wurde der damals 36jährige zu 15 Jahren Freiheitsentzug verurteilt.

13. Mai 1986: Die 27jährige Krankenschwester Michaela R. wurde verhaftet und gestand im Verhör, zwischen 1984 und 1986 insgesamt sechs Schwerstkranke per Injektion getötet zu haben. Nach sorgfältigen Ermittlungen gegen den »Todesengel von Wuppertal« und 28 Exhumierungen klagte die Staatsanwaltschaft die junge Frau an, in mindestens 17 Fällen den zumeist betagten, teilweise schwerkranken und frisch operierten Patienten kurz nach deren Verlegung auf die Intensivstation blutdrucksenkende Mittel, in mindestens fünf Fällen den herzlähmenden Wirkstoff Kaliumchlorid verabreicht zu haben.

Ein Fall, der großes Aufsehen erregte, besonders weil die Schwester als sehr vertrauenswürdig galt und sowohl bei Patienten als auch bei Kollegen sehr beliebt war.

Stern, 25. 9. 1997

Pendel

Das Ausrenken der Schultern durch Hochziehen der auf den Rükken gebundenen Arme gehört zu den grundlegenden Grausamkeiten der Folter und war jahrhundertelang gebräuchlich. Die Methode galt in vielen Folterbüchern als eine Art Initiationsritus der Marter, der die Opfer auf weitere Qualen vorbereitete. Weder komplizierte Ausrüstung noch zeitraubende Ausbildung eines Folterknechts waren notwendig. Von Generation zu Generation wurden die brutalen Methoden weitergegeben. Noch im Reich der Kaiserin Maria Theresia wurde das Pendel von der Justiz eingesetzt. Die Handgelenke der Delinquenten wurden gefesselt, ein Seil an den Fesseln befestigt und das Opfer hochgezogen. War die Fesselung perfekt, wurden zusätzlich Gewichte an die Füße gehängt. Schulter, Schulterblatt und Schlüsselbein brachen so aus den Gelenken, eine Verletzung, die im günstigsten Fall zu bleibenden Verformungen von Brust und Rücken führte. Wurden die Gewichte jedoch verstärkt, konnte das Knochengerüst des Körpers so sehr auseinandergezogen werden, daß der gefolterte Mensch entweder gelähmt war oder starb.

Horst Herrmann, Passion der Grausamkeit, 2000 Jahre Folter im Namen Gottes, C. Bertelsmann, München, 1994

Pest

Die schwere Infektionskrankheit befällt hauptsächlich Nagetiere und wird unter anderem durch Flohbisse auf den Menschen übertragen. Im Südwesten der USA beobachten Epidemiologen gehäufte Ausbrüche von Pest. Vor allem in überdurchschnittlich feuchten Jahren steigen die Fallzahlen um bis zu 60 Prozent. Bei der Beulenpest bricht nach zwei bis fünf Tagen Inkubationszeit ein hohes Fieber aus, gepaart mit starken Kopfschmerzen und Schüttelfrost. Bald danach treten sogenannte Bubos auf, glatte, ovale, gerötete und äußerst schmerzhafte Schwellungen. Aus den Bubos dringt Blut in die umgebende Haut und ruft dort die typischen dunklen Flecken hervor.

Das düstere 14. Jahrhundert war zur Hälfte verstrichen, als ein Elend über Europa kam, das alle apokalyptischen Prophezeiungen über das Schicksal der »sündigen« Menschheit wahr zu machen schien. Im Jahre 1347 brach von Osten her der »Schwarze Tod« über Europa herein. Die Pest breitete sich während der Jahre 1348 und 1349 allmählich über Frankreich, Spanien, Ungarn, Deutschland und England aus. Angefangen hatte es in Sizilien, wo eine Galeere mit pestinfizierter Mannschaft im Hafen von Messina angelegt hatte. Ganz ohne Argwohn hatte man die Kranken aufgenommen und sie gepflegt, bis sich die Seuche auch unter den Sizilianern grausam ausbreitete. Sofort war das Schiff zur Weiterfahrt gezwungen worden, doch die Seuche blieb an Land. Die genuesische Galeere zog weiter, und wo sie anlegte, begann das Sterben. Kein Winkel Europas blieb verschont. Auf offenem Meer soll man Schiffe mit reichen Ladungen getroffen haben, deren Besatzungen bis auf den letzten Mann dahingerafft waren. Boccaccio erzählt, daß in Florenz von März bis Juli 1348 100000 Menschen gestorben seien, daß die Ernte auf den Feldern verfaulte, ganze Paläste in der Stadt ausstarben und Eltern ihre Kinder im Stich ließen. In Avignon wurde die Zahl der Toten ebenfalls auf 100000 geschätzt. Clemens VI. schloß sich in die Gemächer seines Palastes ein und ließ ringsherum große Feuer anzünden, um die tödliche Seuche abzuhalten. In Paris sollen 50000 Einwohner umgekommen sein, in St. Denis und Straßburg je 16000.

Die Juden wurden beschuldigt, die Pest durch Vergiftung von Brunnen und Weiden verursacht zu haben, und der blinde Haß der Bevölkerung führte überall zu Judenverfolgungen. Vom Atlantischen Ozean bis nach Ungarn wurden sie gemartert, mit Feuer und Schwert umgebracht. In Basel verbrannte man sie lebendig, in Speyer wurden sie im Rhein ertränkt, in Greifswald begrub man sie bei lebendigem Leibe. In Erfurt sollen zur Zeit der Pest 3000 jüdische Männer, Frauen und Kinder umgekommen sein, in Bayern wurde die Zahl auf 12000 geschätzt.

Zwischen 1349 und 1680 wurde allein München 25mal von Pestwellen heimgesucht. Besonders verheerend 1634, als von den rund 22000 Einwohnern fast ein Drittel starben. Es wird noch immer gerätselt, warum »der Schwarze Tod« so plötzlich von Europa Besitz ergriff. Die von Boccaccio beschriebene Beulenpest verbreitete sich vermutlich seit 1332 von Indien aus. Es wird vermutet, die

Pest sei durch die Kreuzzüge eingeschleppt worden, obwohl es verwundert, daß sie unter den Arabern niemals auch nur annähernd so verheerend wütete wie in unseren Breitengraden. Guy de Chualiac, päpstlicher Leibarzt und bester Arzt seiner Zeit, erklärte 1363 den Ausbruch der Pest mit der im März 1345 eingetretenen Konjunktur der Planeten Saturn, Jupiter und Mars im Sternbild des Wassermanns. Was auch immer die Ursache gewesen sein mag, sicher ist, daß die damaligen Ärzte nicht helfen konnten. Niemand ahnte, daß die ansteckende Lungenpest durch die Luft übertragen wurde, die weit weniger infektiöse Beulenpest hingegen durch Ratten und Insekten. Man stand dem erbärmlichen Sterben vollkommen hilflos gegenüber – es sei leichter, die Übriggebliebenen zu zählen als die Umgekommenen. »Nur wenige Leichen«, schrieb Boccaccio »wurden noch von mehr als zehn oder zwölf Nachbarn zur Kirche geleitet, und auch ihre Bahren wurden nicht mehr von angesehenen und befreundeten Bürgern auf den Schultern getragen, sondern von Totengräbern, die aus der Unterschicht kamen, sich Becchini nannten und ihre Dienste sich bezahlen ließen.« Sie nahmen die Bahre und brachten sie mit eiligen Schritten in die nächstbeste Kirche. Hinterher kamen vier oder sechs Geistliche mit wenigen Kerzen, manchmal mit gar keiner, und legten den Leichnam mit Hilfe der Pestknechte möglichst schnell in irgendein leeres Grab. Für die große Menge Leichen, die zusammengetragen wurde, reichte der geweihte Boden zur Beerdigung nicht aus, besonders, wenn man nach altem Brauch jedem Toten einen eigenen Platz geben wollte. Deshalb hob man auf den Kirchhöfen große Gruben aus und warf die hinzukommenden Leichen zu Hunderten hinein. Da wurden sie aufgehäuft und Schicht auf Schicht mit ein wenig Erde bedeckt, bis die Grube randvoll war.

Europa wurde, nachdem die Epidemie dort bereits so grausam gewütet hatte, im 17. und 18. Jahrhundert noch mehrmals getroffen. 1665 brach die Pest in England aus und 1720 in Frankreich, um dann über Italien nach Rußland zu ziehen. Von 1783 bis 1844 folgten dort beinahe 20 Epidemien. Schließlich flammte sie noch einmal 1879 auf und zog von Rußland nach China und Indien, dort fielen im Laufe von 30 Jahren etwa 13 Millionen Menschen der Pest zum Opfer. Noch zur Zeit des Zweiten Weltkrieges gab es immer wieder begrenzte Epidemien im Fernen Osten, und sogar in den 70er Jahren trat die Krankheit von Südafrika bis Kalifornien weltweit sporadisch auf.

Letztendlich gelang es erst 1914, den genauen Übertragungsweg des »Schwarzen Todes« nachzuvollziehen (Flöhe von Ratten und Tröpfcheninfektion), und 20 Jahre später wurde der erste hochwirksame Impfstoff entwickelt.

K. U. Benner, Gesundheit und Medizin heute, Midena Verlag, Küttigen/Aarau, 1994; Otto Borst, Alltagsleben im Mittelalter, Insel Verlag, Frankfurt 1983; Daniel Knop, Von Pest bis Aids, die Infektionskrankheiten und ihre Geschichte, Sommer-Verlag GmbH, Teningen, 1988; Hrsg. Harry Kühnel, Alltag im Spätmittelalter, Verlag Styria, Graz/Wien/Köln, 1984; Henry Charles Lea, Die Geschichte der Inquisition im Mittelalter, Band II, Eichborn Verlag, Frankfurt a. M., 1997; Manfred Vasold, Pest, Not und schwere Plagen, Weltbild Verlag, Augsburg, 1999; Focus, 29. 11. 1999

Pfählen

Diese besonders grausame Strafe wurde ursprünglich wohl von den Assyrer-Babylonen erfunden und war lange Jahre typisch für die mittelöstlichen Länder. Großen Gebrauch vom Pfählen machte der berühmte Vlad Tepec – allseits bekannt als Graf Dracula.

Für diese verbreitete Folter- und Exekutionsmethode benutzte man einen Holz- oder Eisenpfahl, auf den das Opfer mit weitgespreizten Beinen gesetzt wurde. Der Pfahl sollte nur mäßig zugespitzt, fast abgestumpft sein, um bei seinem Eindringen in den Leib keine lebenswichtigen Organe zu verletzen. Diese sollten nämlich »nur« beiseite geschoben werden, um die Qualen bis zum Tod zu verlängern. Das gelang aufs trefflichste, denn oft wurden die Gequälten erst nach Tagen erlöst. Die mittelalterlichen Folterer konnten dem Gemarterten langsam, Stück um Stück die Spitze in den Leib drücken und hämmern; der Pfahl durchbohrte das Opfer dann vom vorher eingeölten After her und trat mit der Zeit aus der Schulter, aus der Brust oder aus dem Bauch wieder heraus. Pfählszenen waren in Europa zwischen 1300 und 1700 durchaus keine Seltenheit. Um einen »Spezialfall« handelt es sich bei der Pfählung des englischen Königs Edward II. im September 1327. Die Exekutoren durchbohrten ihrem wahrscheinlich homosexuellen Opfer mit einem glühenden Schürhaken, den sie vorsorglich in ein Kuhhorn gesteckt hatten, um möglichst geringe Spuren zu hinterlassen, vom After her die Eingeweide. Der Leichnam wurde anschließend, ohne sichtbare Verletzungen aufzuweisen – dem Volk gezeigt und in Ehren begraben.

Kindsmord, Notzucht, Hexerei und Zauberei waren die Delikte, die man durch Pfählen bestrafte. Dazu bediente man sich jedoch im Mittelalter nicht immer der aus der Antike bekannten Art, bei der das lebende Opfer senkrecht auf einen im Boden stehenden Pfahl gespießt wurde; vielmehr wurde der Delinquent häufig gefesselt in eine unter dem Galgen ausgehobene Grube gelegt. Nachdem die Grube zugeschüttet war, trieb man den angespitzten Pfahl durch die Erde und das Opfer; damit sollten dessen Qualen verkürzt und seine Wiederkehr verhindert werden. Im Fall von Notzucht standen der geschändeten Frau die ersten Schläge auf den Pfahl zu, den Rest besorgte der Henker.

Horst Herrmann, Passion der Grausamkeit, 2000 Jahre Folter im Namen Gottes, C. Bertelsmann, München, 1994; Norbert Ohler, Sterben und Tod im Mittelalter, Artemis Verlag, München/Zürich, 1990

Pfeil

Als Fernschußwaffe zunächst bei den Natur- und später auch bei Kulturvölkern gebräuchlich, bestanden Pfeile aus einem harthölzernen Schaft, an dem Spitzen aus Knochen, Bambus, Stein oder Metall befestigt wurden. Die Geschosse waren bis zu einem Meter lang und riefen durch Widerhaken oder Gift an den Spitzen oft tödliche Verletzungen hervor.

Als der philippinische Häuptling Cilapulapu sich beharrlich weigerte, die christliche Taufe anzunehmen, entschloß sich der portugiesische Seefahrer Fernao de Magellan (ca. 1480–1521), das widerspenstige Stammesoberhaupt zur Ordnung zu rufen. Obwohl seine Offiziere ihm abrieten, bestand er darauf, das Kommando selbst zu befehligen. Im Morgengrauen des 27. April 1521 setzten Magellans Boote über eine schmale Meeresenge nach Maktan, der winzigen Insel des Stammesfürsten, über. Magellan machte ein letztes Friedensangebot und drohte andernfalls mit Lanzen. Der stolze Häuptling erwiderte: »Wir haben zwar keine Lanzen, aber wir werden uns mit unseren Pfeilen wehren.« Auf diese Antwort gab es für den Portugiesen nur eine Entgegnung: Kaum war die Sonne aufgegangen, gab Magellan Befehl zum Angriff. »Wir pakken die Kerle im Nahkampf!« schrie er und beging so zum ersten und einzigen Mal während seiner 19monatigen Weltreise eine Unvorsichtigkeit. Gerade hatte er die Hütten der Einheimischen in Brand setzen lassen, da traf ihn ein Pfeil im Bein. Magellan spürte einen stechenden Schmerz und riß das Geschoß mitsamt einem Stück blutenden Fleisches heraus. Tapfer versuchte er, den Rückzug seiner Soldaten zu decken, und hatte sich bereits ins flache Wasser vorgekämpft, als ihn ein weiterer Pfeil ins Bein traf. Magellan sank in die Knie, hatte nicht mehr die Kraft, die Spitze herauszuziehen, und brach den Schaft ab. Ein dritter Pfeil traf ihn in die Wange, und mit wildem Geheul stürzten sich die Insulaner auf den Schwerverwundeten. Seine Männer ergriffen die Flucht. Mit dem Gesicht im Wasser erlag Magellan seinen Verletzungen.

Kurt Honolka, Magellan, Verlag Das Beste, Stuttgart, 1995

Plötzlicher Herztod von Athleten

Anhand mehrerer Beispiele von plötzlichen Todesfällen ansonsten scheinbar völlig gesunder ehemaliger Leistungssportler prägten Mediziner den Fachbegriff »sudden cardiac death of athletes«, plötzlicher Herztod von Athleten. Diese Diagnose wird als eine mögliche Spätfolge der Einnahme anaboler Steroide angesehen, die teilweise erst Jahrzehnte später eintritt. Der Tod kommt immer völlig überraschend, wie im Falle des Olympiadritten von 1964, Europameisters von 1971 und Welt- und Europameisters in der Seniorenklasse im Hammerwerfen, Uwe Beyer (1945–1993). Der aktive Seniorensportler hatte am Abend zuvor seinen 48. Geburtstag gefeiert und war gerade zu einem Match auf dem Tennisplatz seines türkischen Urlaubsortes eingetroffen, als ihn am 15. April 1993 nach wenigen Schlägen ein Herzanfall zu Boden warf. Bald nach seinem Tod erhielten die Spekulationen um lange zurückliegende Ursachen Nahrung, denn der frühere Hammerwurf-Weltrekordler hatte 1977 als erster Leichtathlet öffentlich über seine Dopingvergangenheit geredet. »Ich kann es überhaupt nicht fassen und weiß nicht, was ich sagen soll«, erklärte Professor Benno Wischmann, einst Cheftrainer des Deutschen-Leichtathletik-Verbandes (DLV), als er vom Tod seines einstigen Schützlings erfuhr.

ddp-Deutscher Depeschen Dienst

Pneumonie

Die Pneumonie oder entzündliche Veränderung des Lungengewebes befällt als Lobärpneumonie zunächst nur einen Lungenflügel oder beginnt bei der Bronchopneumonie in den Bronchien und breitet sich dann auf das Gewebe einer oder beider Lungenflügel aus.

Sein ganzes Leben wurde Friedrich Schiller (1759–1805) gepeinigt von Verstopfung und schweren Hustenanfällen. Mit Aderlässen, Blutegeln, Opium in starken Dosen, einem Gemisch aus Moschus und Kampfer und Klistieren hatten die Ärzte jahrelang erfolglos versucht, die Schwindsucht des Dichters zu kurieren. In der Nacht vom 5. auf den 6. Mai 1805 kam es zu einer ernsthaften Krise. Er verlor zeitweilig das Bewußtsein oder phantasierte bei hohem Fieber. Vollkommen entrückt hielt Schiller in seinem Wahn lateinische Ansprachen. Der herbeigerufene Mediziner empfahl ein beruhigendes Bad, das der Sterbende nur äußerst unwillig und unter Protest über sich ergehen ließ. Um den Kreislauf zu stärken, flößte man dem durch das Bad Erschöpften ein Glas Champagner ein. Schiller sank in einen fiebrigen Schlummer und begann erneut zu phantasieren. Am Nachmittag des 9. Mai wachte er noch einmal auf und fand neben sich kniend seine Frau Lotte. Er suchte ihre Hand und hielt sie fest, als ein heftiger Nervenschlag seinen geschwächten Körper durchzuckte. Gleich wurde er mit Moschus eingerieben, doch eine Viertelstunde später folgte ein zweiter Schlag, der sein Leben schließlich zum Erlöschen brachte.

Der Sektionsbefund ergab eine völlig zerstörte linke Lunge, ein stark geschrumpftes Herz und einen deformierten Darm, die Ärzte wunderten sich, wie er überhaupt noch so lange hatte leben können. Als Todesursache wurde akute Pneumonie, begleitet von einer Nierenentzündung, diagnostiziert. In der Nacht vom 11. auf den 12. Mai – nach Mitternacht, so war es Sitte – wurde Friedrich Schiller in aller Stille beerdigt. Man setzte den Sarg ohne Zeremonie auf dem Jakobsfriedhof, im sogenannten Wassergewölbe bei, einer gemeinsamen Gruft für Personen von Stand, die keinen eigenen Erbgrabplatz hatten. Erst im Jahr 1827 wurden Schillers sterbliche Überreste in die von Karl August errichtete Fürstengruft überführt, in der später auch Goethe beigesetzt wurde.

K. U. Benner, Gesundheit und Medizin heute, Midena Verlag, Küttigen/Aarau, 1994; Peter Lahnstein, Schillers Leben, Paul List Verlag, München, 1981

Pocken

Pocken oder Blattern werden von Mensch zu Mensch übertragen; die ersten Anzeichen ähneln denen einer Grippe. Zusätzlich tritt am ganzen Körper ein Hautausschlag auf, der eitrige Pusteln bildet. Diese Pusteln verkrusten und hinterlassen schließlich tiefe, entstellende Narben. Nach Ausbruch der Krankheit gibt es keine wirksame Behandlung der Pocken.

Eines der frühesten prominenten Opfer der Krankheit war angeblich Ramses V. Seine Mumie aus dem Jahre 1160 v. Chr. weist Pockennarben auf. Wie bei einer schweren Grippe litt der Infizierte vermutlich zunächst an hohem Fieber, später bildeten sich am ganzen Körper Pusteln und Bläschen, in schweren Fällen kam es sogar zu lebensgefährlichen Blutungen. Die Sterblichkeitsrate lag mit bis zu 70 Prozent enorm hoch – Überlebende der Virusinfektion trugen neben Narben häufig Folgeschäden wie Taubheit, Blindheit oder Hirnschäden davon. Später, im zweiten Jahrhundert unserer Zeitrechnung, wütete die Seuche in Rom. Rund fünf Millionen Bürger, so schätzt man, verloren damals ihr Leben, unter ihnen auch Kaiser Mark Aurel (121–180), dessen griechischer Leibarzt Galenos von Pergamon ihn bei Ausbruch der Seuche fluchtartig verlassen hatte. Nur 20 Jahre später tobte die Epidemie in Athen, um sich dann schließlich in Persien auszubreiten und im fünften Jahrhundert Frankreich heimzusuchen. Etwa 900 n. Chr. zeichnete Rhazes, ein berühmter arabischer Arzt, seine Einschätzung der Krankheit auf. Er hielt die Pocken für ein »Säfteverderbnis« im noch nicht abgekühlten Blut des jungen Patienten. Ende des 17. Jahrhunderts gelang dem englischen Arzt Thomas Sydenham eine entscheidende Erkenntnis. Er wunderte sich, warum an dieser ansteckenden Krankheit so auffallend viel mehr reiche als arme Menschen starben, und führte dies schließlich völlig richtig auf die Tatsache zurück, daß die damals eingesetzten Therapien, nämlich häufiger Aderlaß und Hitzetherapie in geschlossenen, fensterlosen Räumen, mehr schadeten als nutzten. Weder die Wäsche des Patienten noch sein Bettzeug durften dabei gewechselt werden. Da den Armen dergleichen ärztliche Kunstgriffe versagt blieben, hatten sie eine wesentliche höhere Überlebenschance.

Schon seit Jahrhunderten war in Persien und China die sogenannte »Variolation« üblich, eine Art der Pockenimpfung. Dabei wurde ein Pulver aus den Borken von Pockenkranken mit harmlosem Krankheitsverlauf hergestellt und mit Röhrchen in die Nase geblasen. In Europa war ein solcher Impfschutz jedoch unbekannt. Erst die Gattin des Londoner Botschafters, Lady Mary Wortley Montagu, half den Europäern auf die Sprünge. Selbst durch eine Pockeninfektion schwer entstellt, hatte sie sich in Konstantinopel gelegentlich bei Haremsdamen aufgehalten und beobachtet, wie Kinder im Harem gegen Pocken geimpft wurden. Lady Mary nahm sich vor, das Verfahren auch in Europa bekannt zu machen, und so führte man 1721 auf ihr Betreiben die Methode an sechs »Vorkostern«, Häftlingen, die zum Tode verurteilt waren, durch. Ein Jahr später ließen sich bereits zwei Töchter der britischen Monarchie impfen. Anders im Hause Habsburg, dort hielt man nicht viel von derartig neumodischen Sachen – und bereute die Ignoranz bitter. 1761 starb Karl Joseph, der Sohn von Kaiserin Maria Theresia, im folgenden Jahr Tochter Johanna, und in den Jahren 1763 und 1767 ereilte der Pockentod die beiden Schwiegertöchter Maria Isabella und Maria Josepha. Als dann im selben Jahr auch noch eine weitere Tochter des Hauses vor ihrer Hochzeit mit dem König von Neapel an der Seuche starb, entschlossen sich die Habsburger doch zur Impfung.

Häufig wurde jedoch diese Form der Prophylaxe als Eingriff in die göttliche Ordnung abgelehnt, so auch von Leopold Mozart, dem Vater des Musikgenies, der 1764 in einem Brief schrieb: »Wissen Sie, was die Leute immer hier wollen? Sie wollen mich bereden, meinem Buben [Wolfgang Amadeus] die Blattern einpfropfen zu lassen. Ich meines theils überlasse es der Gnade Gottes.« Gott war insofern gnädig mit der Familie Mozart, als zwar sowohl der kleine Musikus als auch die begabte Schwester an den Pocken erkrankten, beide die Krankheit aber – abgesehen von ein Paar Narben – unbeschadet überstanden.

Bis ins 20. Jahrhundert waren die Pocken weltweit verbreitet und forderten besonders in Asien und Afrika bis in die zweite Hälfte unseres Jahrhunderts hinein viele Opfer. Der entscheidende Durchbruch gegen die Krankheit gelang dem englischen Arzt Edward Jenner, der 1796 eine neue Impfmethode entdeckte, die die Schaffung von Impfanstalten im großen Stil ermöglichte. So auch im Deutschen Reich, wo Reichskanzler Otto von Bismarck 1874 erstmals eine allgemeine Pockenimpfpflicht einführte. Als Folge nahm die Zahl der Erkrankungen drastisch ab. Mit der Erweiterung des internationalen Flugverkehrs nahmen jedoch auch in Deutschland die Fälle wieder zu. Der weltweite Feldzug gegen die Blattern startete 1967 und kostete über einen Zeitraum von etwa zehn Jahren 470 Millionen Mark. Fast war man sicher, die Gefahr gebannt zu haben, da starben 1978 zwei britische Wissenschaftler, weil das gefährliche Virus während eines Versuchs in einem Seucheninstitut versehentlich freigesetzt wurde. Derzeit wird überlegt, die in den USA und Rußland gelagerten Virusvorräte zu vernichten und nur noch ein letztes Pockenvirus im niederländischen Bilthoven bei Utrecht aufzuheben. Dort liegt das Virus seit Jahren tiefgekühlt und sicher verpackt. Es soll aufbewahrt werden für den Fall, daß wider Erwarten eine Pockenepidemie ausbricht, und Impfstoff in großen Mengen hergestellt werden muß.

K. U. Benner, Gesundheit und Medizin heute, Midena Verlag, Küttigen/Aarau, 1994; Grant Michael, Die römischen Kaiser, Bechtermünz Verlag, Augsburg, 1997; Daniel Knop, Von Pest bis Aids, die Infektionskrankheiten und ihre Geschichte, Sommer Verlag GmbH, Teningen, 1988; dpa-Basisdienst, Hamburg

P

Prager Fenstersturz

Hinter dieser Bezeichnung verbergen sich drei historisch bedeutsame Ereignisse in Prag:

Am 30. Juli 1419 stürmten die Anhänger des Jan Hus das Neustädter Rathaus in Prag, befreiten gefangene Glaubensgenossen und warfen die Ratsherren kurzerhand aus dem Fenster.

Am 23. Mai 1618 stürzten böhmische Protestanten zwei kaiserliche Statthalter und einen Schreiber aus einem Fenster der Prager Burg, weil die garantierte Religionstoleranz durch Rekatholisierungsmaßnahmen verletzt worden war. Der sich anschließende böhmische Aufstand bildete den Auftakt des Dreißigjährigen Krieges.

Am 10. März 1948 stürzte der tschechoslowakische Außenminister Jan Masaryk (1886–1948) aus dem Fenster und starb. Nach offiziellen Angaben beging er Selbstmord, doch stößt diese Version des nie ganz aufgeklärten Schicksals des Staatsmannes und Diplomaten nur bei einem kleinen Teil der Bevölkerung auf Glauben. Die Gerüchte um eine gewaltsame Tötung sind bis heute nicht verstummt. Vermutlich wurde er als Gegner der Kommunisten und ihrer Machtübernahme in der Tschechoslowakei zum Opfer der Geheimpolizei.

Microsoft Encarta 97 Enzyklopädie

Prügel

An seinem 50. Geburtstag wurde der Untersuchungshäftling Ernst Haase in der Zelle eines Hamburger Untersuchungsgefängnisses tot aufgefunden. Es war das Jahr 1964, und der kranke Haase war wegen seiner manisch-depressiven Störungen schon mehrmals in klinischer Behandlung gewesen. Auch während der Untersuchungshaft – er wurde eines Ladendiebstahls beschuldigt – brachen seine Anfälle wieder aus. Statt ihn jedoch ärztlich untersuchen und betreuen zu lassen, steckten die Aufseher ihn in eine sogenannte Beruhigungszelle, auch »Glocke« genannt – einen fensterlosen Raum mit einem Betonklotz als Schlafstätte. Fünf Tage wurde Haase in der Glocke mit Knüppeln »beruhigt« – am sechsten Tag lag er tot in seiner Zelle. Er wurde in aller Stille beerdigt.

Die Presse griff den Fall auf und recherchierte, daß dies nicht der einzige Fall von brutalster Mißhandlung mit Todesfolge war. Auf Druck der Öffentlichkeit wurde ein Untersuchungsausschuß gebildet, der ein unvorstellbares Ausmaß von Fahrlässigkeit, Amtsmißbrauch und Gewalt enthüllte. Doch trotz dieser Ergebnisse und obwohl der obduzierende Arzt eindeutig feststellte, daß Haase an den Folgen der Prügel gestorben war, hatte die Tat keinerlei personellen Konsequenzen. Der Kampf gegen die Vertuschungsversuche der betreffenden Behörden endete zwar mit dem Beweis, daß Haase von Aufsichtsbeamten zu Tode geprügelt worden war, aber vom prügelnden Aufseher bis zum Justizsenator hielten die Verantwortlichen wasserdicht zusammen. Einer deckte den anderen, um nicht selbst belastet zu werden.

Hans Pfeiffer, Die Spuren der Toten, Militzke Verlag, Leipzig, 1994

R

Rad

Das Rädern oder Radbrechen war eine seit der germanischen Frühzeit bis ins 18. Jahrhundert beliebte, besonders schmerz- und qualvolle Art, einen Menschen umzubringen. Beim Rädern wurden dem entkleidet auf dem Boden liegenden Delinquenten vom Henker mit einem schweren Wagenrad die Glieder von unten nach oben zerstoßen und zermalmt. Man begann mit den Füßen und setzte jeden weiteren Schlag mit dem Rad etwas höher an, so daß Stückchen für Stückchen Knochen und Muskeln bei lebendigem Leibe zerquetscht wurden. Die Reihenfolge der Stöße war genau festgelegt, denn das Opfer sollte weder ohnmächtig werden noch vorzeitig sterben. Nach vollbrachter Tat folgte der zweite und oft längere Teil der Qualen: der Übeltäter wurde auf das Rad geflochten, das heißt, die gebrochenen, oft nur noch von Fleisch und Sehnen zusammengehaltenen Gebeine wurden durch die Speichen des Rades gezogen und dort festgebunden. Dann wurde das Rad waagerecht auf einem hohen Pfahl befestigt; in dieser Lage wartete das Opfer unter unsäglichen Schmerzen darauf, daß der Tod es endlich erlöste.

Aus Gnade wurde das Opfer gelegentlich gleich mit dem ersten, gegen den Hals geführten Stoß getötet; oder es wurde zunächst enthauptet bzw. gehenkt; oder ein mitleidiger Henker ersparte ihm – eventuell unbemerkt – durch einen Stich ins Herz weitere Qualen. Eine empfindliche Strafverschärfung bedeutete es, wenn der Verurteilte zur Richtstätte geschleift wurde und der Henker ihm unterwegs an bestimmten Plätzen mit glühenden Zangen Brust, Arme oder Hüften zerfleischte.

Wie der Gehenkte blieb auch der Geräderte oft monatelang auf dem Rad – den Menschen zur Abschreckung, den Vögeln zum Fraß.

Hrsg. Sigrid Metken, Die letzte Reise, Hugendubel, München, 1984; Norbert Ohler, Sterben und Tod im Mittelalter, Artemis Verlag, München/Zürich, 1990; Rudolf Quanter, Die Folter in der deutschen Rechtspflege sonst und jetzt, Verlag von H. R. Dohrn, Dresden, 1900

Radsportunfall

Sie sind drahtig, durchtrainiert, und reaktionsschnell: dennoch kommen im vermeintlich ungefährlichen Radsport immer wieder Sportler bei Zwischenfällen ums Leben, die mit etwas mehr Umsicht hätten vermieden werden können.

1935: Francisco Cepeda (Spanien) starb nach einem Sturz in eine Schlucht auf der siebten Etappe der Tour de France in der Nähe von Bourg-d'Oisans.

1950: Camille Danguillaume (Frankreich) stieß bei der französischen Meisterschaft mit einem Begleitmotorrad zusammen und starb an den Folgen des Unfalls.

1967: Tom Simpson (Großbritannien) erlag beim Anstieg zum Mont Ventoux bei der Tour de France einer Herzkrise, hervorgerufen durch die Hitze und die Einnahme von Dopingmitteln.

1969: Jos Samyn (Frankreich) starb bei einem belgischen »Kirmesrennen« nach einem Zusammenprall mit einem Zuschauer.

1970: Jean-Pierre Monsere (Belgien) wurde beim Grand Prix von Retie/Belgien von einem entgegenkommenden Auto angefahren.

1976: Juan Manuel Santisteban (Spanien) verlor sein Leben nach einem Sturz während der ersten Etappe des Giro d'Italia.

1984: Joaquim Agostino (Portugal) stürzte nach seiner Zielankunft der Algarve-Rundfahrt, weil ihm ein Hund ins Fahrrad lief. Agostino starb zehn Tage später an seinen Verletzungen.

1986: Emilio Ravasio (Italien) stürzte auf der ersten Etappe des Giro d'Italia in einem Tunnel und erlag eine gute Woche später seinen Verletzungen.

1987: Vicenta Mata (Spanien) wurde im Rennen um die Trofee Luis Puig in Spanien von einem Auto angefahren und tödlich verletzt.

Die Tragödie um den Todessturz des Italieners Fabio Casartelli überschattete am 18. Juli 1995 die 15. Etappe der Tour de France und führte zu einer erneuten Diskussion über die Helmpflicht im Profiradsport:

Fabio Casartelli, der erst zwei Tage zuvor seinen 25. Geburtstag gefeiert hatte, erlag am Nachmittag seinen schweren Kopfverletzungen, die er sich nach 34 Kilometern auf der Abfahrt vom Portet d'Aspet zugezogen hatte. Der Olympiasieger von 1992 trug keinen Sturzhelm, als er bei Tempo 90 mit dem Kopf gegen einen Begrenzungsstein prallte. Während Ärzten und Angehörigen der Tod des Italieners schon Stunden bekannt war, kämpften die ahnungslosen Favoriten der Tour zunächst weiter verbissen um den Sieg. Casartelli war nach dem Sturz ins Koma gefallen und sofort mit einem Rettungshubschrauber in ein Krankenhaus nach Tarbes gebracht worden. 30 Minuten nach seiner Einlieferung starb er an den Folgen eines Schädeltraumas. In den Sturz in einer Kurve waren noch fünf weitere Fahrer verwickelt, darunter auch Neuprofi Dirk Baldinger aus Merdingen, der mit einer Beinverletzung in ein Krankenhaus eingeliefert wurde: »Es ging alles zu schnell. Wir fuhren hintereinander in einer Reihe. Ich hatte auch keinen Helm auf. Nach dem ersten Berg war es zu heiß. Aber ich werde mir überlegen, in Zukunft mehr mit Helm zu fahren.« Die erste Etappe ging ohne Wertung zu Ende, denn alle Profis hatten nach Bekanntgabe von Casartellis Tod das 102 Kilometer lange Teilstück in eine Gedenketappe umgewandelt und waren in angemessenem Abstand respektvoll hinter den Teamkollegen Casartellis hergefahren. Das Tragen von Sturzhelmen, bei Amateuren vorgeschrieben, ist bei den Profis keine Pflicht. Zwar hatte es in den vergangenen Jahren auch im Berufsradsport immer wieder Bestrebungen gegeben, die Helmpflicht einzuführen, doch die Fahrer drohten sogar mit Streik, falls die Funktionäre sich mit ihrer Forderung durchsetzen sollten. Als die Tour 1995 für drei Tage in Belgien zu Gast war, wies man die Sportler darauf hin, daß sie entsprechend der belgischen Bestimmungen Helme oder Sturzkappen zu tragen hätten. Dennoch hielten sich viele Fahrer nicht an die Vorgabe; sie wurden mit einer lächerlichen Geldbuße von umgerechnet 35 Mark bestraft.

sid-Sport-Informations-Dienst

Rattengift

Mit einem Staatsstreich entledigte sich Katharina die Große ihres Mannes, Zar Peter III. (1728–1762), ließ ihn gefangennehmen und sich zur Kaiserin ausrufen. Peter litt während seines Arrests, weil er streng puritanisch erzogen war, besonders unter der Tatsache, daß er seine Notdurft nur unter Bewachung verrichten durfte. Doch so sehr er sich auch darüber beschwerte, Katharina dachte nicht im mindesten daran, die Bedingungen seiner Haft zu entschärfen. Am dritten Tag seiner Gefangennahme erkrankte er an Diarrhöe, und sein Geist begann sich zu verwirren. Sein Wächter informierte die Zarin schriftlich, wobei er Peter schlicht »das Ungeheuer« nannte: »Wir und das ganze Detachement befinden uns wohl, aber unser Ungeheuer ist erkrankt und hat einen unerwarteten Kolikanfall erlitten. Ich fürchte, er kann heute nacht sterben, und noch mehr fürchte ich, daß er am Leben bleibt. Das erstere, weil er nur noch Unsinn redet, worüber wir lachen; das letztere, weil er eine Gefahr für uns ist, denn er spricht oft so, als wäre er noch in seiner früheren Stellung.« Mit ärztlicher Hilfe erholte sich Peter jedoch, und seine Bewacher waren verärgert, bedeutete die Genesung doch, daß sie nicht zurück nach Moskau konnten, sondern »das Ungeheuer« weiter bewachen mußten. Ohne Katharina zu informieren, beschlossen sie schließlich, den Zaren zu töten. Am siebten Tag seiner Inhaftierung setzte sich Peter um 14.00 Uhr zum Essen. Bei dieser Mahlzeit schüttete man ihm vermutlich arsenhaltiges Rattengift entweder in die Speise oder in den Kaffee. Er bekam bald darauf heftige Magenkrämpfe und man holte pro forma einen Arzt. Der glaubte, Symptome von Gift zu erkennen, und befahl, Milch zu bringen. Mit scheinbar großem Eifer schickten die Wärter nach Milch; doch nach langem Warten teilten sie dem Arzt mit, es sei keine aufzutreiben, und schickten ihn fort. Katharina erhielt eine Mitteilung, daß Peter vermutlich den Abend nicht erleben werde. Der Absender fügte verlogen hinzu, »er befürchte ihren Unwillen, daß er seinen Gefangenen habe sterben lassen oder daß Sie denken, wir seien schuld am Tode des Ungeheuers, eines Ungeheuers für Sie und für ganz Rußland«. Noch lebte Peter jedoch, und weil ihnen die Sache mit dem Sterben zu lange dauerte, entschieden die Verschwörer, das Ganze ein wenig zu beschleunigen. Spätere Untersuchungen ergaben, daß der Kaiser zunächst vergiftet und dann erdrosselt wurde.

Katharinas Reaktion auf die Nachricht ist nicht überliefert.

Vincent Cronin, Katharina die Große, Claassen Düsseldorf, 1978

Reitunfall

Im Herbst 1226 brach Dschingis Khan (1155 oder 1167–1227), der Begründer des Mongolischen Weltreichs, zu seinem letzten Feldzug auf. Auf dem Weg veranstaltete der Feldherr eine Treibjagd, bei der er selbst einen feurigen Rotschimmel ritt. Als eine Herde aufgescheuchter Wildpferde vorbeigaloppierte, bäumte sich der Rotschimmel auf und warf seinen Reiter ab. Dschingis Khan klagte sofort über große Schmerzen, so daß an ein Weiterziehen nicht zu denken war und ein Lager aufgeschlagen werden mußte. Bald wurde der Verletzte von heftigen Fieberschüben geschüttelt; die Heerführer schlugen vor, den Feldzug abzubrechen, doch davon wollte Dschingis Khan nichts hören. In erbitterten Kämpfen wurde der Feind schließlich besiegt und die gegnerische Herrscherfamilie nach Sitte der Zeit getötet. Der siegreiche Dschingis Khan erlag im August 1227 den inneren Verletzungen, die er sich bei dem Sturz zugezogen hatte. Der Öffentlichkeit blieb seine Todesursache jedoch lange verborgen, was zu zahlreichen Spekulationen und Legenden Anlaß gab. Sie variierten von Krankheit über Blitzschlag bis hin zu einer späteren Überlieferung, die den Nationalhelden Opfer einer schönen Frau werden ließ:

War ein Stamm besiegt, so hatte der Gewinner der Schlacht das Recht, mit der Frau des geschlagenen Stammesfürsten zu schlafen. Die Legende sagt, daß die wunderschöne Kürbeldschin-Goa, die Gattin eines unterworfenen Königs, vor dem erzwungenen Geschlechtsverkehr mit Dschingis Khan eine mechanische Vorrichtung in ihre Scheide einführte, mittels derer sie dem Mongolen eine so schwere Verletzung beibrachte, daß er verblutete. Nach der Tat habe sich die Rächerin in die Fluten des Huang-ho gestürzt.

Dschingis-Khans Leichnam wurde auf einen Wagen gesetzt und sollte in die Heimat überführt werden, denn nach dem Glauben der Mongolen würde sein Geist auf diese Weise die Seinen auch weiterhin beschützen. Wer das Pech hatte, dem Trauerzug auf seinem Weg zufällig zu begegnen, wurde getötet. Marco Polo berichtete: »Es ist üblich, daß diejenigen, welche den Leichnam des Khans durch das Land geleiten, alle Personen, die ihnen unterwegs begegnen, erschlagen und zu ihnen sagen: ›Geht hinüber in die andere Welt, und dient dort eurem verstorbenen Herrn‹, denn sie glauben, daß alle, die auf diese Weise getötet werden, wirklich seine Diener im Jenseits sein werden.« Eines Tages geriet der Zug ins Stocken – die Räder des Sargwagens steckten im Schlamm fest. Die abergläubischen Mongolen erschraken: Wollte der Tote ihnen signalisieren, daß er an dieser Stelle und nicht in der Heimat begraben zu werden wünschte? Sie flehten den Geist an, ihnen ein Zeichen zu geben, und als hätte er sie erhört, gelang es schließlich doch, den Wagen wieder flottzumachen. Wo genau Dschingis Khan begraben wurde, läßt sich nicht mehr rekonstruieren. Urwald bedeckt den Grabhügel und hat alle Spuren überwuchert.

Reinhold Neumann-Hoditz, Dschingis Khan, rororo Bildmonographie, Rowohlt Verlag, Reinbek, 1985

Rennsportunfall

Es war der 1. Mai 1994, als der weltberühmte Fahrer Ayrton Senna (1960–1994) beim großen Preis von Imola in der siebten Runde mit etwa 300 Stundenkilometern in der Tamburello-Kurve der Rennstrecke geradeaus an die Betonmauer fuhr.

Das Wrack seines Williams wurde wie ein Gummiball zurückgeschleudert, die anderen Fahrer konnten nur mit Mühe ausweichen. Als erste Helfer zur Unglücksstelle kamen, lag Senna bewußtlos in seinem zertrümmerten Auto. Teile der rechten Radaufhängung hatten seinen Helm durchschlagen und den jungen Mann tödlich verletzt. Der Grund: eine gebrochene Lenkstange. »Die Lenksäule, die das Lenkrad mit den Rädern verbindet, war auf halber Höhe abgeschnitten und schlecht zusammengeschweißt. So konnte sie den Belastungen eines Rennens nicht standhalten«, sagte Enrico Lorenzini, Chef der mit der Untersuchung des Unfalls beauftragten Kommission. Allerdings, so fügte er hinzu, habe Senna selbst diese Verkürzung der Lenksäule gewollt, um das Armaturenbrett besser überblicken zu können. Der dreifache Formel-I-Weltmeister wurde sofort in eine Klinik gebracht und zunächst mit Herzmassagen am Leben gehalten. Sein Zustand war schlecht, und um 18.40 Uhr erlag Ayrton Senna seinen schweren Kopfverletzungen. Brasiliens Präsident ordnete drei Tage Staatstrauer an, die Beerdigung des Rennfahrers in Saõ Paulo wurde live im Fernsehen übertragen.

Elf Tage nach Ayrton Sennas schrecklichem Unfall verunglückte Karl Wendlinger schwer. Mit etwa 150 Stundenkilometern schleuderte der Rennfahrer mit der Breitseite in eine Leitplanke und fiel ins Koma. Sein Zustand war lange sehr ernst. Doch die Show ging weiter, das Rennen wurde in Monaco gefahren, Sieger war Michael Schumacher, der vor dem furchtbaren Wochenende in Imola zu den Initiatoren einer neuen intensivierten Sicherheitsdebatte gehörte.

Bild-Zeitung 30. 12. 1997; dpa-Basisdienst, Hamburg; Tod in Imola, http://home.t-online/home/SBlank/story.htm

S

Säge

Bereits im Alten Testament wird diese grausame Methode, Menschen zu foltern und umzubringen, erwähnt, und die Christenheit war eine gelehrige Schülerin. Im lutherischen Deutschland wartete die Säge auf aufständische Bauern, und noch im Spanien des ausgehenden 18. Jahrhunderts war sie Exekutionsmittel der Armee. Frankreich schätzte das Gerät, um Hexen den Garaus zu machen.

Die Gefolterten, in der Strafjustiz meist Homosexuelle, wurden dabei planmäßig zunächst mit dem Kopf nach unten aufgehängt. Das sicherte die Versorgung des Gehirns mit Sauerstoff und dämmte den Blutverlust ein. Das Opfer verlor, so Berichte aus dem frühen 19. Jahrhundert, erst das Bewußtsein, wenn die zwischen den Beinen angesetzte Säge den Nabel erreichte. Dabei handelte es sich tatsächlich um eine völlig normale Säge für vier Hände, wie sie von Handwerkern für grobe Holzarbeiten gebraucht wurde. In besonders qualvollen Fällen mußten die Sterbenden sogar aushalten, bis ihnen das Brustbein zerteilt wurde.

Horst Herrmann, Passion der Grausamkeit, 2000 Jahre Folter im Namen Gottes, C. Bertelsmann, München, 1994

Schafott

Das sogenannte »Blutgerüst« war ein auf der Richtstätte aufgeschlagenes Gerüst, auf dem die Hinrichtungen durch Enthaupten vollstreckt wurden. Dabei floß das Blut der Geköpften in Strömen und wurde zu verschiedenen Zwecken feilgeboten: Ins Blut der Gerichteten getauchte Tücher oder Strumpfbänder gab es in England, Deutschland und Frankreich gleichermaßen, das Blut zu trinken galt als probates Mittel gegen Fallsucht (Epilepsie).

17 Jahre saß Maria Stuart (1542–1587) in Haft, gefangengehalten von ihrer Halbschwester Elisabeth I. Deren Räte und Parlamentarier fürchteten, Maria könne erfolgreich in ihrem Bemühen um den Thron sein und damit das erzprotestantische England zum Katholizismus zwingen.

S

Ein junger, katholischer Adliger hatte sich einen Plan ausgedacht, um Elisabeth zu ermorden, Maria zu befreien und zur Königin von England auszurufen. Er setzte Maria von seinem Vorhaben in Kenntnis. Ihr Antwortbrief, der in die Hände des königstreuen Walsingham fiel, wurde ihr zum Verhängnis. Elisabeth ließ eine Sonderkommission zusammentreten, die den Fall Maria Stuart untersuchen sollte. Maria bestritt alle Vorwürfe und Anschuldigungen, doch das Urteil stand schon vor Beginn des Prozesses fest. Ober- und Unterhaus beschlossen einhellig, der Empfehlung der Kommission zu folgen, und sprachen sie »schuldig«.

Am 6. Dezember wurde das Todesurteil offiziell in London verkündet und vom Volk begeistert aufgenommen. Am Morgen des 8. Februar schritt Maria im karmesinroten Trauergewand französischer Königinnen, zugleich die Farbe der Märtyrer, zum Richtblock. Auf dem Weg zum Schafott hielt sie betend ihr Kruzifix in der Hand. Puritanische Starrhälse bedrängten sie noch in dieser letzten Stunde mit Bekehrungsversuchen, aber die Gefangene wies sie barsch zurecht und betete weiter. Der Henker bat Maria auf den Knien um Vergebung, dann verrichtete er sein Werk. Doch war er so aufgeregt, daß der erste Schlag danebenging. Erst beim zweiten Hieb fiel das Haupt der Maria Stuart ins Stroh. Der Henker hob den Kopf zitternd hoch, um ihn dem Volk zu zeigen, hielt zunächst jedoch nur die kastanienbraune Perücke in der Hand. Den Kopf der Toten bedeckte schon seit langem nur noch ein kurzer Silberflaum. Der kleine Hund Maria Stuarts verbiß sich in den Kleidern seiner Herrin und ließ sich nur mit Mühe vom leblosen Körper entfernen. Und während Königin Elisabeth in ihrem Bett weinte, feierte das britische Volk Freudenfeste.

Sabine Appel, Elisabeth I. von England, Bechtle Verlag, Esslingen/München, 1994; Walter Gerlach, Das neue Lexikon des Aberglaubens, Eichborn Verlag, Frankfurt, 1998

Scheintod

Durch äußere Einflüsse wie Blitzschlag, Unterkühlung und Vergiftung oder seltener bei Krankheiten, zum Beispiel der Epilepsie, können alle Lebensregungen auf ein Minimum herabgesetzt werden. Äußerlich sind in solchen Fällen Herz-Kreislauf- und Atemtätigkeit kaum wahrnehmbar, die Betroffenen liegen in einer tiefen, lang andauernden Ohnmacht. Für diesen Zustand wurde der Begriff Scheintod geprägt. Erst seit den 60er Jahren setzte sich langsam der korrekte Terminus »vita minima« in der medizinischen Fachliteratur durch.

Schon aus dem alten Rom gibt es Berichte über »Scheintote« und verfrühte Beerdigungen. Ein Fall von beinahe historischer Tragweite ereignete sich allerdings 1244 in Frankreich:

Der 18jährige an Ruhr leidende König Ludwig IX. (1226–1270) wurde von seinen Ärzten für tot erklärt. Nach etwa einer Stunde – die Priester hatten bereits mit dem Lesen der Totenmesse begonnen – waren jedoch bei dem vermeintlichen Toten eine Reihe von Lebenszeichen unübersehbar. Erst 26 Jahre später starb der König wirklich.

Im 18. Jahrhundert wurde die Furcht vor dem Scheintod und dem Lebendigbegrabenwerden zu einer regelrechten Massenerscheinung und führte letztendlich zum Entstehen der Leichenhäuser. Bis in die jüngste Vergangenheit wurden gelegentlich Ärzte von Angehörigen eines Verstorbenen aufgefordert, den sicheren Tod durch einen sogenannten Pulsaderschnitt oder einen Herzstich festzustellen. Testamentarisch verfügte beispielsweise der schwedische Chemiker Alfred Nobel die Öffnung seiner Pulsadern, der Arzt und Schriftsteller Arthur Schnitzler verlangte die Ausführung eines Herzstiches. Märchenerzähler Hans Christian Andersen hatte eine solche Angst, fälschlich für tot erklärt zu werden, daß er manchmal vor dem Einschlafen auf seinem Nachttisch die schriftliche Nachricht hinterließ: »Ich bin nicht wirklich tot.«

Von Sicherheitsröhren im Grab bis zur Konstruktion von Sicherheitssärgen reichte die Palette kurioser Erfindungen, die das Lebendigbegraben verhindern sollten. Nicht weniger sonderbar muten allerdings die alten Methoden zur Feststellung des Todes an, die sich letztendlich sämtlich als unsicher erwiesen: Zum Ausschluß des Scheintodes sollten eine Flaumfeder vor Mund und Nase gehalten, ein bis zum Überlaufen gefülltes Wasserglas auf den Brustkorb gestellt oder Siegellack auf die Haut getropft werden. Die systematische Anwendung der sogenannten Lebensproben empfahl die Rettungsgesellschaft in Amsterdam, die 1767 gegründet wurde. Ihr erklärtes Ziel war die Rettung und Wiederbelebung Scheintoter.

Als Kardinal Diego de Espinoza, seines Zeichens erster Staatsminister am Hof des spanischen Königs Philipps II. (1527–1598) verstarb, sollte, einem Brauch folgend, der Körper des Verstorbenen einbalsamiert werden. Ein Wundarzt erhielt den Auftrag, man ließ ihn mit dem Toten allein. Mit einem Skalpell machte sich der Mediziner an die Arbeit und setzte gewissenhaft die ersten Schnitte. Kaum hatte er jedoch begonnen, da wachte der »Tote« auf und schrie vor Schmerzen wie am Spieß. Haßerfüllt schnappte er sich ein Messer und ging rasend vor Schmerzen auf den Wundarzt los. Der verließ den Raum fluchtartig und konnte dem Kardinal gerade noch entkommen. Espinoza jedoch brach zusammen und verblutete unter entsetzlichen Qualen an den Schnittverletzungen im Brustbereich.

Ein andermal wurde, wie das »Leipziger Journal der Chirurgie« zu berichten wußte, ein Offizier der Artillerie von einem störrischen Pferd abgeworfen. Der Mann, von riesiger Statur, zog sich eine schwere Gehirnerschütterung zu. Trotz eines leichten Schädelbruchs sahen die Ärzte keine unmittelbare Gefahr für sein Leben. Plötzlich verschlechterte sich sein Zustand jedoch, und die Doktoren konnten am Ende nur noch den Totenschein unterzeichnen. Der Offizier wurde auf einem der öffentlichen Friedhöfe beerdigt, wo wenig später ein Bauer mit einer sonderbaren Behauptung Aufsehen erregte. Deutlich habe er Erdbewegungen wahrgenommen, beteuerte der Landmann, wies auf das Grab des Offiziers und fügte hinzu, als würde sich unter der Erde jemand dagegen stemmen. Nach anfänglichem Zögern wurde das Grab freigelegt, und die Schaulustigen erschraken nicht schlecht über das Bild, das sich ihnen bot. Der Tote saß fast aufrecht im Sarg; mit ungeheuerer

Kraft mußte er den Sargdeckel unter der Erdlast hochgestemmt haben. Schnell trug man den Offizier in das nächste Krankenhaus – und tatsächlich stellten die Ärzte dort Anzeichen von Leben fest. Stunden später hatte er sogar das Bewußtsein wiedererlangt. Stokkend berichtete der Mann von den Qualen, die er ausgestanden hatte, doch die Freude über seine Errettung kam zu früh: Als die Doktoren den Offizier zur Therapie an eine galvanische Batterie anschlossen, erlag er unerwartet einem heftigen Krampfanfall.

Besonders schauerlich mutet ein Fall aus einer ländlichen Region Portugals an:

Unter dem Bethaus der Kapelle eines kleinen Ortes nahm ein weitläufiges Gewölbe seinen Anfang. Über unzählige Stufen mußte man hinabsteigen, vier eiserne Türen öffnen, um in die unwirtliche Gruft zu gelangen. Das Gewölbe gehörte seit Jahrhunderten ein und demselben Adelsgeschlecht.

Als eines Tages ein neuer Herr das Anwesen übernahm, ordnete er an, die in der Gruft beigesetzten Särge tief im Erdreich zu vergraben. Seine Arbeiter erinnerten sich, daß vor etwa 20 Jahren der letzte Sproß eines bereits ausgestorbenen Familienzweiges beigesetzt worden war. Neugierig, wie der Leichnam wohl heute aussehen möge, öffneten sie den Eichensarg. Gähnende Leere, von dem Toten fehlte jede Spur. Wo war der Leichnam abgeblieben? Die Arbeiter schauten sich um und entdeckten eine hölzerne Tür, hinter der eine schmale Wendeltreppe tief unter die Erde führte. Mutig stiegen die Männer herab und gelangten in einen kleinen Kellerraum. In einer Ecke sahen sie schließlich eine weiße starre Gestalt, die, als sie sich ihr näherten, plötzlich zu seufzen begann. In panischer Angst flohen die Männer die Treppe wieder herauf und aus der Gruft heraus.

Die Nachricht von dem Gespenst unter der Erde verbreitete sich wie ein Lauffeuer im Ort und versetzte die Bewohner in Angst und Schrecken. Einzig der Gutsherr wollte nicht an eine derart überirdische Erklärung für die unterirdische Erscheinung glauben. Er nahm eine Fackel und machte sich auf den Weg in den Keller. Tatsächlich, da kauerte eine Gestalt in der Ecke. Mit einem Tuch versuchte sie, die Augen vor dem Licht der Fackeln zu schützen. Mit einem Seufzer und einer Handbewegung gab sie zu verstehen, man solle sich von ihr entfernen. Der Gutsherr machte dennoch einen Versuch, mit dem Wesen zu sprechen, das äußerst empfindlich auf das Geräusch der leisen Worte reagierte, sich jedoch schließlich behutsam aus dem Keller führen ließ.

Im Schloß des Gutsherren stellte sich heraus, daß es sich um einen etwa 80jährigen Greis handelte, der am ganzen Körper zitternd seine Geschichte erzählte: »Vor vielen Jahren verfiel ich in eine heftige Krankheit, an der die Kunst der Ärzte zu scheitern schien. Man sprach mir das Leben ab, und wirklich verschied ich – dem Scheine nach – noch am selben Tag. Man begrub meinen Leichnam und setzte ihn, wie ich es in der letzten Stunde meiner Besonnenheit angeordnet hatte, in einem hölzernen Sarg in der Familiengruft bei. Ich war nicht ohne Bewußtsein, ich lebte innerlich, nur die Gliedmaßen meines Leibes waren erstarrt. Als ich in dem Sarg erwachte, geriet ich in Raserei und stieß glücklich den Deckel von meinem Sarg. Genau mit dem Totengewölbe bekannt, wußte ich, daß es keine Rettung für mich gab. Von allen Seiten winkte mir der grausamste Tod. Alle Plagen, die den Menschen treffen können, vereinigten sich gegen mich. Hunger, Durst, körperliche Schmerzen, Gram, Wut, Verzweiflung. Ich schrie und tobte, wälzte mich auf der Erde und knirschte mit den Zähnen. So mochten mehrere Tage vergangen sein, da stieß ich in einem Anfall von Raserei mit dem Kopf an die Wand und fühlte plötzlich mein Gesicht naß. Ich fuhr mit der Zunge an der Wand entlang und leckte Tropfen einer scharfen Flüssigkeit von derselben. Diese Feuchtigkeit löschte meinen Durst bis zu dieser Stunde. In den Mauersteinen einer kleinen Öffnung nisteten Dohlen. Ich trank ihre Eier aus, und mangelte es an diesen, so nährte ich mich mit einer mir unbekannten Art von Schwämmen und Wurzelgewächsen, die in den feuchten Wänden hervorwuchsen. So lange mein Hemd und das Leichentuch nicht zerschlissen waren, hatte ich Kleidung; als diese unbrauchbar geworden war, dienten mir statt derselben mein langer Bart und die Haare an meinem Körper. Mit den Fingernägeln vergrub ich meinen Unrat. Und so elend dieses Dasein auch war, so fand ich darin doch deutliche Beweise, daß die Vorsehung mein Leben wollte und ich das Recht nicht hatte, mir solches zu nehmen. Ich duldete. Der Mangel an hinlänglichem Licht, die verdorbene Luft, die mich umgab, die Insekten, die Würmer, denen ich nicht entgehen konnte, waren große, schwere Plagen. Aber selbst in einigen dieser Plagen lag Wohltat für mich, denn auch sie dienten mir als Nahrung.«

Diese Geschichte erzählte der Greis, dem der Gutsherr daraufhin die allerbeste Pflege angedeihen ließ, bis der alte Mann eines Abends entschlief.

Doch nicht nur in vergangenen Jahrhunderten ereigneten sich Fälle, bei denen Menschen versehentlich für tot erklärt wurden:

Nach einem Schlaganfall kam der Österreicher Joseph Ramosch am 2. August 1969 in die Grazer Universitätsklinik. Kurz darauf stellten die Ärzte den Totenschein aus. Ramosch vermochte sich zwar nicht zu bewegen, konnte aber dennoch alles wahrnehmen, was um ihn herum geschah. So hörte er unter anderem eine Schwester rufen: »Schnell einen Pfarrer her, der Ramosch stirbt.« Dann merkte er, wie er in ein Badezimmer geschoben wurde. Ein Arzt leuchtete ihm ins Auge, klopfte ihm mit der Handfläche die Wangen und sagte: »Da ist nichts mehr zu machen, Schwester. Der ist schon hinüber.«

Da Samstag war und das Wochenende vor der Tür stand, wurde auch in der Universitätsklinik auf Sparflamme gearbeitet. Deshalb wies der Arzt, der Ramoschs Exitus diagnostiziert hatte, an: »Der Tote bleibt bis zum Montag hier auf der Station, bei den Pathologen ist schon alles voll.« Schaudernd sagte Joseph Ramosch später: »Wenn das nicht das Wochenende gewesen wär, hätten's mich vielleicht gleich aufgeschnitten.« So aber lag er das ganze Wochenende in seiner Erstarrung auf der Station, und erst am Montag kehrten seine Sinne langsam zurück. Jetzt war der Scheintote auch in der Lage, ein Lebenszeichen zu geben. Bemerkt wurde es von einem Pfleger, der das Laken aufschlug und sah, daß sich Ramoschs Mittelfinger der linken Hand bewegte. »Einen Arzt, einen Arzt! Der Ramosch lebt!« rief der Mann in Aufruhr, bekam jedoch über den Flur von einem vorbeigehenden Mediziner die Antwort, das habe nichts zu bedeuten, das seien nur »postmortale Zuckungen«. Ramosch war entsetzt und versuchte verzweifelt, seinen Finger erneut zu krümmen, und der Pfleger wiederholte laut: »Der Ramosch lebt!«

Erst jetzt beugte sich der Stationsarzt über ihn: »Herr Ramosch, wenn Sie mich hören, geben Sie mir ein Zeichen.« Vier Versuche schlugen fehl, doch beim fünften Mal konnte der Arzt deutlich sehen, wie sich der Finger bewegte. Schnell veranlaßte er, daß Joseph Ramosch unter ein Sauerstoffzelt gelegt wurde. Danach mußte er noch 20 Tage auf der Intensivstation behandelt werden, bis der Arzt an sein Bett trat und gratulierte: »Sie haben die Krise überstanden.«

Nathalie Kaufmann, Das kleine Buch der großen Toten, Ullstein Verlag, Berlin, 1998; Steffen Schäfer, Scheintod, auf den Spuren alter Ängste, Bechtermünz Verlag, Augsburg, 1997; Ingo Wirth, Tote geben zu Protokoll, Bechtermünz Verlag, Augsburg, 1998

S

Scheiterhaufen

Mit dem Verbrennen »zu Pulver«, wie es öfters hieß, wurden bevorzugt Sodomiter (Unzucht mit Tieren), Falschmünzer, Kirchenräuber, Brandstifter, Wiedertäufer, Zauberer, Hexen und Urkundenfälscher bestraft. Aus Gnade wurden die zum Feuer Verurteilten gelegentlich zuvor erdrosselt und dann verbrannt, oder es wurde ihnen ein Säckchen Schwarzpulver ins Genick gebunden, das einen schnelleren Tod herbeiführen sollte.

Die Praxis, Ketzer lebendig zu verbrennen, wurde nicht erst durch ein bestimmtes Gesetz geschaffen, sondern entstand spontan, und ihre Annahme durch den Gesetzgeber war nur die Anerkennung eines bestehenden Volksbrauches. Der Ursprung dieser Strafe läßt sich nicht leicht nachweisen, vermutlich geht er zurück auf die heidnische Gesetzgebung des Diocletian, der diese Strafe in den Manichäismus, eine Weltreligion der Spätantike und des frühen Mittelalters, einführte. Die Todesqualen, denen die Märtyrer zu Zeiten der Verfolgung ausgesetzt wurden, schienen eine ähnliche Strafe für die Ketzer vorauszusetzen und in gewisser Weise zu rechtfertigen. Da die Ketzerei als das größte Verbrechen angesehen wurde, fand der Wunsch, die Bestrafung so eindrucksvoll wie möglich zu gestalten, im Scheiterhaufen das geeignete Mittel. Bei dem damals gebräuchlichen System der Bibelexegese war es nicht schwer, eine ausdrückliche Aufforderung dazu bei Johannes 15, 6 zu finden: »Wer nicht in mir bleibt, der wird weggeworfen wie eine Rebe und verdorrt, und man sammelt sie und wirft sie in das Feuer, und sie muß brennen.«

Am 6. Juli 1415 war der Dom von Konstanz brechend voll. Während die Messe gesungen wurde, mußte der Angeklagte Jan Hus (ca. 1370–1415) an der Tür warten. Anschließend wurde er hereingeführt, man las ihm das Urteil vor und erklärte ihn zum unverbesserlichen Ketzer. Als Hus protestierte, befahl man ihm, den Mund zu halten. Seine Gewänder wurden ihm ausgezogen, in sein Haar schnitt man ein Kreuz und setzte ihm eine ellenhohe Papiermütze auf, auf der das Wort »Haeresiarcha« geschrieben stand.

Was die genaueren Einzelheiten angeht, so blieb der Bericht eines Augenzeugen über die Hinrichtung des Johannes Hus zu Konstanz im Jahre 1415 erhalten. Nach diesem Bericht mußte sich Hus auf ein paar Reisigbündel stellen und wurde mit Stricken fest an einen Pfahl gebunden. Hus wandte sich in deutscher Sprache an die Menge und erklärte, daß er Irrlehren dulde, deren er nicht schuldig sei, wurde aber sofort zum Schweigen gebracht. Als man bemerkte, daß er nach Osten blickte, was sich für einen Ketzer nicht geziemte, wurde er herumgedreht. Mit Stroh vermischte Reisigbündel wurden bis zum Kinn um ihn herum aufgehäuft. Dann näherte sich der Pfalzgraf Ludwig, der die Hinrichtung leitete, mit dem Marschall von Konstanz und forderte Hus zum letzten Mal zum Widerruf auf. Als der sich weigerte, zogen sie sich zurück und gaben durch Händeklatschen dem Henker das Zeichen, den Holzstoß anzuzünden. Zweimal hörte man Hus rufen: »Jesus Christus, Sohn des lebendigen Gottes, erbarme dich meiner.« Dann erhob sich ein Wind, die Flammen und der Rauch schlugen ihm ins Gesicht und hinderten ihn an weiterem Sprechen. Aber man sah, daß er weiterhin die Lippen bewegte. Nachdem alles verbrannt war, nahm man den halbverkohlten Leichnam, zerstückelte ihn, zerbrach die Knochen und warf die Überreste und Eingeweide auf einen neuen Holzstoß, um sie vollständig zu vernichten. Um zu vermeiden, daß Reliquien des Märtyrers aufbewahrt werden konnten, trug man besondere Sorge dafür, auch die Asche des Ketzers zu sammeln, um sie in fließendes Wasser zu werfen. Sogar die Erde um den Pfahl herum wurde aufgegraben und weggeschafft. Aber noch lange machten sich die Böhmen an der Stelle zu schaffen und nahmen Stücke vom Boden mit nach Hause, die sie als Reliquie ihres Märtyrers verehrten.

S

Auch heute noch berührt uns das Schicksal der Jeanne d'Arc (ca. 1412–1431) besonders und wird nach wie vor in Literatur und Kunst thematisiert. Laut Anklage war sie eine Zauberin, Hexe, falsche Prophetin, Beschwörerin böser Geister, Gotteslästerin, Kriegstreiberin voll grausamer Lust am Blutvergießen. Jeanne d'Arc ertrug die zweitägige Lesung der Anklageschrift mit unbeweglicher Miene. Ihr Gesundheitszustand war durch die strengen Haftbedingungen schlecht, doch sie ließ sich ihren Peinigern gegenüber nichts anmerken. Die Nacht des 29. Mai 1431 war die letzte, die Jeanne d'Arc im Kerker zubrachte. Im Morgengrauen erfuhr sie, daß sie im Feuer sterben würde. Weinend brach sie zusammen, faßte sich jedoch schnell wieder und bat um die letzte Kommunion, die ihr auch gewährt wurde. Dann kam der Henker mit seinem Karren, und Jeanne verließ ihr Gefängnis. Als sie auf den Karren stieg, trug sie auf eigenen Wunsch ein langes weißes Gewand und die obligatorische hohe, spitze Papiermütze der Verurteilten. Von Soldaten umgeben setzte sich der Karren in Bewegung. Es ging zum alten Markt des Städtchens Rouen, wo sich bereits eine große Menschenmenge versammelt hatte. Jeanne d'Arc begann zu beten. Die Prozession konnte sich kaum den Weg durch die engen Straßen bahnen, so viele Menschen waren gekommen, das Spektakel anzusehen. Direkt vor der Kirche Saint-Sauveur war der Platz für die Hinrichtung vorbereitet. Auf je einem Podest hatten die Geistlichen und die zivilen Richter Platz genommen. Davor ein Steinhaufen, aus dem ein Pfosten zum Himmel ragte – der Scheiterhaufen. Oben am Pfosten war ein Schild angenagelt worden. In groben Lettern prangte darauf: KETZERIN, RÜCKFÄLLIGE SÜNDERIN, GOTTESLÄSTERIN, GÖTZENDIENERIN. Unten am Pfosten hingen schwere Ketten, ringsherum waren Reisigbündel aufgehäuft. Man las den Schuldspruch vor, Jeanne beendete ihre Gebete, bat, man möge ein Kruzifix holen und so hinstellen, daß sie es sehen könne, und ließ sich an dem Pfahl anketten. Das Feuer wurde entzündet, und Jeanne rief in die lodernden Flammen: »Ich bin nicht, wessen ich in der Anklage bezichtigt werde.« Der Henker mußte ihre Asche in die Seine streuen, damit nichts von ihr bliebe.

Im Jahr 1450 wurde der Prozeß einer Revision unterzogen, die sechs Jahre später auf Befehl des Papstes mit der Rehabilitierung

Jeanne d'Arcs endete. Am 16. Mai 1920 wurde sie heiliggesprochen.

Henry Charles Lea, Die Geschichte der Inquisition im Mittelalter, Band I, Eichborn Verlag, Frankfurt a. M., 1997; Hrsg. Sigrid Metken, Die letzte Reise, Hugendubel, München, 1984; Albert Bigelow Paine, Jeanne d'Arc, Verlag Das Beste, Stuttgart, 1995

Schierling

Daß sich pflanzliche Gifte schon früh in der Geschichte bewährt haben, zeigt der Tod des griechischen Philosophen Sokrates (470 v. Chr.–399 v. Chr.). Wenn richtig ist, was Archäologen vermuten, war es sein Grab, das vor einigen Jahren bei Arbeiten zum Ausbau der U-Bahn in Athen gefunden wurde.

S

Die Anklage gegen den Philosophen hatte gelautet: »Sokrates frevelt und treibt Torheit, indem er unterirdische und himmlische Dinge untersucht und Unrecht zu Recht macht und dies auch andere lehrt.« Bald nach seiner Verurteilung zum Tode war ihm Gift gereicht worden. Sokrates wußte sehr wohl, was ihn erwartete, er hatte sich zuvor von dem Giftmischer über die Wirkung des Trankes belehren lassen. »Was habe ich zu tun?« – »Nichts anderes, als, nachdem du getrunken, umherzugehen, bis du deine Schenkel schwer werden fühlst, und dich dann niederzulegen.« Der Becher enthielt eine Zubereitung des gefleckten Schierlings, dessen Hauptgiftstoff das Coniin ist. Seine Wirkung reicht von Erregung und Depression über Bewegungsstörungen bis zum Tod durch Lähmung des Atemzentrums. Welchen Wirkstoff das Gift des gefleckten Schierlings enthält, fand allerdings erst 1827 der deutsche Apotheker Philipp Lorenz Geiger heraus.

Natalie Kaufmann, Das kleine Buch der großen Toten, Ullstein Verlag, Berlin, 1998; Ingo Wirth, Tote geben zu Protokoll, Bechtermünz Verlag, Augsburg, 1998

Schießpulver

Im China des 8. und 9. Jahrhunderts wurde das Schießpulver für Feuerwerkskörper entzündet und fand eine friedliche Verwendung, bis es im 11. und 12. Jahrhundert und schließlich um 1300 auch in Europa zu ganz anderen Zwecken eingesetzt wurde.

Eine besonders grausame Strafe für Abtrünnige dachten sich

die Männer Gottes im 17. Jahrhundert aus. Junge Mädchen, die sich nicht zum Besuch der Messe oder zur Ohrenbeichte überzeugen lassen wollten, wurden auf die folgende Weise umgestimmt: Öffentlich füllte man ihnen mit einem Trichter Schießpulver in After und Vagina. Dann entzündete man das Pulver und ließ die jungen Frauen wie eine Bombe explodieren.

Horst Herrmann, Passion der Grausamkeit, 2000 Jahre Folter im Namen Gottes, C. Bertelsmann, München, 1994

Schiffsunglück

S

Getrieben von Entdeckungs- und Abenteuerlust oder auch aus Not, haben die Menschen von jeher die Meere befahren. Viele sind dabei Opfer der Naturgewalten, ihres Leichtsinns und von Seeräubern geworden.

So ging im November 1120 der englische König Heinrich I. mit seinem Hofstaat an Bord, um mit seiner Flotte von der Normandie nach England überzusetzen. Auf einem der Schiffe, der wegen ihrer Ausstattung gerühmten »Blanche-Nef«, befand sich Thronfolger Wilhelm. Als die – vermutlich betrunkene – Besatzung versuchte, andere Schiffe der Flotte zu überholen, streifte das »Weiße Schiff« einen Felsen und sank. Angeblich konnten sich von den 300 Menschen an Bord nur ein Fleischer aus Rouen retten. Auch der Thronfolger fand den Tod. Da er der einzige legitime Sohn Heinrichs war, ergaben sich aus dem Unglück schwierige Nachfolgeprobleme für die britische Monarchie.

Keines der Schiffe, die auf den Weltmeeren sanken, hat wohl so viel Furore gemacht wie ein Luxusdampfer, der in einer kalten Aprilnacht einen Eisberg rammte:

Die Jahre vor dem Ersten Weltkrieg waren die ganz große Zeit der luxuriösen Überseedampfer. Die »Titanic«, die 1911 vom Stapel lief, stellte einen Höhepunkt in der Entwicklung dieser Ozeanriesen dar. Äußerster Komfort für die 730 Passagiere der ersten Klasse kontrastierte allerdings heftig mit der bedrückenden Enge im Zwischendeck. Doch ohne die 1200 Billigtickets hätte der Luxusliner keine finanzielle Basis gehabt. Die Rettungsboote an

Bord konnten nur 970 Passagiere aufnehmen, und die Matrosen verfügten im entscheidenden Moment nicht einmal über Ferngläser. Der Kapitän hatte sich blindlings und gegen alle Vernunft auf den Konstrukteur der »Titanic«, Thomas Andrews, verlassen, der das Schiff für unsinkbar erklärt hatte.

Die Nacht vom 14. auf den 15. April 1912: Geisterstunde im Eismeer – die Position der »Titanic« war genau 41 Grad 16 Minuten West. Aus dem hier etwa 3700 Meter tiefen Ozean ragte ein Eisberg nur etwa 20 Meter aus dem Wasser. Bei der Kollision riß das Schiff an der Steuerbordseite auf einer Länge von 19 Metern auf. Die Passagiere spürten zunächst nur einen leichten Ruck. Aber die Pumpen waren den eindringenden Wassermassen nicht gewachsen. Um 0.05 Uhr ließ Kapitän Smith die Rettungsboote fertigmachen. Er wußte, daß sie bei weitem nicht ausreichten, und so wurden die Passagiere der ersten Klasse bevorzugt. Wer allerdings die Tür zu den Zwischendecks von außen verriegelte, um die Reisenden der dritten Klasse daran zu hindern, auf das offene Deck zu gelangen, blieb bis heute unbekannt. In der allgemeinen Panik versäumte man, die knappen Rettungsboote richtig auszulasten, die meisten waren sträflich unterbesetzt. 1500 Menschen mußten sterben. 63 Prozent der Passagiere der ersten Klasse wurden gerettet, in der dritten Klasse überleben nur 23 Prozent. Die Medien widmeten prominenten Opfern wie dem Millionär John Jacob Astor und dem Bankier Benjamin Guggenheim ganze Seiten, während die weniger populären Toten nur Nebensätze wert waren. Astor war der reichste Mann an Bord; mit ihm reisten seine schwangere Ehefrau Madeleine, eine Zofe, ein Diener, eine Krankenschwester und drei Hunde. Als die Titanic sank, brachte Astor Ehefrau, Zofe und zwei Hunde in einem Rettungsboot unter. Als er einen Matrosen bat, ihn zu seiner schwangeren Frau zu lassen, lehnte der ab: »Nur Frauen und Kinder!« John Jacob Astor IV. zündete sich eine Zigarette an, warf Madeleine als letztes Souvenir seine ziegenledernen Handschuhe zu und winkte dem Rettungsboot nach. Einige Tage später wurde er mit eingeschlagenem Schädel und 2500 Dollar in der Tasche aus dem eisigen Atlantik gefischt. Vermutlich hatte ihn ein Stück der einstürzenden Schornsteine erschlagen. Genau vier Monate nach der Katastrophe brachte Madeleine einen Sohn zur Welt, John Jacob Astor V.

So gut wie keine öffentliche Beachtung fand die Tatsache, daß der verzweifelte Kapitän Smith in sechs Meilen Entfernung die Positionslichter eines Schiffes gesichtet hatte und seinen Augen nicht traute, als dieses Schiff sich von der Unglücksstelle entfernte. Mehr als anderthalb Stunden nach dem Untergang der »Titanic« nahm schließlich die »Carpathia« 711 Überlebende an Bord, weitere drei Stunden später die »Californian«. Doch nicht nur Smith hatte das Schiff in der Nähe gesehen. Überlebende berichteten davon, und der Kapitän der »Californian« geriet in Verdacht, am Tod der »Titanic«-Passagiere mitschuldig zu sein. Zwei Jahre nach dem Unglück wurde er einem Kreuzverhör unterzogen, bestritt jedoch energisch, näher als 20 Meilen an der Titanic gewesen zu sein – und wurde mangels Beweisen freigesprochen. 20 Jahre lang litt der Mann darunter, daß der Vorwurf trotz des Urteils immer in der Luft blieb. 55jährig wurde er eines Tages zu einem Notar nach Baltimore gerufen, der ihm einen Brief vorlas:

S

»Kapitän Lord,

ich heiße Gunnar Larson, Hochseefischer. Im April 1912 war ich Kapitän auf dem Robbenfänger ›Samson‹. In der Nacht vom 14. auf den 15. April befand ich mich mit einer Fracht Robbenfelle auf der Rückreise von der kanadischen Küste nach Norwegen. Wir hatten keine Genehmigung für Robbenjagd und hatten nur eine Sorge, der kanadischen Küstenwacht zu entkommen. In dieser Nacht lagen wir südöstlich von Neufundland, kannten aber unsere Position nicht genau und fürchteten, noch in fremden Territorialgewässern zu sein. Am 15. April gegen ein Uhr sichteten wir ein Schiff, sechs Meilen von uns entfernt. Als es Leuchtraketen abschoß, dachten wir, es wäre eine Warnung der Küstenwacht, die uns stoppen wollte. Wir verschwanden, so schnell wir konnten. Wir hatten kein Funkgerät an Bord und konnten daher die SOS-Rufe der ›Titanic‹ nicht empfangen. Erst bei der Ankunft in Oslo erfuhren wir vom Untergang der ›Titanic‹. Als meine Männer und ich begriffen, daß wir es waren, die so nah an der ›Titanic‹ gewesen waren, haben wir alle Stillschweigen geschworen. Durch ein späteres Geständnis hätten wir kein Menschenleben mehr retten können. Jetzt erfuhr ich, daß Sie und die ›Californian‹ verdächtigt und angeklagt wurden. Aber auch daß Sie, wenn auch mangels Beweisen, freigesprochen wurden. Kapitän Lord, ich hinterlege nun dieses offizielle Bekenntnis beim Notar, damit Sie und die ›Californian‹ nach meinem Tod anhand dieses Beweisstückes voll rehabilitiert werden können.

Kapitän Gunnar Larson.«

Pierre Bellemare – Unglaubliche Geschichten, Weltbild Verlag, Augsburg, 1997; Norbert Ohler, Sterben und Tod im Mittelalter, Artemis Verlag, München / Zürich, 1990; Das große Buch der Katastrophen, Tosa Verlag, Wien, 1998; Bunte, 19. 3. 1998

Schlaftabletten

Eine der spektakulärsten Affären der deutschen Nachkriegsgeschichte war wohl der Tod des Politikers Uwe Barschel, der in einer Badewanne des Genfer Hotels Beau-Rivage tot aufgefunden wurde.

Am Abend des 10. Oktober 1987, um 18.30 Uhr, bestellte Uwe Barschel eine Flasche Beaujolais Le Chat Bott, 1985. Dies war die letzte zuverlässige Information aus dem Leben des gescheiterten Kieler Ministerpräsidenten. Am nächsten Morgen lag Barschel tot in der Badewanne, bekleidet mit Hemd, Hose, Krawatte, Armbanduhr und vergiftet durch eine Überdosis Schlaftabletten. Die Rotweinflasche war verschwunden. War es Mord? Warum fanden die Ermittler nicht heraus, ob Barschel getötet wurde oder sich selbst das Leben nahm? Der Verdacht, daß Uwe Barschel neben der Leitung der Kieler Regierung in internationale Geschäfte und Komplotte verwickelt war, verstärkte sich, als man einen Zettel bei ihm fand, auf dem eine Telefonnummer stand, die rückwärts gelesen den Anschluß der israelischen Botschaft in Bonn ergab. Von Erpressung in Millionenhöhe war die Rede, angeblich waren es Waffengeschäfte unter Beteiligung des Iran. Von Gift wurde gemunkelt und von einem Film, der angeblich zeigte, wie Barschel Geld betrachtete, wie der Rotwein und eine Flasche Whisky aus der Minibar mit Gift präpariert wurden und wie Barschel schließlich in die Wanne geschleift wurde. Gefunden wurde der Film nie – nur der vergiftete Whisky tauchte auf. Doch obwohl die Witwe, Freya Barschel, und der Bruder des Toten alle Hebel in Bewegung setzten, konnte bis heute nicht ermittelt werden, was wirklich geschah.

Zwei Journalisten, die Barschel am nächsten Tag um ein Interview hatten bitten wollten, waren dem Ministerpräsidenten ins Hotel gefolgt. Sie kamen gegen 23.00 Uhr im Beau-Rivage an, nahmen noch einen Drink an der Hotelbar und gingen an seinem Zimmer vorbei, wo sie das Schild »Bitte nicht stören« bemerkten.

Am nächsten Morgen warteten die Journalisten im Frühstücksraum, doch Barschel tauchte nicht auf. Da die beiden befürchteten, der Ministerpräsident habe das Hotel vielleicht heimlich verlassen, ging einer von ihnen gegen zwölf Uhr zu Zimmer 317 und drückte die Klinke herunter. Zu seinem Erstaunen öffnete sich die Tür. Sein Blick fiel in den Vorraum: da lag ein einzelner Schuh. Der Mann ging zu seinem Kollegen, und nach einem Telefonat mit ihrem Ressortleiter kehrten sie gemeinsam in das Zimmer zurück. Drinnen lag der Schlafanzug unbenutzt auf dem Bett, die Bettdecke war nicht zurückgeschlagen. Im Badezimmer schlug ihnen Saunahitze entgegen, Barschel lag leblos in der Wanne. Die Polizei wurde verständigt, und um 15.29 Uhr meldete die erste Nachrichtenagentur Uwe Barschels Tod.

Kopfschmerz, Schwindel, Sehstörungen, Krämpfe. In der letzten Phase Schock, dann langes Koma. Schließlich Lungen- und Hirnödeme, Atemlähmung. So war die tödliche Wirkung der Medikamente, die im Magen, Blut und Urin des Toten gefunden wurden. Auf der Suche nach der verschwundenen Rotweinflasche tauchten die Ermittler sogar im Ufergewässer des Genfer Sees – vergeblich. Dann gerieten die beiden Journalisten in Verdacht. Die Akte 705 Js 33247/87 wurde nach fast zehnjähriger Ermittlungsarbeit geschlossen, aber ganz geklärt werden wird der Tod des Uwe Barschel wohl nie.

Focus, 19. 4. 1999; Der Spiegel 41/1997, 43/1997; Stern 42/1997; 50 Jahre Das Beste vom Stern, Heft 40; Süddeutsche Zeitung, 18. 9. 1997; 3./4./5. 4. 1999

Schlaganfall

Heute gehört der Schlaganfall weltweit zu den häufigsten Todesursachen, als Ursache für schwere körperliche Behinderungen rangiert er auf dem sechsten Platz. Mit der steigenden Lebenserwartung und dem vor allem in den asiatischen Ländern noch zunehmenden Zigarettenkonsum sei die Krankheit auf dem Weg zur globalen Epidemie, so warnen Experten. Dabei könnten schon kleine Maßnahmen große Wirkung zeigen: Eine geringfügige Senkung von zu hohem Blutdruck kann z. B. das Schlaganfallrisiko eines Patienten erheblich reduzieren.

Anfang 1564 arbeitete der alte Michelangelo (1475–1564) an seiner Pietà, als er das Bewußtsein verlor. Wieder zu sich gekommen, bemerkte er ein taubes Gefühl im linken Arm und Bein und fühlte, daß mit den Muskeln der einen Gesichtshälfte etwas nicht stimmte. Der herbeigerufene Arzt verordnete ihm Bettruhe und übelschmeckende Medizin. Statt sich an den Befehl des Arztes zu halten, entzündete er jedoch nur wenige Stunden später eine Kerze und begann, den Marmor seiner Skulptur weiter zu behauen. Der Doktor staunte nicht schlecht, als er seinen Patienten im Morgengrauen bei der Arbeit erwischte, und versuchte vergeblich, den widerborstigen Künstler wieder ins Bett zu beordern. Der beharrte jedoch darauf, weiterzuarbeiten, und düpierte den Arzt mit der Bemerkung, Ruhe werde er im Jenseits noch genug haben. Zwei weitere Tage arbeitete er an der Pietà. Als er am dritten Tag mit dem Schleifen des Steines begann, ereilte ihn ein zweiter Schlaganfall.

Als er aufwachte, war das Zimmer voller besorgter Leute, Michelangelo jedoch warf seine Besucher kurzerhand hinaus. Kaum hatte man ihn allein gelassen, zog er seinen Hausmantel über und machte sich im strömenden Regen auf den Weg zur Peterskirche. Einer seiner Lehrlinge traf ihn auf der Straße und brachte den völlig durchnäßten alten Mann wieder nach Hause. Der zog sich am nächsten Nachmittag erneut an, versuchte heimlich, sein Pferd zu besteigen, und gab erst auf, als er nach mehreren vergeblichen Anläufen erkennen mußte, daß seine Beine zu schwach waren. Ein dritter Schlag streckte ihn endgültig zu Bett. Michelangelo trug seinem Arzt den letzten Wunsch auf, in Santa Croce bei seinen Angehörigen und nicht in der Kirche Sankt Peter begraben zu werden; wenig später starb der fast 89jährige Künstler.

Am Abend des 16. November 1796 schien Katharina die Große (1729–1796) in guter Verfassung. Als sie am anderen Morgen um 8.00 Uhr geweckt wurde, sagte sie ihrer Hofdame, sie plane einen neuen Besuch der Krim im Frühling. Dann legte sie einen Morgenrock an, trank eine Tasse Kaffee und suchte danach wie üblich die Toilette auf. Gewöhnlich verbrachte die Kaiserin dort etwa zehn Minuten, während derer ihr Kammerdiener auf sie wartete. Als sie diesmal nach einer halben Stunde noch immer nicht erschien, öffnete er schließlich beunruhigt die Tür. Katharina die Große lag auf dem Boden, mit geschlossenen Augen und dunkelrot im Gesicht. Aus ihrer Kehle drang ein Röcheln. Nur mit Mühe gelang es den Dienern, sie aus dem engen Kabinett in ihr Zimmer zu tragen und sie dort auf eine Ledermatratze neben ihr Bett zu legen – die Zarin war zu schwer, um auf das Bett gehoben zu werden. Nach einer Stunde nahm der herbeigerufene schottische Leibarzt einen Aderlaß vor und heftete, um den Blutdruck zu senken, Spanische Fliegen an ihre Füße. Katharina lag noch immer mit geschlossenen Augen auf der Matratze, man wagte nicht, sie zu bewegen.

Gegen Morgen untersuchten die Ärzte die Zarin noch einmal, konnten allerdings keine Hoffnung mehr machen. Man holte den Metropoliten Gabriel, der die Letzte Ölung vornahm. Um 5.00 Uhr nachmittags wurde Katharinas Puls schwächer. Die Farbe ihres Gesichts wechselte von Purpurrot zu Dunkelbraun. Wenn ihr das Blut zu Kopf stieg, verzerrten sich ihre Züge, wenn es zurückströmte, bekam das Gesicht wieder seinen natürlichen Ausdruck. Niemand sprach, und die Stunden vergingen, Katharina röchelte – doch als die Uhr ein Viertel nach elf schlug, hatte sie ausgekämpft.

Mitte der 50er Jahre gingen die beiden großen Komiker des Stummfilms, Oliver (Babe) Hardy (1892–1957) und Stan Laurel ein letztes Mal gemeinsam auf Tournee. Der schwergewichtige Hardy litt schon seit längerem unter Herzbeschwerden, weigerte sich aber stur, auf den Rat seiner Ärzte zu hören und sein äußerst eß- und trinkfreudiges Leben zu ändern. Schließlich ereilte ihn eine Herzattacke, gefolgt von einer heftigen Lungenentzündung. Die Krankheit des »Dicken« bedeutete das Ende des Gastspiels und leitete das Ende seiner Karriere ein. Im September 1956 bekam er einen Schlaganfall, der ihn nicht nur bewegungsunfähig machte, sondern auch das Sprechen und die Nahrungsaufnahme erheblich erschwerte.

Wenig später besuchte der ebenfalls nicht mehr gesunde Stan Laurel seinen Partner zum letzten Mal: Stan humpelte in das Krankenzimmer, um seinem Freund und Kollegen Oliver Hardy einen Besuch abzustatten. Hardy lag mit bleichen, eingefallenen Wangen in seinem Bett. Von seiner ehemaligen Korpulenz war nichts mehr vorhanden. Zu Haut und Knochen abgemagert, versuchte er ein schwaches Lächeln, als Laurel den Raum betrat. Sprechen oder gar sich aufrichten konnte er nicht mehr. Laurel seinerseits mußte sich schwer auf den Arm seiner ihn begleitenden Gattin stützen, als er sich neben dem Bett in einen Besucherstuhl sinken ließ. Etwa zehn Minuten sahen sich die beiden Männer schweigend in die Augen, dann nickten sie sich verständnisvoll zu.

Es sollte das letzte Mal sein, daß sie sich sahen. Zwei weitere Schlaganfälle führten zu einem einwöchigen Koma, aus dem Hardy nicht mehr erwachte. Er starb am 7. August 1957 morgens um sieben Uhr. Als Stan Laurel die Nachricht vom Tod seines Freundes erhielt, war er starr vor Schmerz und unfähig, etwas zu sagen. Sein Hausarzt verbot ihm unter allen Umständen, an der Beisetzung teilzunehmen, um sein ohnehin geschwächtes Herz nicht zu belasten. »Es war vielleicht besser so, vielleicht hätte ich dort nur etwas Lustiges gesagt oder getan, um den Schmerz zu verbergen – und Babe hätte es verstanden. Aber ich glaube nicht, daß es die anderen auch kapiert hätten … Nie gab es irgendeinen Streit zwischen uns. Ich hoffe, daß er – wo immer er jetzt auch sein mag – weiß, wie sehr ihn die Leute geliebt haben.«

Christian Blees, Laurel und Hardy, Trescher Verlag, Berlin 1993; Vincent Cronin, Katharina die Große, Claassen, Düsseldorf, 1978; Irving Stone, Michelangelo, Verlag Das Beste, Stuttgart, 1995; Der Spiegel, 26. 10. 1998

Schlinge

1576: Paolo Giordano Orsini, der Herzog von Bracciano, plante eine Verschwörung. Seit 18 Jahren mit der 34jährigen, gescheiten und hübschen Isabella verheiratet, war er doch seit langem in die hinreißend schöne, aber blutrünstige Vittoria Accoramboni verliebt. Schließlich ließ sich der hörige Herzog von Vittoria überreden, ihren Mann und seine Gattin Isabella zu beseitigen, um so den Weg zum Altar freizumachen. Doch Isabella erfuhr von der

Verschwörung und plante ihre Flucht. Noch ehe sie aufbrechen konnte, wurde sie allerdings von ihrem Mann in sein Landhaus in Empoli gerufen, ein Befehl, dem sie sich nach den gesellschaftlichen Regeln nicht verweigern konnte. Wahrscheinlich wußte die unglückliche Isabella bei ihrer Abreise, daß sie in ihren Tod ging. Orsini empfing sie herzlich und bestand nach dem Abendessen darauf, sich – ganz anders als sonst – allein mit ihr in das Schlafgemach zurückzuziehen. Das Zimmer war verdunkelt. Ihr Mann beugte sich über sie; statt sie zu küssen, ließ er aber eine Schlinge um ihren Hals gleiten und erwürgte sie nach einem heftigen Kampf.

S

Später entdeckte man die Öffnung in der Decke, durch die er die Schlinge herabgelassen hatte. Als offizielle Todesursache wurde jedoch ein Schlaganfall angegeben. Die Orsini waren ein einflußreiches und mächtiges Geschlecht, und so wagte niemand, laute Zweifel zu äußern, obwohl bei der Bestattung deutlich zu sehen war, daß der Körper der Toten über und über mit blauen Flekken übersät war.

James Cleugh, Die Medici, Bechtermünz Verlag, Augsburg, 1996

Schuß

»Das geht zu heiß her, als daß es lange dauern könnte«, kommentierte Admiral Horatio Nelson (1758–1805) den heftigen Verlauf der berühmten Schlacht von Trafalgar. Engländer, Spanier und Franzosen lieferten sich einen erbitterten Kampf auf See, währenddessen die britische »Victory«, Nelsons Schiff, mindestens 20 Minuten unter dem Feuer der Gegner stand, ohne auch nur einen Schuß abfeuern zu können. Kapitän Hardy, ein enger Freund des Admirals, rammte schließlich das bestbemannte und tüchtigste Schiff der feindlichen Flotte. Die Großrah der »Victory« verfing sich in der Takelage der Franzosen, und die beiden Schiffe verkeilten sich ineinander. Eine Situation, die die bestens ausgebildeten Franzosen unter keinen Umständen ungenutzt verstreichen lassen wollten. Mehrmals schossen sie die Decks der »Victory« mit ihren Gewehren und unter Einsatz von Handgranaten fast leer. Um 13.15 Uhr sah Hardy plötzlich, wie sein Freund

Nelson mit den Fingerspitzen der linken Hand die Planken berührte, dann in die Knie ging und schließlich auf die Seite fiel. »Jetzt haben sie mich erledigt – mein Rückgrat ist durchgeschossen«, sagte der Admiral, bevor er Gesicht und Orden mit einem Tuch bedeckte, um beim Transport zum Verbandsraum nicht erkannt zu werden. Die Truppe sollte auf keinen Fall merken, daß er die Schlacht nicht mehr leitete. Während ihn der Schiffschirurg untersuchte, gab der schwer verwundete Nelson weiter Befehle. Man entkleidete ihn in einer Kadettenkoje, und der entsetzte Arzt mußte feststellen, daß die Kugel zwei Rippen durchschlagen, einen Hauptstrang der linken Lungenarterie zerrissen und dann den sechsten und siebten Rückenwirbel gebrochen hatte. »Doktor, Sie können nichts für mich tun. Ich habe nur noch kurze Zeit zu leben –«, sagte Nelson und fügte nach kurzer Pause hinzu, man möge seine Geliebte Lady Hamilton und die gemeinsame Tochter Horatia grüßen.

Doktor William Beatty erkannte, daß dem tapferen Admiral nicht mehr zu helfen war, beugte sich jedoch dem Wunsch seines Patienten, niemand außer Kapitän Hardy über seinen Zustand zu informieren. Mit den Worten: »Sie können nichts für mich tun«, schickte Nelson den Arzt zu anderen Verwundeten, denen noch zu helfen war, und blieb unter der Obhut von vier Männern in der Koje. Sie versuchten mit einem Papierfächer, die brütende Hitze unter Deck zu lindern, und gaben ihm Zitronenlimonade gegen den unsäglichen Durst, unter dem er wegen des Blutverlustes litt. Die »Victory« bebte und zitterte, und immer wieder konnte der sterbende Mann Hurrageschrei hören. Befriedigt nahm er zur Kenntnis, daß es den gegnerischen Schiffen galt, die eines nach dem anderen die Flaggen streichen mußten. Noch einmal kehrte der Arzt an sein Lager zurück und fragte Nelson, ob er große Schmerzen habe. »Sie sind so heftig, daß ich wünschte, ich wäre tot« – und nach einer Pause: »Man würde auch gerne ein bißchen länger leben!«

Kurz vor 16.00 Uhr kam Kapitän Hardy unter Deck und gratulierte Nelson zum Sieg. »Ankern«, rief der Admiral, »Hardy, ankern!« Doch der Kapitän teilte ihm mit, daß ein anderer die Leitung des Gefechts übernommen habe. Erfolglos versuchte Nelson den Oberkörper aufzurichten: »Nicht, solange ich lebe! Ihr müßt ankern!« Und in gedämpftem Ton fügte er hinzu: »Küßt mich, Hardy!« Der Kapitän kniete neben Nelson nieder und küßte ihn auf die Stirn, während des Admirals Sinne langsam schwanden. Mit den Worten »Gott sei Dank, ich habe meine Pflicht getan«, starb er, und der wachhabende Kadett vermerkte mit Bleistift im Logbuch der »Victory«: »Der Schußwechsel dauerte teilweise bis 16.30 fort, worauf der sehr ehrenwerte Lord Vicomte Nelson, Bath-Ritter und Oberbefehlshaber, nachdem ihm ein Sieg gemeldet worden war, an seiner Verwundung starb.«

Man entkleidete den Leichnam bis auf ein Hemd, schnitt ihm die Haare ab, bettete ihn in eines der größten Holzfässer an Bord und füllte es mit Branntwein, um den Toten zu konservieren. Zurück in England, erhielten mehr als 30000 Menschen Gelegenheit, ihrem aufgebahrten Volkshelden die letzte Ehre zu erweisen, bevor Nelson schließlich in der St. Pauls Kathedrale bestattet wurde.

Die letzte Frau in Heinrich von Kleists kurzem Leben (1777–1811) war die 31jährige Henriette Adolphine Vogel, verheiratet und Mutter zweier Kinder. Das Paar machte keinen Hehl aus der gegenseitigen Zuneigung, und Ehemann Ludwig zeigte sich bereit, seine Frau freizugeben. Alle drei wußten, daß Henriette an Gebärmutterkrebs litt und von den Ärzten bereits aufgegeben war. Als Kleist einmal halb scherzhaft und halb trübsinnig von Erschießen sprach (auch seiner unglücklich verheirateten Schwägerin Marie von Kleist hatte er den Doppelselbstmord bereits angeboten), fielen seine Worte »wie Kristalle in eine Lauge: alles setzte sich bei Henriette an diesem Gedanken fest«, und Kleist begeisterte sich bis zum Enthusiasmus über das gemeinsame »prächtige Grab«, das sie aufnehmen würde: endlich hatte er die Partnerin zum Tode gefunden. Am 20. November 1811 fuhren Kleist und Henriette Vogel in ein Gasthaus am Wannsee bei Berlin. Sie speisten »sehr vergnügt zusammen«, tranken Kaffee, schrieben darauf in ihren Zimmern Briefe und gingen anschließend zur Ruhe. Am nächsten Tag bezahlten sie ihre Rechnungen beim Wirt, erbaten einen Boten für ihre Briefe nach Berlin, aßen noch einmal und tranken Kaffee, um dann gemeinsam am Seeufer etwa 50 Schritte weit zu gehen. Zwei Schüsse waren zu hören, und die hinzueilenden Bediensteten des Gasthauses fanden das

Paar am Boden. Kleist hatte Henriette Vogel durch die linke Brust ins Herz geschossen, dann sich selbst durch den Mund in den Kopf. Beide waren sofort tot. Sie wurden an der Stelle ihres Sterbens bestattet.

Am 8. Dezember 1980 bezog der psychisch desolate Mark Chapman Posten vor John Lennons (1940–1980) Haus in New York. Um 22.50 Uhr hielt die Limousine des Paares Lennon/Ono. Yoko Ono sprang zuerst hinaus, dann John. Als Yoko an Chapman vorbeiging, sagte der »Hallo«. John sah ihn im Vorbeigehen durchdringend an. »Er prägte sich mein Bild ein«, meinte Chapman später. Chapmann hatte den ganzen Tag abwechselnd zu Gott und zu Satan gebetet – zu ersterem, er möge ihn aus der Versuchung führen, und zu letzterem, er möge ihm die Kraft geben, seine Mission zu erfüllen. Im entscheidenden Augenblick hörte er eine innere Stimme, die »Tu es!« sagte. Er trat zwei Schritte in die Einfahrt, zog den kurzläufigen Revolver aus der Tasche und ging in Schußposition. Die ersten beiden Schüsse trafen Lennon in den Rücken und rissen ihn herum. Zwei der nächsten drei Geschosse trafen ihn in die Schulter. Eine Kugel ging daneben. Das Knallen der Schüsse wurde vom Geräusch zersplitternden Glases begleitet, die Kugeln durchschlugen Lennons Körper und zerschmetterten die Scheiben des Windfangs. Chapman war beim Schießen so entrückt gewesen, daß er nicht gemerkt hatte, wie sein Opfer die Windfangtür öffnete und die fünf Stufen zur Pförtnerloge hinaufwankte, um dort mit dem Gesicht nach unten zusammenzubrechen. Der junge Nachtportier drückte sofort den Alarmknopf und rannte zu Lennon, aus dessen Mund und Brust Blut strömte. Yoko Ono schrie nach einem Arzt, der Portier hämmerte den Notruf in die Wahltasten des Telefons, dann versuchte er den Schwerverletzten zu beruhigen: »Alles okay, John, Sie kommen wieder in Ordnung.« Mit Blaulicht und Sirene raste die Polizei zum Unglücksort und nahm Chapman fest, der keinerlei Widerstand leistete. Seine einzige Reaktion war ein flehendes »bitte tun Sie mir nichts«. John Lennon wurde auf den Rücksitz eines Streifenwagens gesetzt und in das nächstgelegene Krankenhaus gefahren, das bereits über Funk informiert war. Als der Musiker in die Notaufnahme gebracht wurde, hatte er fast keinen Puls mehr. Sieben

Mediziner bemühten sich, sein Leben zu retten, aber die Verletzungen waren zu schwer. Er hatte drei Liter Blut verloren, die offizielle Todesursache lautete entsprechend »Schock durch Blutverlust«.

Inoffiziell erklärten einige Ärzte des Teams, die Chancen wären vielleicht besser gewesen, wenn man Lennon nicht angerührt und einen Krankenwagen geholt hätte.

»Wir standen uns so nahe, daß ich das Gefühl habe, daß mit ihm ein Teil meines eigenen Lebens gestorben ist«, schrieb Popstar Elton John, als er vom gewaltsamen Tod seines Freundes Gianni Versace erfuhr.

S

8.46 Uhr Ocean Drive, Miami: Vor der prachtvollen Villa des Modeschöpfers Gianni Versace (1946–1997) fielen zwei Schüsse. Versace, der gerade die Tageszeitung geholt hatte, sank tödlich getroffen auf die Stufen der hellen Treppe. Der von Passanten gerufene Krankenwagen erreichte binnen sieben Minuten den Ort des Geschehens, doch für Versace kam jede Hilfe zu spät. Als er im Krankenhaus eingeliefert wurde, stand sein Herz bereits still. Die Versuche der Ärzte, ihn mittels Elektroschocks wiederzubeleben, waren erfolglos. Eine Kugel war in die linke Hälfte des Kopfes gedrungen und im Gesicht wieder ausgetreten, die andere steckte noch im Kopf. Versaces Lebensgefährte Antonio d'Amico war, nachdem er die Schüsse gehört hatte, aus der Villa gestürzt und dem mutmaßlichen Täter, einem homosexuellen Edelcallboy namens Andrew Cunanan, nachgerannt. Als er keuchend näherkam, zückte Cunanan drohend seine Pistole. D'Amico gab auf, und der Killer verschwand in einem nur wenige Meter vom Tatort entfernten Parkhaus. Seinen Wagen ließ der Mörder allerdings stehen, auf dem Sitz auf verschiedene Namen ausgestellte Pässe und Schecks. Die Polizei leitete sofort eine Großfahndung ein, und mehr als 1000 Zeugen meldeten sich, die Cunanan fast überall in den USA gesehen haben wollten. Sein Bild und Steckbrief wurden im Internet veröffentlicht, zunächst vergeblich. Doch dann gab es eine heiße Spur. Cunanan, bereits vor dem Mord an Versace einer von Amerikas zehn meistgesuchten Verbrechern, befand sich angeblich auf einem Hausboot. Die Polizei umstellte und sicherte das Gelände, doch Cunanan entzog sich seiner Festnahme, indem er sich mit einer großkalibrigen Pistole das Leben nahm.

Völlig unabsichtlich dagegen erschoß ein amerikanischer Schauspieler seine Verlobte auf offener Bühne. Die Regieanweisung sah vor, daß er der jungen Frau einen Apfel in Wilhelm-Tell-Manier vom Kopf schießen sollte, doch statt dessen schoß er seiner zukünftigen Frau vor den Augen der entsetzten Zuschauer mitten in die Stirn.

Ernie Bradford, Nelson – Admiral – Diplomat – Liebhaber, Ullstein Verlag, Frankfurt a. M., 1989; Albert Goldman, John Lennon, Rowohlt Taschenbuchverlag, Reinbek, 1989; Curt Hohoff, Kleist, rororo Bildmonographie, Rowohlt Verlag, Reinbek, 1983; Bild am Sonntag, 20. 7. 1997; Frankfurter Allgemeine Zeitung, 16./17. 7. 1997; La Repubblica, 19. 9. 1997; Der Spiegel, 43, 1997; Kölner Stadtanzeiger, 4. 7. 1997, 15. 7. 1997; Stern, 31/1997, 42/1997; Süddeutsche Zeitung, 25. 7. 1997, 8. 10. 1997

Schwangerschaftsabbruch

Als Mittel der Geburtenkontrolle, der Lebens- und Familienplanung sowie als Reaktion auf Notsituationen hat der Abortus artificialis – das künstliche Herbeiführen einer Fehlgeburt durch gynäkologische Maßnahmen – zu allen Zeiten eine bedeutsame Rolle gespielt. Für die griechische Philosophie waren Schwangerschaftsabbruch und Kindesaussetzung ethisch neutrale Instrumente zur bevölkerungspolitisch und eugenisch motivierten Geburtenkontrolle. Einflußreich wurde vor allem die von Aristoteles vertretene Lehre von der Sukzessivbeseelung, derzufolge die Beseelung des Menschen nicht mit der Befruchtung, sondern 40 Tage (beim männlichen Fötus) und 90 Tage (beim weiblichen Fötus) danach erfolgt. Davor war eine »Abruptio« erlaubt. Im Lauf der Jahrhunderte setzten sich die 40 Tage als nicht geschlechtsspezifisch differenzierter Zeitraum durch.

Mit den kursächsischen Konstitutionen wurde 1572 ein neues Fristenkonzept entwickelt. Es sah den Schwangerschaftsabbruch erst dann als Tötungsdelikt an, wenn er zum Zeitpunkt der ersten wahrgenommenen Kindsbewegungen um die Mitte der Schwangerschaft vorgenommen wurde. Seit 1794 drohte das Preußische Allgemeine Landrecht vom Zeitpunkt der auf 30 Wochen nach der Empfängnis angesetzten extrauterinen Lebensfähigkeit des Kindes mit drastischen Strafen. Zu einem Instrument der staatlichen Politik wurde die Kriminalisierung der Schwangerschaftsabbrüche erst im 19. Jahrhundert.

Unter nationalsozialistischer Herrschaft wurde die Selbst- und Fremdabtreibung als Angriff auf die Lebenskraft des deutschen Volkes unter Umständen sogar mit dem Tode bestraft. Nach 1945 war gemäß § 218 StGB die Selbstabtreibung mit Freiheitsstrafen bis zu fünf Jahren, die Fremdabtreibung mit bis zu zehn Jahren bedroht. Doch auch solch drakonische Maßnahmen konnten viele Frauen nicht von einem Schwangerschaftsabbruch abhalten. Wissend, daß sie nicht selten ihr Leben riskierten, vertrauten sie sich sogenannten Engelmacherinnen an. Der Begriff Engelmacherin wurde ursprünglich für Frauen verwendet, die kleine – vor allem unehelich geborene – Kinder zu sich nahmen und sie verhungern ließen, »zu Engeln machten«. Später waren Engelmacherinnen Frauen, die bei ungewollt Schwangeren illegale Abtreibungen vornahmen. Ihre Methoden, die Schwangerschaft zu beenden, differierten wenig von dem, was die oft verzweifelten Frauen sich selbst zufügten. Sie sprangen von Tischen, schnürten sich bis zur Ohnmacht, badeten in heißem Wasser, spritzen Stärkelösungen, aßen Senf und Rizinusöl, führten Stricknadeln und andere spitze Gegenstände in die Vagina ein und ließen sich Luft in die Gebärmutter blasen. Wenn sie ihren Verletzungen nicht jämmerlich verblutend erlagen, starben 20 Prozent der Frauen an einer Luftembolie, verursacht durch den absurden Versuch, die Fruchtblase durch Luftdruck von der Gebärmutter abzulösen. So führte sich eine Frau ein Rohr in den Uterus ein und forderte ihren Mann auf, kräftig in das freiliegende Rohrstück hereinzublasen. Mit dieser Methode sollte eine Fehlgeburt eingeleitet werden, doch die Frau verstarb noch während der schrecklichen Aktion. Ebenso kostete ein zum selben Zweck eingeführter Katheter eine andere werdende Mutter das Leben. Im Prozeß gab der Mann zu, sich der Gefährlichkeit der Methode bewußt gewesen zu sein. Er hatte geglaubt, wenn er durch den Katheter Luft einblase, »lasse er Luft hinein wie in ein zu öffnendes Glas mit Früchten«.

In Deutschland werden derzeit jährlich weit über 100000 legale Schwangerschaftsabbrüche vorgenommen. Um etwaige Risiken zu minimieren, dürfen sie nur von Ärzten durchgeführt werden.

K. U. Benner, Gesundheit und Medizin heute, Midena Verlag, Küttigen/Aarau, 1994; Hans Pfeiffer, die Spuren der Toten, Militzke Verlag, Leipzig, 1994

Schwert

Schwerter waren bereits in der Bronzezeit gebräuchliche Hieb- und Stichwaffen für den Nahkampf. Die Klingen waren meist gerade und breit und hatten in der Mitte eine sogenannte Blutrinne.

König Alboin, um 572 König der norditalienischen Lombardei, hatte einen anderen germanischen Häuptling namens Kunimund getötet und dessen Tochter Rosamund zur Frau genommen. Am Ende eines Mahls wurde Kunimunds leerer Schädel hereingebracht und mit Wein gefüllt; dann befahl Alboin seiner Gemahlin, damit auf seine künftigen Siege anzustoßen. Die Reaktion der Dame war mörderisch: Rosamund schwor tödliche Rache für ihren Vater. Mit Hilfe von Alboins eifersüchtigem jüngeren Bruder Hemichis machte sie den kühnen Peredeo ausfindig, Liebhaber einer ihrer Dienerinnen. Des Nachts schickte sie das Mädchen weg und legte sich selbst in das Bett, wo sie auf Peredeo wartete. Als er neben ihr lag, fragte sie ihn, wie er es wagen könnte, neben der Königin zu liegen. Die entsprechende Strafe vor Augen, erklärte sich Peredeo schnell bereit, Alboin im Schlaf mit einem Schwert zu töten, das die Königin praktischerweise schon an den Bettpfosten gehängt hatte.

Man könnte meinen, daß dieser Mord den beiden Verschwörern eine glänzende Zukunft bescherte, aber statt dessen vergifteten sich Hemichis und Rosamund wenig später gegenseitig. Was aus Peredeo wurde, ist nicht bekannt.

Franklin L. Ford, Der politische Mord, Junius Verlag, Hamburg, 1990

Sieden

Fälscher, Betrüger und Ketzer mußten damit rechnen, in Wasser, Öl oder Wein gesotten zu werden. In vollem Ornat traten am 28. Juni 147, dem Vorabend des Festes Peter und Paul, in Köln sieben Bischöfe zusammen. Auf dem Domhof degradierten sie einen Priester wegen vielfachen Betruges und anderer Bosheiten: Der Mann hatte in ihren Augen schwere Schuld auf sich geladen, weil er in manchen Jahren nicht gebeichtet und trotzdem die heilige Messe gefeiert hatte. Er wurde in einem Kupferkessel zu Tode gesotten – eine bewußte Vorwegnahme der Höllenstrafe.

Norbert Ohler, Sterben und Tod im Mittelalter, Artemis Verlag, München/Zürich, 1990

Skiunfall

S

Etwa 60000 Deutsche verunglücken jährlich beim Skisport und beenden ihren Urlaub mit schneeweißen Gipsverbänden. Über 30 der Verunglückten sterben, etwa 1200 bleibt ein Dauerschaden. Pro Saison gibt es allein 10000 Kollisionsopfer auf den Pisten. Die Hauptursachen für Skiunfälle: 43 Prozent gehen ohne Brille oder Kontaktlinsen auf die Piste – Wahrnehmungsfehler, dicht gefolgt von falscher und mangelnder Ausrüstung, aggressivem, rücksichtslosem Verhalten, falschem Ehrgeiz, Übermüdung, Selbstüberschätzung, Alkohol. Jährlich werden im Alpengebiet mehr als acht Tonnen Gips auf gebrochene Gliedmaßen geschmiert.

Die Winterlust wird zum Kamikaze-Spiel, so auch für den 39jährigen Michael Kennedy, Sohn des 1968 ermordeten Ex-Justizministers Robert Kennedy. In seiner Ski-Euphorie spielte er am 31. Dezember 1997 mit Freunden auf der »Copper Bowl Run« bei Aspen/Colorado Football auf Skiern. Dafür wurde der ganze Berg in Spielfelder eingeteilt, Bäume bildeten die Tore, und ein solches Tor wurde dem mehrfachen Familienvater zum Verhängnis. Ein Augenzeuge: »Weil sie kein Leder-Ei hatten, warfen sie sich während der Schußfahrt eine Plastikflasche zu. Michael hatte außerdem noch eine Videokamera in der Hand, drehte und spielte gleichzeitig. Er fing gerade das Flaschen-Ei, da passierte es. Er raste in voller Fahrt gegen eine Birke.« Der sofort bewußtlose Michael Kennedy erwachte nicht mehr aus dem Koma, obwohl schon vier Minuten nach dem Unfall ein Rettungsteam bei ihm war. 90 Minuten später mußte er für tot erklärt werden. Kennedy hinterließ seine Frau und drei Kinder.

Nur sechs Tage später wurde der 62jährige Sonny Bono (1940–1998), Idol der Beat-Ära, Opfer seines Leichtsinns. Er raste in Heavenly Valley, dem »himmlischen Tal« bei Lake Tahoe, außerhalb der markierten Piste quer durch den Wald gegen eine Tanne und war sofort tot.

Am 29. 1. 1994 starb die österreichische Ski-Rennläuferin Ulrike Maier (1967–1994) bei einem tragischen Unfall beim Weltcup-Rennen in Garmisch-Partenkirchen. Der Streckenteil war eigentlich als harmlos eingestuft. Die 26jährige stürzte unglücklich gegen den Pfosten eines Zeitmeßgerätes und erlitt einen Genickbruch.

Der Lebensgefährte von Ulli Maier übte heftige Kritik an den Organisatoren. Nach einer Besichtigung der Unfallstelle sagte er, von Sicherheit sei hier nicht mehr zu sprechen. »Ich habe gesehen, wie fahrlässig hier zum Teil die Sicherheitszäune angebracht wurden.« Bei ihrem Sturz hatte es der anerkannten Weltklasseläuferin Kopf und Hals verdreht, anschließend war sie auf den dick gepolsterten Pfosten geprallt, an dem eine Zeitmeßanlage befestigt war. Sie flog in die Böschung, verlor ihren Sturzhelm und blieb reglos auf der Piste liegen. Alle Rettungsaktionen kamen zu spät. Zwar wurde Ulrike Maier noch auf der Piste wiederbelebt und sofort in ein Krankenhaus gebracht, doch die Ärzte dort konnten zweieinhalb Stunden nach dem Aufprall nur noch ihren Tod feststellen.

Bunte 8. 1. 1998; Focus, 5. 1. 1998; sid-Sport-Informations-Dienst

Skorbut

Die im Mittelalter »Scharbock« genannte Krankheit trat zumeist dann auf, wenn der Nahrung das Vitamin C fehlte. In Gefängnissen, auf Expeditionen und vor allem auf längeren Schiffsreisen war Skorbut so verbreitet, daß das Leiden auch den Namen »Schiffskrankheit« bekam. Die ersten Symptome waren Gewichtsverlust, Zahnfleischbluten und Blutungen im Gewebe, die unter anderem dazu führten, daß sich die Beine der Kranken blau färbten. Schwäche, Unfähigkeit zur Arbeit, schwere Infektionen wegen mangelnder Abwehrkräfte, Zahnausfall und schließlich der Tod waren die Folgen des Vitaminmangels, dem man in der Renaissance mit einem grünen Kraut, dem sogenannten Scharbockskraut, zu begegnen versuchte. Nachdem vor allem immer wieder Seeleute der Krankheit zum Opfer fielen, forschte der schottische Arzt James Lind nach der Ursache. Er fand heraus, daß die Holländer, die schon seit Jahrhunderten stets Zitrusfrüchte auf ihren Schiffen führten, wesentlich geringer von Skorbut betroffen waren, und empfahl 1795 der britischen Marine, an alle Schiffe Limonensaft auszugeben. Wenig später verschwand der Skorbut bei den britischen Seeleuten. Heute benutzt man keine Limonen mehr, sondern Orangen und Zitronen, da sie noch mehr Vitamin C enthalten.

K. U. Benner, Gesundheit und Medizin heute, Midena Verlag, Küttigen/Aarau, 1994

Speiseröhrenkrebs

Als Humphrey Bogart (1899–1957), Dauerraucher und -trinker, eines Tages völlig verkatert einen Orangensaft zu sich nehmen wollte, wurde er von einem ungewöhnlich starken Hustenanfall geschüttelt. Der Kater verschwand, der Husten blieb, und sein Arzt Dr. Maynard Brandsma konnte den Filmstar schließlich überreden, sich untersuchen zu lassen. Das Ergebnis war eindeutig: Speiseröhrenkrebs.

Spezialisten rieten zu einer sofortigen Operation, aber Bogart wollte unbedingt noch den soeben begonnenen Film abdrehen. Wieder war es Brandsma, der seinen Einfluß geltend machte. »Mach den Film, und die ganze Crew kann zu deiner Beerdigung kommen!« Bogart war überredet. Der Eingriff dauerte neuneinhalb Stunden, denn das Karzinom war viel größer, als zunächst angenommen. Klaglos ertrug der Schauspieler den Krankenhausaufenthalt, die folgende Chemotherapie und wurde endlich voller Hoffnung auf Genesung nach Hause entlassen.

Unter 40 Kilo abgemagert saß er im Rollstuhl und bestand darauf, jeden Nachmittag Freunde in seinem Arbeitszimmer zu empfangen. Links einen Scotch Soda, in der Rechten die unvermeidliche Zigarette, machte es ihm diebische Freude, detailliert von seiner Operation zu berichten. Je angeekelter die Gäste, um so vergnügter der Patient. Der Krebs war nicht besiegt; in der linken Schulter kehrte er zurück, doch Bogart gab die Hoffnung nicht auf. Er schmiedete sogar Pläne für neue Filme. Dennoch grassierten in Hollywood Gerüchte über den schlechten Gesundheitszustand des Stars. Immer wieder erkundigten sich Reporter nach dem Befinden des Kranken, der wütend ins Telefon brüllte: »Mir scheint, ich bin noch nicht tot – und ich sterbe auch nicht! Es geht mir gut – ich bin nur leicht untergewichtig!«

Ehefrau Lauren Bacall schlief schon seit Wochen in einem anderen Bett, um ihren Mann nicht zu stören. Am Abend des 13. Januar bat Bogart sie, bei ihm zu bleiben. Die Nacht brachte eine schwere Krise, doch am Morgen ging es dem Patienten etwas besser. Es war Sonntag der 14. Januar; als Lauren Bacall mit den beiden Kindern aus der Kirche kam, lag Humphrey Bogart bereits im Koma, wenige Stunden später starb er.

Sein Arzt sagte später über ihn: »Wenn ein Mann krank ist, lernst du ihn kennen. Du findest heraus, ob er aus hartem oder weichem Holz gemacht ist. Ich war bei jedem Besuch begeisterter von Bogie, er war wirklich aus sehr hartem Holz.«

Stephen Humphrey Bogart, In Search of my Father, Penguin, USA, 1995

Steinigung

Im Altertum richteten besonders Römer, Griechen und Juden ihre Verbrecher durch Steinwürfe. Die alten Germanen sahen die Steinigung als Strafe für Ehebruch vor. Doch auch in unserem Jahrhundert wird die Steinigung in manchen Kulturkreisen noch angewandt. So beschloß ein malaiisches Regionalparlament im November 1993 die Einführung eines auf dem islamischen Recht basierenden Strafkodex. Der islamische Kodex schließt die Steinigung von Ehebrechern, Peitschenhiebe für Trinker und das Abhacken einer Hand bei wiederholtem Diebstahl ein. Räuber laufen Gefahr, gesteinigt und danach gekreuzigt zu werden.

In einem kleinen Dorf im südöstlichen Iran befand der Ältestenrat Soraya Manoutchehri (1951–1985) des Ehebruchs für schuldig und verurteilte sie zum Tod durch Steinigung. Während die Unglückliche eingeschlossen und bewacht ihres Endes harrte, wurde auf dem Dorfplatz ein Loch ausgehoben – 150 Zentimeter tief und gerade so breit, daß die junge Frau mit angelegten Armen hineinpaßte. Man führte Soraya zu der Grube. Sie ließ sich widerstandslos in das Loch stellen, das sofort so weit zugeschüttet wurde, daß sie sich nicht mehr bewegen konnte. Im Abstand von etwa sieben Metern zeichnete der Bürgermeister einen Kreis um die Grube und forderte die Menge auf, Steine herbeizutragen. Die Männer und Knaben des Dorfes holten sie aus dem Flußbett, brachen sie aus bröckelnden Mauern und rissen sie von eingestürzten Dächern. Soraya mußte mit ansehen, wie sogar ihr Vater, ihr Mann und ihre Söhne schwere Ziegel und Brocken heranschleppten. So wollte es das Gesetz Allahs, und niemand widersprach. Den ersten Stein schleuderte der Vater, verfehlte seine Tochter jedoch. Er brauchte einen zweiten, einen dritten Versuch, bis er unter dem Beifall der Menge endlich traf. Der nächste war der Ehemann. Auch sein erster Wurf verfehlte das Ziel; ein Fluch, zwei Steine, die Männer jubelten, Sorayas Kopf wurde nach hinten gerissen. Blut lief über ihr Gesicht. Jetzt schleuderten die Söhne ihre steinernen Geschosse mit Wucht auf die Mutter. Oberkörper, Schultern, Kopf. Soraya kämpfte einen langen stillen Todeskampf. Eine Augenzeugin: »Kopf und Oberkörper waren nur noch ein Haufen blutigen Fleisches, die Kopfhaut eine klaffende Wunde. Augen und Nase zerschmettert, der Kiefer gebrochen.« Im Blutrausch durchbrachen zwei Männer die Linie und schlugen mit Ziegeln auf den Schädel der Toten ein, bis er zerplatzte – erst dann ließen die Mörder von Soraya ab. Auf dem verlassenen Mordplatz versuchte Sorayas alte Tante, die hilflos hatte zusehen müssen, die streunenden Hunde fernzuhalten. Sie bedeckte die Tote mit einem Tuch und flüsterte: »Du bist unschuldig … und Gott weiß es.«

Der Ältestenrat verbat ein ordentliches Begräbnis, so fraßen die Hunde in der Nacht das Fleisch von den Knochen. Die Tante sammelte sie am nächsten Tag ein, wusch sie im Fluß und vergrub sie.

Horst Herrmann, Passion der Grausamkeit, 2000 Jahre Folter im Namen Gottes, C. Bertelsmann, München, 1994; Freidoune Sahebjam, Die gesteinigte Frau, Rowohlt, Reinbek, 1992

Sterbehilfe

Nach tagelanger schwerer Krankheit starb George V. von England (1865–1936) am 20. Januar 1936 um 23.55 Uhr. Sein Ende wurde wahrscheinlich von Lord Dawson beschleunigt, der ihm eine tödliche Spritze mit Kokain und Morphium verabreichte. Man wollte, daß der schwerkranke König noch vor Mitternacht starb, damit sein Tod in der Morgenzeitung »The Times« und nicht in den zwar populären, aber oft niveaulosen Abendzeitungen erscheinen konnte.

Von den Befürwortern als würdige Möglichkeit zu sterben verteidigt, von den Gegnern als unzulässiger Eingriff in die Schöpfung verdammt, wird Sterbehilfe überwiegend auf Wunsch des Patienten praktiziert.

Der Schweizer Pfarrer Rolf Sigg begleitet Schwerstkranke auch in Deutschland auf ihrem letzten Weg. Unheilbare, schmerzhafte Krankheiten haben ihren Lebenswillen versiegen lassen, und der 81jährige beschafft ihnen das notwendige Gift. Nach Einnahme zweier Tabletten gegen die Übelkeit trinkt der Todeskandidat eine leicht trübe Flüssigkeit. Das hochdosierte Barbiturat Natrium-Pento-Barbital läßt ihn dann sanft entschlafen. Kosten: Reisespesen und eine einmalige Spende nach eigenem Ermessen.

Als Geschäftsführer der Schweizer Sterbehilfeorganisation Exit (63000 Mitglieder) leistete Sigg 13 Jahre lang Freitodhilfe, die in der Schweiz legal ist. Nun will er seine Dienste auch jenseits der eidgenössischen Grenzen anbieten. Im Herbst 1997 gründete er die Vereinigung Ex International, für die er den Krebsarzt Julius Hackethal als Schirmherrn gewann. Der seltsame Seelenhirte und gelernte Psychologe Sigg agiert in einer juristischen Grauzone, Tötung auf Verlangen steht in Deutschland unter Strafe. Da die Sterbepatienten das Mittel jedoch selbst einnehmen, leistet Sigg nach eigener Auffassung lediglich Beihilfe zum Suizid. Deutschen Medizinern ist es allerdings verboten, eine tödliche Dosis eines Medikaments zu verschreiben. Und so ist es nicht weiter verwunderlich, daß die Staatsanwaltschaft nach den Sterbehelfern Henning Atrott und Julius Hackethal jetzt auch gegen Sigg ermittelt, nachdem er in Deutschland zwei Schwerkranken zum Tode verhalf. Es gilt herauszufinden, ob sich Sigg eines Tötungsdelikts oder unterlassener Hilfeleistung schuldig gemacht haben könnte.

Mehr als 30 Menschen hat der amerikanische Arzt Dr. Jack Kevorkian bisher dabei geholfen, ihrem Leben ein Ende zu setzen. Drei Prozesse hat er überstanden, in denen die jeweiligen Juroren immer seine Unschuld bestätigten. Kürzlich machte er Schlagzeilen, als er dem Fernsehsender CBS ein Video über die letzten Minuten im Leben des 52jährigen Thomas Youk überließ, der an einer unheilbaren Lähmung litt. In 16 Millionen amerikanischen Haushalten war der Fernseher eingeschaltet, als Dr. Kevorkian den Patienten um die Erlaubnis bat, ihm drei Spritzen geben zu dürfen, und damit zum ersten Mal aktive Sterbehilfe leistete. Kurz nach der Injektion fragte der Reporter, was nun geschehe; »Er stirbt jetzt«, antwortete Kevorkian ruhig. Dann fiel der Kopf von Thomas Youk nach hinten, und die Kinnlade klappte weg.

Während die christliche Rechte in den USA ihn beschimpft und bedroht, erscheint Kevorkian den Menschen auf der Straße als Held, der das letzte Recht des Individuums auf Selbstbestimmung verteidigt.

Kitty Kelley, Die Royals, Marion von Schröder Verlag, Düsseldorf/München, 1997; Focus, 26. 1. 1998/16. 2. 1998/14. 9. 1998; Der Spiegel, 6/1998, 46/98; Stern, 10. 12. 1998

Stierhatz

Von Tierschützern heftig kritisiert, wird in der westspanischen Stadt Coria als Auftakt zum alljährlichen Stadtfest noch immer eine Stierhatz (encierro) abgehalten. Den gleichermaßen verängstigten und gereizten Stieren werden zu diesem Zweck brennende Reisigzweige an die Hörner gebunden. Dann meinen die jungen Männer der Umgebung, ihren Mut beweisen zu müssen, indem sie den verschreckten Tieren mit lautem Gejohle durch die Straßen hinterherlaufen.

Am 27. Juni 1992 bezahlte einer von ihnen diese Tierquälerei mit dem Leben. Ein Stier nahm einen der Amateur-Toreros auf die Hörner und zerfetzte ihm Schlagader, Leber und Därme.

dpa-Basisdienst, Hamburg

Stierkampf

Der Stierkampf, Tauromachia (griech. tauros = Stier, mache = Kampf), hat seine Wurzeln vermutlich in den unblutigen Stierspielen, die in Kreta, Ägypten und in der Induskultur verbreitet waren. Im Laufe der Jahrhunderte entwickelte sich daraus eine

Tradition der Schaukämpfe zwischen Mensch und Tier, die noch heute besonders in Spanien gepflegt wird. Während einer Veranstaltung werden vier bis acht Stiere getötet, jeder Kampf dauert etwa eine halbe Stunde. Fast immer sind es die Tiere, die einen blutigen Tod sterben und dann im Triumphzug durch die Arena geschleift werden, manchmal jedoch muß auch ein Mensch sein Leben lassen.

Der 47jährige Francisco Gazquez alias Curro Valencia war bereits im ersten Jahr seiner Karriere schwer verletzt worden und mußte über zehn Jahre warten, bis er als Matador auftreten durfte. Wegen mangelnden Erfolges mußte sich Valencia jedoch mit der untergeordneten Position des Banderilleros zufriedengeben. Seine Aufgabe war es, den Stier vor dem Kampf zu schwächen, indem er ihm Banderillas, kleine Spieße, in den Nacken stach. Am Sonntag, 28. Juli 1996, verfehlte er den Kampfstier, rutschte aus und stürzte. Der gereizte Stier nutzte augenblicklich die Schwäche seines Gegners: Mit einem schweren Stoß der Hörner traf er den am Boden Liegenden direkt ins Herz, so daß der Banderillero noch in der Arena starb. Nachdem die Ärzte seinen Tod bestätigt hatten, wurde der Kampf abgebrochen.

In den vergangenen 15 Jahren waren in Spanien insgesamt fünf Banderilleros in der Arena durch Hörnerstöße von Stieren getötet worden.

Ebenfalls tragisch endete die Arbeit des 68jährigen Angel Sanchez Mompean, der in der südostspanischen Stadt Murcia am 21. September 1997 einen Stier in die Stallbox treiben wollte. Angel, der als außerordentlich erfahren im Umgang mit Kampfstieren galt, stürzte und fiel vor dem 500 Kilo schweren Tier auf den Boden. Vor den Augen der entsetzten Zuschauer griff der Stier den Mann an und verletzte ihn mit Hornstößen so schwer, daß er starb.

Der Tod in der Arena ist für Stierkämpfer zwar einigermaßen selten, aber er gehört trotzdem zu den Risiken ihres Berufes. Matadore müssen für ihre tägliche Arbeit mit den Stieren ein gehöriges Quantum an Mut aufbringen; in Spanien werden sie daher wie Helden verehrt und geraten zu wahren Idolen.

Auch Fernandos Elez Villaroel, der noch nie einen Stierkampf absolviert hatte, wollte zum Helden werden. In der Stierkampfarena des spanischen Albacete sprang er aus der Zuschauermenge über die Balustrade und rannte auf den Kampfplatz, um sich dem 485 Kilogramm schweren Stier zu stellen. Doch die Vorstellung verlief nicht nach seinen Wünschen. Der Stier stieß den 27jährigen zu Boden, riß ihm mit seinen Hörnern die Halsschlagader auf, zerfetzte Leber und Milz. Als Helfer den Schwerstverletzten aus der Arena zogen, war es bereits zu spät; Villaroel starb im Krankenhaus von Albacete.

dpa-Basisdienst, Hamburg; Die schwarze Seite, http://freunde.imperium.de

Stricknadel

Die dreijährige Franceschina lag in ihrem Bettchen und wimmerte vor Schmerzen, so daß ihre Mutter Antonia den Kinderarzt kommen ließ. Der untersuchte das Kind mit allen im Jahre 1910 zu Gebote stehenden Mitteln und stellte fest, daß sie aus der Scheide blutete. Am Abend bemerkte der Stiefvater, daß Franceschina Blut erbrach, und brachte das kleine Mädchen sofort ins Baseler Kinderkrankenhaus, wo es am nächsten Tag starb. Die Obduktion erbrachte viele feine Stichwunden der Brustwand, des Herzens, der Leber, des Darms und der Scheide. Die Stichwunden waren drei bis vier Tage vor dem Tod entstanden und auf das vielfache Eindringen eines feinen, relativ langen, nadelförmigen Werkzeugs zurückzuführen. Ein Rätsel blieb den Gerichtsmedizinern zunächst, warum es keine Einstichstellen in der Körperhaut gab. Insgesamt stellten sie 72 Stichwunden fest, vier davon im Herzen, 22 in der Leber. Die Richtung der Stichkanäle deutete auf einen einzigen Ausgangspunkt hin. Das rief die Polizei auf den Plan, die den Stiefvater als Tatverdächtigen sehr bald ausschloß und sich auf die Mutter konzentrierte. Nach wochenlangen zermürbenden Verhören gestand die privat und beruflich völlig überforderte Frau, eine Stricknadel spitz zugeschliffen und sie in die Scheide ihrer kleinen Tochter eingeführt zu haben. Von dort hatte sie versucht, dem Kind ins Herz zu stechen und so die vielen Stiche auch in die anderen Organe zustande gebracht. Es ist nicht bekannt, welche Strafe Antonia Civetta für ihre Tat erhielt.

Die schwarze Seite, http://freunde.imperium.de

Stromschlag

Die Sorge um seine Goldfische wurde einem 59jährigen Mann zum Verhängnis. Um seine schwimmenden Lieblinge vor gefräßigen Katzen und Hunden zu schützen, hatte der Mann auf seinem Grundstück einen Metallzaun um den Zierfischteich gezogen und unter 220 Volt Strom gesetzt. Immer wieder überprüfte er die Vorrichtung, bis er bei einer seiner Bastelaktionen einen tödlichen Stromschlag erlitt.

Westfälische Zeitung, 18. 8. 1993

S

Syphilis

Die durch sexuelle Kontakte übertragene Geschlechtskrankheit Syphilis verläuft in drei Stadien und ist heute dank des Penicillins relativ gut behandelbar. Dennoch starben hierzulande im Jahr 1996 immerhin noch 31 Menschen an Syphilis und anderen Geschlechtskrankheiten. Als Epidemie wird die sogenannte Franzosenkrankheit das erste Mal im 15. Jahrhundert erwähnt.

Kaum war Karl VIII. (1470–1498) im Jahr 1495 in Neapel zum König gekrönt worden, da wurde seine Armee von einem Gegner heimgesucht, gegen den sie sich nicht zu wehren vermochte. Ob die Erreger der Spirocheta pallida, der Franzosenkrankheit, erst durch die Verbindungen, die Kolumbus zu Westindien hergestellt hatte, importiert wurden, muß Vermutung bleiben. Die Fieberanfälle, quälenden Kopfschmerzen, Gelenkschmerzen, Geschwüre, Wahnzustände und Lähmungen verbreiteten sich jedenfalls sehr schnell. Der Tod hielt reiche Ernte, und Karl entschloß sich, das italienische Projekt abzubrechen, nicht wissend, daß auch er bereits infiziert war. Der König, dem mit ganzen 13 Lebensjahren die Geschicke des Landes in die Knabenhand gelegt wurden, leistete einen derart vehementen Beitrag zur Ausbreitung der Geschlechtskrankheit, daß vielleicht an seinen intellektuellen Gaben, nicht aber an seiner körperlichen Einsatzbereitschaft gezweifelt werden darf. 30000 Söldner trommelte er aus aller Herren Länder zusammen, um seinen Anspruch auf Neapel durchzusetzen, im Reisegepäck stets 500 Freudenmädchen. Unklar bleibt, ob ihn die Leistungen der Liebesdienerinnen nicht befriedigen konnten oder die Verlockungen durch rassige Italienerinnen die Widerstandskraft des Königs und seiner Gefolgsleute überstieg. Jedenfalls kam das Heer nicht so recht voran, doch man verstand die ausgedehnten Marschpausen durch irdische Freuden sehr gut zu überbrükken. Allein in der heiligen Stadt Rom hielt man sich gut vier Wochen mit den Freudenmädchen auf, die unter der Regentschaft von Papst Alexander VI. fröhlich ihrem Gewerbe nachgingen. In Neapel angekommen, wurden den Eroberern nicht nur die Stadttore, sondern auch die Schlafzimmertüren bereitwillig geöffnet; das, was eigentlich als Belagerung der Hafenstadt gedacht war, geriet zu einer einzigen langen Orgie. Als Karl VIII. Neapel mit seinem Heer verließ, machte sich ein Teil seiner Mannen auf den Weg in ihre Heimatländer und verbreitete die Seuche auch dort erfolgreich. Die Krankheit machte im Laufe der Jahrhunderte vor keiner Bevölkerungsgruppe halt: Sie raffte die Päpste Julius II. und Leo X. dahin; Heinrich Heine erlag ihr, Charles Baudelaire, Peter der Große und Ivan der Schreckliche, Franz I. von Frankreich und Heinrich VIII. von England.

Guy de Maupassant (1850–1893) verließ die Welt ihretwegen im Zustand geistiger Umnachtung: Stolz auf seine unbändige Manneskraft ließ er keine Gelegenheit aus, infizierte sich allerdings bei einer seiner zahlreichen Eskapaden mit der Syphilis. Kurz nach seinem 40. Geburtstag war sein einst so scharfer und brillanter Verstand schwer in Mitleidenschaft gezogen, und er befürchtete, wahnsinnig zu werden. Ende des Jahres 1891 beschrieb er seine quälenden Symptome in einem Brief an seinen Arzt: »Ich habe eine Gehirnerweichung, die von dem Salzwasser kommt, mit dem ich meine Nasenhöhlen gespült habe. Im Gehirn ist das Salz in Gärung geraten, und nachts läuft mir das Gehirn immer als klebrige Masse durch Mund und Nase. Das heißt, der Tod steht unmittelbar bevor, und ich bin wahnsinnig! In meinem Kopf herrscht ein wildes Durcheinander. Adieu mein Freund, Sie sehen mich nicht wieder.«

Sein Zustand hatte zwar wenig mit den Nebenhöhlenspülungen zu tun, aber Maupassant lag dennoch richtig: Als sein Diener ihn eines Abends in seinem Zimmer aufsuchte, schoß der Schriftsteller gerade blindlings mit seinem Revolver in den Park. Der Diener entfernte sofort alle Kugeln aus der Waffe. Diese Vorsichtsmaßnahme entpuppte sich als außerordentlich weise, denn Maupassant versuchte wenig später, sich selbst zu erschießen. Voller Wut griff er zu einem Papiermesser und versuchte in seiner Raserei, sich die Kehle durchzuschneiden. Der allgegenwärtige Diener konnte auch das verhindern. Am 8. Januar 1892 wurde der Dichter schließlich in eine prominente Irrenanstalt in Paris eingeliefert. Maupassants geistige Verfassung verschlechterte sich trotz der guten Pflege zusehends. Mal hielt er sich für tot, mal tobte er, der Teufel habe seine Manuskripte gestohlen, dann bestand er darauf, Gott zu treffen – unter anderem, weil er ihn höchstpersönlich mit der Lustseuche anstecken und ihm auf diese Weise den Tod bringen wollte. Eines Tages stieß er im Park der Klinik kleine Holzstückchen in die Erde: »Das pflanzen wir hier ein. Im nächsten Jahr finden wir kleine Maupassants wieder«, kommentierte er sein wirres Treiben. Bald erkannte er auch seine Besucher nicht mehr und verlangte manchmal sogar selbst nach der Zwangsjacke, wenn er spürte, daß ein Anfall bevorstand. Nach einem dieser Anfälle sank er am 14. Juni in eine tiefe Bewußtlosigkeit, die bis zum seinem Todestag, dem 6. Juli 1893 andauerte.

James Cleugh, Die Medici, Bechtermünz Verlag, Augsburg, 1996; Natalie Kaufmann, Das kleine Buch der großen Toten, Ullstein Verlag, Berlin, 1998; Daniel Knop, Von Pest bis Aids, Die Infektionskrankheiten und ihre Geschichte, Sommer-Verlag GmbH, Teningen, 1998; Statistisches Bundesamt Wiesbaden, 1998

T

Tetanus

Anfangs sah es nach einer harmlosen Verletzung aus: Beim Streichen des Gartenzauns hatte sich der pensionierte Beamte den linken Zeigefinger an einem rostigen Nagel verletzt. Die Wunde war nicht tief. Ein kleines Pflaster, so schien es, würde zum Abheilen ausreichen. Zehn Tage später lag der Mann mit schweren Muskelkrämpfen und Lähmungen im Krankenhaus. Der 66jährige hatte keinen Impfschutz gegen den Tetanus-Erreger, und so hatte sich ein schwerer Wundstarrkrampf entwickelt.

Jahr für Jahr werden in Deutschland etwa zehn bis 20 solcher Fälle registriert, etwa ein Viertel der Betroffenen erliegt der Krankheit. Gemessen an den weltweiten Todesfällen ist die Zahl glücklicherweise verschwindend gering: Etwa eine Million Menschen sterben jährlich durch Tetanus, und es sind oft Neugeborene, deren Nabel sich mit den Bakterien infiziert. Die Gefahr lauert – auch in Deutschland – nahezu überall, etwa im Erdreich oder Straßenstaub. Verschmutzte Wunden bergen ein besonderes Risiko, denn schon winzige Verletzungen öffnen den sporenbildenden Bakterien den Weg in den Körper. Das erste Anzeichen für einen Wundstarrkrampf ist oft eine Verspannung der Kaumuskulatur, die einige Tage nach der Verletzung auftritt. In Unkenntnis der Symptome wenden sich viele zunächst einmal an ihren Zahnarzt und versäumen dadurch wichtige Zeit für eine Behandlung der Infektion.

K. U. Benner, Gesundheit und Medizin heute, Medina Verlag, Küttigen / Aarau, 1994; dpa-Basisdienst, Hamburg

Todesstrafe

Noch immer ist die Hinrichtung von Verurteilten im Strafrecht zahlreicher Länder verankert. In der Bundesrepublik wurde sie durch Artikel 102 des Grundgesetzes 1949 abgeschafft, in Österreich 1968, während sie in der Schweiz militärstrafrechtlich noch immer existiert. In den USA wurde die Todesstrafe nach ihrer Abschaffung im Jahre 1972 wenig später in einigen Bundesstaaten wieder eingeführt und ist immer wieder Anlaß für Diskussionen. Argumente der Befürworter erschöpfen sich zumeist in Sicherungs- und Abschreckungsgedanken, während die Gegner gerade dies bezweifeln und moralische Bedenken geltend machen. Als älteste Strafart war die Todesstrafe sowohl im germanischen als auch im römischen Recht fest verankert.

Im Jahre 385 findet sich das erste Beispiel einer richterlichen Todesstrafe wegen Ketzerei. Der Schrecken, den das Urteil verursachte, zeigte, daß diese Neuerung überall als verabscheuungswürdig angesehen wurde. Als der spanische Asket Priscillian (ca. 385) von Kaiser Maximus in Trier unter Anwendung der Folter verhört und mit 600 seiner Anhänger getötet wurde, brach ein heftiger Sturm der Empörung los.

Friedrich II., der aufgeklärteste Fürst seiner Zeit, ließ gefangene Rebellen vor seinen Augen zu Tode verbrennen. Er soll sie sogar in Blei eingegossen haben, um sie langsam zu rösten.

In Friesland wurde Brandstiftung mit Verbrennung bei lebendigem Leibe bestraft; das alte germanische Gesetz strafte sowohl Mord als auch Brandstiftung mit Brechen auf dem Rade. In Frankreich wurden Frauen häufig verbrannt oder lebendig begraben, Juden hängte man zwischen zwei wilden Hunden an den Beinen auf, während Falschmünzer in siedendes Wasser geworfen wurden. Das Rad, der Kessel mit siedendem Öl, das Verbrennen, Begraben oder Hautabziehen waren die gängigen Mittel der Strafrichter, um auf eine nicht allzu empfindliche Bevölkerung Eindruck zu machen. Die Carolina, das im Jahre 1530 veröffentlichte Strafgesetzbuch Karls V., enthält ein Verzeichnis von Strafen wie Blenden, Verstümmeln, mit glühenden Zangen zerreißen, lebendig Verbrennen und Brechen auf dem Rade. Im späten Mittelalter konnten schließlich auch Kinder und Geisteskranke hingerichtet werden. Noch 1706 wurde ein Pastor namens Zacharias Georg Flagge wegen Falschmünzerei lebendig verbrannt. Noch 1833 wurde in England ein neunjähriges Kind zum Galgen verurteilt, weil es eine bunte Glasscheibe zerbrochen und für zwei Groschen Farbe gestohlen hatte.

Henry Charles Lea, Geschichte der Inquisition im Mittelalter, Band I, Eichborn Verlag, Frankfurt a. M., 1997

Treibgas

T

Der 16jährige Schüler Jonathan Capewell aus Manchester (England) litt unter der zwanghaften Angst, er könnte Körpergeruch ausströmen. Um seine Mitmenschen vor den ihm so verhaßten Ausdünstungen zu bewahren, sprühte er sich zweimal täglich bei hermetisch verschlossenen Fenstern in seinem Zimmer mit verschiedenen Deos, vor allem aber seinem Lieblingsduft »Cool Wave« ein. Sein Vater bestätigte: »Man roch es immer im ganzen Haus.« Eines Tages entdeckte Jonathans Schwester den Teenager schließlich leblos auf seinem Bett. Das Gesicht fühlte sich eiskalt an, die Hände waren blau angelaufen. Neben ihm lagen drei Deo-Flaschen, die Fenster waren geschlossen, und der ganze Raum roch nach Spray. Jonathan wurde sofort in ein Krankenhaus gebracht, aber dort konnte nur noch sein Tod festgestellt werden. Die Obduktion ergab als Todesursache Herzversagen durch eine tödliche Dosis der Treibgase Butan und Propan im Blutkreislauf.

Bild-Zeitung, 30. 10. 1998

Triathlon

Der tragische Tod eines 14jährigen Sportlers überschattete am 30. Juli 1995 die Triathlon-Europameisterschaften in Stockholm. Zum Auftakt des Junioren-Wettbewerbs stieß Karel Pallas während des Radrennens auf der abgesperrten Strecke mit einem Auto zusammen und starb noch am Unfallort. Nach dem Tod des jungen Esten, dessen Vater als Wettkampfrichter in Stockholm tätig war, wurde massiv Kritik an den Veranstaltern geübt. Weitere fünf Athleten waren mit Autos zusammengestoßen, kamen jedoch mit leichten Verletzungen davon. »Die Polizei war total überfordert, konnte die vielen Straßeneinmündungen nicht gut genug kontrollieren. Es ist fast ein Wunder, daß es nur einen Toten gab«, kritisierte die Pressesprecherin der Deutschen Triathlon-Union. In einer ersten Reaktion sollten die Europameisterschaften komplett abgesagt werden. Doch die Delegierten der 31 Länder beschlossen, die Veranstaltung fortzusetzen. An dieser Entscheidung war auch die Familie des tödlich Verunglückten beteiligt.

sid-Sport-Informations-Dienst

T

Tropisches Fieber

Der Prophet Mohammed (ca. 570–632) war 63 Jahre alt und seine Tage gezählt. Die Gebrechlichkeit des Alters hatte ihn geschwächt. Das nahe Ende fühlend, unternahm er eine letzte Pilgerfahrt nach Mekka. Eine ungeheuere Zahl von Gläubigen begleitete den Propheten. Mit dieser heiligen Schar im Gefolge ritt Mohammed in den großen Hof der Kaaba ein. Dort schlachtete er eigenhändig 63 Opferkamele, der Zahl seiner Jahre entsprechend, dann rasierte er sich den Kopf, verteilte die abgeschnittenen Locken als Andenken unter den Gläubigen und hielt seine Abschiedspredigt. Mit letzter Kraft organisierte er den Feldzug nach Byzanz, doch in der Nacht, als das Heer fortzog, befiel den Propheten ein heftiger Anfall des tropischen Fiebers. Kraftlos lag er da, nur seine Lippen bewegten sich. Die Krankheit verschlimmerte sich täglich. Aber Mohammed besuchte dennoch regelmäßig die Moschee und verbrachte die Nächte der Reihe nach bei seinen Frauen. Als er den Tod kommen spürte, ließ er alle seine Frauen zu sich rufen, um jeder von ihnen ein freundliches Abschiedswort zu sagen. Dann bat er, den Rest seiner Zeit bei seiner Lieblingsfrau Aischa verbringen zu dürfen. Dort lag er mit hohem Fieber, und Aischa pflegte ihn. Mohammed hörte nicht auf, vom im Weltreich vereinigten Islam und Christentum zu sprechen. Der Prophet befahl, alle seine Sklaven freizulassen und sein Geld unter den Armen zu verteilen, dann sank er in einen hochfiebrigen Schlaf. Aischa legte seinen Kopf in ihren Schoß und befeuchtete sein Gesicht mit kühlem Wasser. Der

Prophet Gottes starb am 8. Juni 632. Er wurde in Aischas Hütte beerdigt.

Essad Bey, Mohammed, Verlag Das Beste, Stuttgart, 1995

Tuberkulose

Trotz erheblichen Rückgangs ist die Tuberkulose auch heute noch die verbreitetste Infektionskrankheit in Europa. In Deutschland ist diese »Krankheit der Armen« aufgrund guter medizinischer Versorgung nur noch selten tödlich, dennoch erlagen ihr im Jahr 1996 über 400 Menschen. Die Hilfsorganisation »Ärzte ohne Grenzen« nennt jedoch für die Entwicklungsländer besorgniserregende Zahlen. In den nächsten Jahren wird mit etwa 30 Millionen Menschen gerechnet, die an Tuberkulose sterben werden. Die Schätzungen der WHO (Weltgesundheits-Organisation) sind nicht weniger dramatisch, bis zum Jahr 2020 geht man von etwa einer Milliarde infizierter Menschen aus. 200 Millionen werden an Tuberkulose-Erreger erkranken und 70 Millionen daran sterben.

Bevor die Infektion mit geeigneten Medikamenten behandelt werden konnte, verordneten die Ärzte meist Luftwechsel, gutes Essen und Bettruhe. Den eigentlichen Erreger, ein Mykobakterium, entdeckte Robert Koch im Jahr 1882 und legte damit den Grundstein für wirksamere Behandlungsmethoden.

Der Komponist Carl Maria von Weber (1786–1826) begegnete seinem Leiden allerdings mit ungewöhnlicher Hartnäckigkeit. Er selbst, seine Angehörigen und Freunde wußten schon Jahre vor seinem Tod, daß er an einer Lungentuberkulose litt, für die es nur wenig Hoffnung auf Heilung gab. Anders als Chopin, der sich hegen und pflegen ließ, war der schmächtige Weber von einer schier unglaublichen Zähigkeit, verlangte das Letzte von sich und seinen Musikern, steckte vermutlich eine ganze Reihe Menschen an und glühte gleichermaßen vor Fieber und Ehrgeiz. Während seiner letzten Vorstellung des »Oberon« hustete er dermaßen, daß ihm die Damen der Londoner Gesellschaft mitleidig Berge von Marmeladen und Süßigkeiten (sie galten als hustenstillend) ins Haus sandten. Noch wenige Stunden vor seinem Tod stand er am Dirigentenpult, obwohl er schon so heiser war, daß er sich nur noch mittels Dolmetscher mit seinem Orchester verständigen konnte. Zu diesem Zeitpunkt vermochte Weber kaum noch zu gehen, und seine Füße waren derart geschwollen, daß er nur noch Hausschuhe tragen konnte. Trotz der Offensichtlichkeiten seiner Krankheit reagierte Weber mit großem Zorn, wenn man ihn nach seinem Befinden fragte: »Wie mir's geht? Sehr gut! Nur daß ich die Halsschwindsucht habe, aber das macht weiter nichts ...«, blaffte er dann. Nachdem er seine Verpflichtungen in London erfüllt hatte, kannte Carl Maria von Weber nur noch ein Ziel – er wollte nach Hause, um seine Frau noch einmal zu sehen. Die Abreise wurde für den 6. Juni festgesetzt. Am 4. saß er mit einigen Gästen und seinem Arzt zusammen, trank etwas Portwein und zog sich gegen 22.00 Uhr in sein Zimmer zurück. Als er am nächsten Morgen nicht zum Frühstück erschien und auf Klopfen keine Antwort gab, entschloß man sich, die von innen verriegelte Tür aufzubrechen. Carl Maria von Weber lag friedlich in seinem Bett; der sofort hinzugezogene Arzt konnte den Tod nur noch bestätigen.

Jahrelang quälte sich auch Frédéric Chopin (1810–1849) mit seiner Lungentuberkulose. Der Komponist konsultierte Arzt um Arzt, doch obwohl man damals bereits erkannt hatte, daß die tödliche Krankheit ansteckend war, wußte man wenig über den Anstekkungsmodus und die Ursachen der so unterschiedlichen Verläufe. 1847 bot der Musiker ein Bild der totalen Erschöpfung – sein Rükken war gekrümmt, der Kopf nach vorne gebeugt, das Gesicht von fahler Farbe. An Chopins Bett stand eine ganze Reihe bedeutender Mediziner seiner Zeit. 33 Ärzte, die ihn im Laufe der Zeit behandelten, sind namentlich bekannt, unter ihnen der Arzt Beethovens und der Leibarzt der Königin Viktoria von England. Sie verordneten ihm gute Ernährung, Schonung und Ruhe. An Medikamenten gaben sie neben kontraproduktiven Elixieren wie brechmittelhaltigem Wasser und Haferbrei durchaus auch symptomatisch wirkende Mittel gegen den unerträglichen Hustenreiz, wie Opiumtropfen, von denen der Komponist sicher reichlich Gebrauch machte. Während seines Aufenthaltes auf Mallorca behandelten ihn drei Mediziner, die Aderlässe als therapeutische Maßnahme vorschlugen, doch Chopin hatte seit seiner Jugend eine derartige Aversion gegen diese Behandlung, daß er sich erfolgreich dagegen wehrte. Wenige Monate vor seinem Tod verlor Chopin das Vertrauen in die Mediziner: »Sie tasten an mir herum und verschaffen mir keine Erleichterung.« Ende Juni 1849 rief Frédéric Chopin seine Schwester Louise an sein Krankenbett, doch sie erhielt erst Anfang August die Ausreisegenehmigung aus Polen. Als sie in Paris eintraf, konnte der Komponist nur noch auf viele Kissen gestützt im Bett sitzen. Am 16. Oktober konnte er sich nicht mehr aufrichten, nicht mehr essen und nicht mehr schlafen. In seinem Sterbezimmer spielten sich absurde Szenen ab. Chopins Tod versprach ein gesellschaftliches Ereignis in Paris zu werden, das man sich nicht entgehen lassen wollte. Alle großen Damen von Paris fühlten sich bemüßigt, an seinem Bett in Ohnmacht zu fallen, von fleißigen Zeichnern dabei porträtiert. Als ein Daguerreotypist das Bett des Kranken wegen des besseren Lichtes ans Fenster stellen wollte, setzte ein Freund Chopins die emsigen Porträtisten endlich vor die Tür. Ein Klavier wurde zur Tür gerollt, und Gräfin Potocka sang und spielte. Der eintreffende Arzt schaute sich das Spektakel an und sagte zu seinem Patienten: »Nun, mein lieber Chopin, lassen Sie sich durch diese rührende Zeremonie nicht verwirren. Schaden kann sie ja nicht. Morgen wird es Ihnen bessergehen.« Doch Chopin spürte, daß sein Ende nahte: »Ja, ja, morgen werde ich nicht mehr leiden. Sie werden sich nicht mehr zu mir bemühen müssen.« Nach und nach verließen die Besucher den Salon, ein Priester wärmte dem Sterbenden die geschwollenen Beine mit heißen Tüchern. In den frühen Morgenstunden des 17. Oktober hob Chopin den Kopf und sagte zur Tochter seiner ehemaligen Geliebten George Sand: »Bleib nicht hier. Es wird abscheulich werden. Du mußt das nicht sehen.« Die junge Frau hatte noch nie einen Menschen sterben sehen und war glücklich, daß Chopin sie von dieser Pflicht entband. An ihrer Stelle nahm ein Freund und Schüler des Komponisten Platz, den Chopin jedoch schon nicht mehr erkannte. Er richtete den Sterbenden ein wenig auf und stützte ihn. Die Schilderungen der letzten Minuten sind sehr vielfältig, und Turgenjew sagte einmal, es gäbe ein halbes Hundert Gräfinnen in Europa, die behaupteten, Chopin sei in ihren Armen gestorben. Als das Gesicht schon dunkel verfärbt war von den vielen Erstickungsanfällen, fragte ihn sein Arzt, ob er sehr leide, Chopin antwortete »nicht mehr« und tat den letzten Atemzug. Sein Grab auf dem Friedhof Père-Lachaise ist noch heute immer mit frischen Blumen geschmückt. Das einbalsamierte Herz des Musikers wird in der Heilig-Kreuz-Kirche in Warschau aufbewahrt.

K. U. Benner, Gesundheit und Medizin heute, Midena Verlag, Küttigen/Aarau, 1994; Ernst Burger: Frédéric Chopin, eine Lebenschronik in Bildern und Dokumenten, Hirmer Verlag, München, 1990; Franz Hermann Franken, Die Krankheiten großer Komponisten, Florian Noetzel Verlag, Wilhelmshaven, 1986; Statistisches Bundesamt Wiesbaden, 1998

Typhus

Einen schrecklichen Rekord brach eine Dame namens Mary Mallon, besser bekannt als »Typhus Mary«, die bekannteste Krankheitsträgerin der Welt. Frau Mallon arbeitete vor dem Ersten Weltkrieg als Köchin in New York und war für nicht weniger als 53 Typhusausbrüche verantwortlich, in deren Verlauf 1300 Menschen erkrankten und zum Teil auch starben. Um dem Gesundheitsamt und den – wie sie fand – lästigen Kontrollen zu entkommen, änderte Mary in regelmäßigen Abständen ihren Namen, wurde aber schließlich doch erwischt. Die letzten beiden Jahrzehnte ihres Lebens verbrachte sie in der Zwangsquarantäne einer staatlichen Klinik.

Sowohl Typhus als auch Paratyphus sind in Ländern mit einem hohen Niveau im Bereich der sanitären Einrichtungen heute von geringer Bedeutung. Allerdings infizierte man sich auch im Europa vergangener Jahrhunderte häufig durch verschmutztes Wasser, Milch, Milchprodukte, Muscheln und andere Lebensmittel. Um eine Infektion auszulösen, müssen die Bakterien oral in den Körper gelangen.

Der Komponist Franz Schubert (1797–1828) infizierte sich vermutlich am 31. Oktober 1828 mit dem Bakterium. An diesem Tag, so berichtete Ferdinand Schubert, aß sein Bruder im Gasthaus »Zum roten Kreuz« zu Abend. Nach dem ersten Bissen eines Fischgerichts warf er Messer und Gabel auf den Tisch und sagte, »es ekle ihn gewaltig vor diesem Fisch, es sei ihm, als habe er Gift genommen«. Von diesem Augenblick an soll er außer Arzneien fast nichts mehr zu sich genommen haben. Einem Freund schrieb er am 12. November: »Ich bin krank, ich habe schon elf Tage nichts gegessen und getrunken und wandle matt und schwankend vom Sessel zum Bett und zurück.« Obwohl Schubert seit dem 31. Oktober tatsächlich kaum noch Nahrung zu sich genommen hatte, war er zunächst nicht bettlägerig. In den ersten Novembertagen ging er mehrfach spazieren. Bald allerdings konnte er sein Zimmer kaum noch verlassen. Am 14. November sank er schließlich »ganz aufs Krankenlager«, arbeitete aber weiterhin täglich einige Stunden an einer seiner Kompositionen. Am Abend des 18. rief der Delirierende seinen Bruder ans Bett und flüsterte in seiner Verwirrung geheimnisvoll: »Ferdinand, du, was geschieht denn mit mir?« Der Arzt verordnete Aderlässe und Senfpflaster, konnte damit jedoch den Verlauf der Krankheit nicht aufhalten. Am 19. November fieberte Schubert hoch und wollte ständig aus dem Bett heraus, fest davon überzeugt, in einem fremden Zimmer zu sein. Als der Arzt erschien, sah der Komponist seinem Bruder starr ins Auge, griff mit matter Hand an die Wand und sagte langsam und mit Ernst: »Hier ist mein Ende.« Um 15.00 Uhr nachmittags trat der Tod ein.

In den Jahren 1863 und 1888 wurde Schubert zum Zwecke einer Umbettung exhumiert. Beim ersten Mal fand man seinen Schädel noch recht gut erhalten, es waren sogar noch Haare daran, die ein Verwandter an sich nahm und nach und nach als Andenken verschenkte. Auch beim zweiten Mal war es der Schädel, der besondere Aufmerksamkeit erregte. Der berühmte Komponist Anton Bruckner hatte es sich nicht nehmen lassen, bei der Ausgrabung seines großen, hochverehrten Kollegen anwesend zu sein, und applizierte einen bewundernden Kuß auf dessen Schädel.

F. H. Franken, Die Krankheiten großer Komponisten, Florian Noetzel Verlag, Wilhelmshaven, 1991; Karl Shaw, Das Lexikon der Geschmacklosigkeiten, Wilhelm Heyne Verlag, München, 1998

U

Ultimative Fighting

Gesplitterte Zähne und lädierte Knochen gehören zur Tagesordnung, denn Ultimate Fighting gilt unter Profis derzeit als die härteste Kampfsportart, in der alles erlaubt ist: Schläge, Tritte und Würgegriffe. Daß dergleichen nicht ohne Blessuren abgeht, lassen sich die »Gladiatoren der Neuzeit«, wie sich die Kämpfer selbst bezeichnen, mit vierstelligen Preisgeldern versüßen.

Für manchen kommt der warme Geldregen allerdings zu spät – so auch für einen Amerikaner, dessen ukrainischer Gegner ihm derartige Kopfschläge verpaßte, daß er den Ring nicht lebend verließ. Konsequenzen hatte der Tod für den Ukrainer nicht, doch deutsche Behörden ließen bereits wissen – wenn dergleichen auf heimischem Boden geschehen sollte, wäre es als Totschlag und nicht als Sportunfall zu ahnden.

Focus, 29. 3. 1999

V

V

Vergiftung

Ludwig XIV., der Sonnenkönig (1638–1715), hatte zeitlebens einen gesegneten Appetit. Gierig schlang er hinunter, was immer die fürstliche Tafel zu tragen vermochte. Weil seine Zähne in einem entsetzlichen Zustand waren, verzichtete er möglichst darauf, seine Speisen ausreichend zu kauen. Das und die Tatsache, daß er Würmer hatte, führten dazu, daß der französische Regent eigentlich nie so recht satt war. Als die Ärzte ihm 1685 die maroden Zähne zogen und dabei so ruppig zu Werke gingen, daß sie ihrem Herrscher den Kiefer brachen, begann eine Zeit des Leidens für Ludwig. Gegen seine Beschwerden ließ man ihn nach Sitte der Zeit ununterbrochen zur Ader und traktierte den dadurch ohnehin geschwächten Körper mit den merkwürdigsten Medikamenten: Brechmittel, Pillen aus Vipernpulver und Pferdemist sollten Linderung verschaffen. Letztendlich bewirkten sie jedoch vermutlich eine Vergiftung. Am 11. August des Jahres 1715 verließ der König sein Schloß zum letzten Mal. Die berühmtesten Ärzte von Paris berieten sich rund um die Uhr, konnten jedoch nichts tun. Auf des Königs Bein zeigten sich die schwarzen Flecken des Altersbrandes.

Am 26. August war er so schwach, daß seine Ärzte vorsorglich rieten, die Sterbesakramente in Empfang zu nehmen. Erstaunlich frohgemut und äußerst majestätisch regelte der König seine Angelegenheiten, verabschiedete sich gerührt von seiner Gattin und sagte zu zwei weinenden Pagen: »Warum weint ihr? Habt ihr gedacht, ich sei unsterblich?« Verwundert nahm er zur Kenntnis, daß seine körperlichen Leiden sich in durchaus erträglichen Grenzen hielten, und bedauerte geradezu, nicht stärkere Schmerzen zu empfinden. Der Brand breitete sich über den Schenkel aus, und der König verlor am 30. August das Bewußtsein. Pflichtgemäß begannen die Geistlichen am 31. um elf Uhr, die Sterbegebete zu sprechen. Der Klang ihrer Stimmen brachte den Todgeweihten wieder zu sich, und er stimmte derart kraftvoll in das »Vater Unser« ein, daß man ihn sogar im Nebenraum verstehen konnte. Ludwig XIV. starb am 1. September morgens um 8.15 Uhr.

Pierre Gaxotte, Ludwig XIV., Ullstein Verlag, Frankfurt a. M., 1988

Vierteilen

Wie beim Rädern zog man die Qualen der Verurteilten auch beim Vierteilen bewußt in die Länge.

Bei lebendigem Leibe wurde 613 die Frankenkönigin Brunichilde in Stücke gerissen. Mit harter Hand hatte sie gegen fränkische und burgundische Große für ein mächtiges Königtum und die Einheit des Reiches gekämpft. Schließlich bekam sie den Haß derer zu spüren, die sie gedemütigt und deren Angehörige sie hatte umbringen lassen. Drei Tage wurde sie gefoltert, dann auf einem Kamel durch das Heer geführt – eine in Byzanz übliche Art, Gegner zu entehren. Dann band man sie mit den Haaren, einem Fuß und einem Arm an den Schwanz eines bösartigen Pferdes, dabei wurde sie durch die Hufe und den rasenden Lauf in Stücke gerissen.

Norbert Ohler, Sterben und Tod im Mittelalter, Artemis Verlag, München/Zürich, 1980

Vulkanausbruch

Geologisch betrachtet ist die Erdoberfläche keineswegs geschlossen. Sogenannte tektonische Platten bilden ihren äußeren Mantel, unter dem in großer Tiefe sogar flüssige Gesteinsschichten liegen. An Stellen, an denen sich tektonische Platten aufeinanderschieben und so tiefe Risse in der festen Erdoberfläche verursachen, können Vulkane entstehen, Öffnungen, durch die das flüssigheiße Erdinnere an die Oberfläche gelangt. Man unterscheidet Festlandvulkane und solche, die für uns unsichtbar auf dem Meeresgrund aktiv sind. Letztere sind die häufigeren. Besonders viele Vulkane finden sich im Pazifischen Ozean, dort verlaufen die Grenzen großer tektonischer Platten. Zu den gefährlichsten Vulkanen dieser Region gehören der Mount St. Helens im US-Bundesstaat Washington, der Pinatubo auf den Philippinen, der noch immer aktiv ist, der Krakatau und der Tambora in Indonesien. Auch im deutschsprachigen Raum gibt es vulkanische Spuren, so war z. B. die Eifel vor vielen tausend Jahren eine Region mit aktiven Vulkanen.

Doch der berühmteste Ausbruch ereignete sich im 1. Jahrhundert n. Chr.: Als in Süditalien am 24. August 79 n. Chr. der knapp 1300 Meter hohe Vesuv Feuer zu speien begann, gelang es vielen Einwohnern von Pompeji gerade noch rechtzeitig zu fliehen. Die meisten überlebten den heftigen Vulkanausbruch, doch 2000 Pompejaner wurden unter glühender Lava und einer meterhohen Ascheschicht begraben.

Mit einem lauten Knall war der Vesuv gegen Mittag explodiert, und über dem Gipfel formte sich eine Feuersäule, deren Höhe zwischen 14 und 32 Metern schwankte. Am frühen Nachmittag stürzten die ersten Häuser unter dem Gewicht der Asche ein. Kaum hatte der Berg sich wieder beruhigt, kehrten die Flüchtlinge zurück, gruben lange Tunnel zu den Häusern und nahmen mit sich, was irgendwie transportabel war.

1748 begannen erste Ausgrabungsarbeiten, und die Archäologen waren gleichermaßen begeistert und erstaunt, wie gut die Vulkanasche alles jahrhundertelang konserviert hatte. Unter anderem fanden sie die Überreste der Opfer, von denen einige Gladiatoren gewesen waren, die man in Ketten gelegt hatte, um sie an Flucht oder Selbstmord zu hindern.

Paul G. Bahn, Gräber, Särge & Mumien, Weltbild Verlag, Augsburg, 1997; L'Espresso, 25. 3. 1999

W

Wahn

Wahn oder Wahnvorstellungen sind irrationale »fixe« Ideen, die von anderen nicht geteilt werden und auf logische Beweisführung oder Vernunft nicht ansprechen. Anhaltende Wahnvorstellungen sind zumeist Anzeichen von ernsthaften Geisteskrankheiten wie Schizophrenie oder Depressionen.

Dem russischen Schriftsteller Nicolai Wassiljewitsch Gogol (1809–1852) war kein langes Leben beschieden. Aus einem schwächlichen Kind entwickelte sich ein kränklicher Erwachsener. Das Gefühl, von seinen Kritikern mißverstanden worden zu sein, führte dazu, daß Gogol den zweiten Band der »Toten Seelen« während eines Anfalls verbrannte. Anschließend verweigerte er jegliche Nahrungsaufnahme. In der Nacht zum 9. Februar 1852 sah er sich selbst im Traum als schon Verstorbenen und hörte Stimmen, die ihn zu sich riefen.

Nach diesem Erlebnis war er fest davon überzeugt, in Kürze sterben zu müssen, und rief den Grafen Tolstoi zu sich, um ihm seine Manuskripte anzuvertrauen. Tolstoi sollte entscheiden, was zu veröffentlichen war und was vernichtet werden mußte. Doch der Graf wollte den Kranken nicht in seinen Todesahnungen bestärken und lehnte Gogols Ansinnen ab. In der Nacht vom 11. auf den 12. Februar kniete Gogol betend bis in die frühen Morgenstunden vor seiner Ikone. Gegen drei Uhr ging er in das Arbeitszimmer und begann, seine Papiere zu sichten. Das meiste steckte er in den Ofen. Dann zog er sich bitterlich schluchzend in sein Schlafzimmer zurück. Am 20. Februar machten die Ärzte einen letzten Versuch, den Kranken zu versorgen und ihm etwas Nahrung einzuflößen, doch der lehnte stur ab. Um acht Uhr des folgenden Morgen starb Nicolai Gogol. Seine letzten Worte waren: »Die Leiter – schnell, die Leiter.«

Rolf Dietrich Keil, Nicolai W. Gogol, rororo Bildmonographie, Rowohlt Verlag, Reinbek, 1985

Wasser

Der griechisch-römische Arzt Galen nahm an, daß ein Ertrinkender so viel Wasser schlucke, bis durch eine Überfüllung des Magens und des Darms der Tod eintrete. Von dieser irrigen Vorstellung leitet sich der bis heute gebräuchliche Begriff »Ertrinken« ab.

Gegen die Galenische Hypothese wandte sich erst viele Jahrhunderte später der berühmte Pariser Anatom Jacobus Sylvius. Nach seiner Meinung, so schrieb er 1630, werde das Ertrinken durch Eindringen von Wasser in die Atmungsorgane verursacht. Sylvius' Ansicht stieß allerdings auf Ablehnung und wurde 1689 in einer Erklärung der Medizinischen Fakultät Leipzig als Irrtum abgetan. Erst 1888 formulierte der Österreicher Arnold Paltauf, was bis heute Gültigkeit hat: »Es steht wohl für die Todesfälle durch Ertrinken fest, daß das Leben durch Erstickung während des Vorgangs aus dem Körper getilgt werde, bei der das die Luft abschließende Mittel eben die Ertränkungsflüssigkeit ist.«

Ertränkt wurden im Mittelalter vorwiegend Bigamisten, Kindesmörder, rückfällige Diebe und Wiederholungstäter. Meistens waren es Frauen, die zum Tod durch Ertrinken verurteilt wurden. An Händen und Füßen zusammengebunden, wurde das Opfer in ein Gewässer geworfen; gegebenenfalls drückte der Henker es mit einer Gabel oder Stange so lange unter Wasser, bis der Tod eintrat. Zur Strafverschärfung wurde der Delinquent zusammen mit einem Hund oder mit Schlangen in einen Sack gesteckt und dann ins Wasser geworfen.

Am 19. April 1913 fuhr Isadora Duncan nach dem Mittagessen mit ihren beiden Kindern und dem Kindermädchen nach Neuilly, wo die berühmte Tänzerin ausstieg, während der Wagen nach Versailles weiterfuhr. Nach etwa 100 Metern bog der Fahrer auf die Uferstraße links der Seine, mußte dort einem anderen Auto ausweichen und kam zum Stehen. Der Chauffeur stieg aus, ohne die Bremse anzuziehen und den Gang herauszunehmen, schloß die

Tür hinter sich und kurbelte den Motor wieder an. Der Wagen machte einen Ruck nach vorne und rollte geradewegs auf den Fluß zu. Verzweifelt versuchte der Chauffeur, das Fahrzeug aufzuhalten, stürzte jedoch zu Boden und mußte hilflos mit ansehen, wie der Wagen in die Seine stürzte. Passanten alarmierten die Feuerwehr, die große Mühe hatte, das von der Strömung abgetriebene Auto herauszuholen. Nach anderthalb Stunden konnte man die Tür öffnen und fand im Inneren die drei Opfer eng umschlungen aneinandergeklammert. Tochter Deidre und das Kindermädchen waren bereits ertrunken, der kleine Patrick verstarb kurz nachdem er in eine Klinik gebracht worden war. Noch in der Nacht wurden die drei Särge mit einer Sondergenehmigung der Ortsbehörde vom Hospital ins Studio überführt. Isadora Duncan, die ihre Kinder sehr geliebt hatte, war vor Schmerz wie versteinert. Die Tragödie wurde international veröffentlicht, und die untröstliche Isadora Duncan erhielt Kondolenzbriefe von Müttern aus aller Welt.

Hrsg. Sigrid Metken, Die letzte Reise, Hugendubel, München, 1984; Max Niehaus, Isadora Duncan, Heinrichshofen's Verlag, Wilhelmshaven, 1981; Norbert Ohler, Sterben und Tod im Mittelalter, Artemis Verlag, München/Zürich, 1980; Giovanni Pontiero – Eleonora Duse in Life and Art – Verlag Peter Lang, Frankfurt, 1986; Martha Schad, Frauen, die die Welt bewegten, Pattloch Verlag, Augsburg, 1997

Wasserfolter

Bei der im Mittelalter beliebten Wasserfolter wurden die Angeklagten zunächst auf eine in der Mitte gekrümmte Pritsche gebunden. Dann wurden Unmengen von Wasser durch einen Trichter in den Leib des gefesselten Opfers gepreßt. Der durch die Pritsche nach oben durchgedrückte und vom Wasser aufgeblähte Bauch wurde sodann mit starken Stockschlägen malträtiert. Hin und wieder wurden den bemitleidenswerten Delinquenten auch noch After und Harnröhre so verstopft, daß das Wasser nicht wieder aus dem Körper gelangen konnte, was unweigerlich zum Tod führte.

Für eine andere Form der Wasserfolter wurde dem Opfer ein seidener Stoffstreifen durch den Mund bis in die Magenröhre eingeführt. Anschließend wurde der Stoffstreifen langsam mit Wasser getränkt, weitete sich entsprechend aus und erstickte den Angeklagten. Ging das den Henkersknechten nicht schnell genug, rissen sie den Stoffstreifen ruckartig und hart aus dem Schlund ihrer erbarmungswürdigen Opfer und schürften sie auf diese Weise innerlich auf.

Horst Herrmann, Passion der Grausamkeit, 2000 Jahre Folter im Namen Gottes. C. Bertelsmann, München, 1994

W

Wassergefängnis

Japans Steuereintreiber des 17. Jahrhunderts hatten ganz erstaunliche Methoden, den völlig verarmten Bauern auch das Letzte abzupressen. Wenn das direkte Foltern der Steuerschuldner nicht zu den gewünschten Zahlungen führte, nahmen die Behörden die Frauen und Töchter der Betroffenen als Geiseln fest und unterzogen sie gleichermaßen schmerzhaften und demütigenden Prozeduren. So hängte man sie zum Beispiel nackt an den Füßen auf. In vielen Fällen töteten Familienväter ihre Frauen und Kinder lieber, als sie solcher Schmach auszusetzen. Eine besonders beliebte Art der Qual war das Wassergefängnis. Die ergriffenen Frauen wurden so lange in kaltes Wasser getaucht, bis sie starben oder ihre Familie die geforderte Steuer entrichtete. Im Dezember 1637 mußte die hochschwangere Frau eines zahlungsunfähigen Dorfobersten sechs Tage und sechs Nächte in einem Wassergefängnis verbringen. Der unglückliche Ehemann konnte das notwendige Geld einfach nicht auftreiben. Die Frau bekam Wehen und starb bei der Geburt ihres Kindes.

Ivan Morris, Samurai oder von der Würde des Scheiterns, Insel Verlag, Frankfurt a. M., 1989

Wirbelsturm

Wirbelstürme zu Lande und zu Wasser gibt es auf der ganzen Welt. Selbst im verhältnismäßig wetterkatastrophensicheren Europa kommt es hin und wieder zu solchen Unwettern, dann allerdings eher im Miniaturformat. Die vernichtenden Wirbelstürme, die über den Pazifischen Ozean hinwegrasen, nennt man Taifune, diejenigen, die den Indischen Ozean und das Meer rund um Australien heimsuchen, Zyklone, die Wirbelstürme des Atlantik hingegen Hurrikane. Tornados, die zu den wildesten Wetterkapriolen zählen, die wir kennen, sind eher lokal begrenzte, kurz andauernde Stürme und entstehen meist auf dem Festland, wenn Luftmassen mit extrem unterschiedlicher Temperatur aufeinanderprallen. Im Gegensatz zu den Hurrikanen, Zyklonen oder Taifunen lassen sich Tornados nur schwer vorhersagen, weil sie ganz plötzlich entstehen können.

So auch der Jahrhundertsturm, der am 3. Mai 1999 Oklahoma City verwüstete. An jenem Montag begann das Inferno kurz nach 19.00 Uhr: Erst war ein tiefes Grollen zu hören, dann näherte sich eine Wolkenwalze, die in schrecklicher Weise an einen Atompilz erinnerte. Das Ungetüm fraß sich wie eine riesige Fräsmaschine durch den Ort und hinterließ eine Schneise der Verwüstung. Bis zum Freitag wüteten Tornados von Oklahoma bis Tennessee, Alabama und Georgia. Über 50 Menschen kamen bei der Katastrophe ums Leben. Sie starben unter dem Schutt ihrer Häuser, wurden in Autos eingequetscht, von Ästen, Ziegeln und Stahlträgern erschlagen, die der Sturm wie tödliche Geschosse aus einer Zentrifuge abfeuerte.

Bei der Vorhersage von Hurrikanen haben die Meteorologen große Fortschritte gemacht. Die Stürme lassen sich häufig schon viele Tage, bevor sie die Küste erreichen, über dem Ozean ausmachen. Humor schien der Tornado gehabt zu haben, der 1958 eine Frau in El Dorado, Kansas, aus dem Fenster wirbelte und etliche Meter weiter sicher wieder absetzte. Neben der völlig verängstigten Frau ließ er eine Schallplatte mit dem Titel »Stormy Weather« zu Boden fallen.

Von jeher wüten schwere Wirbelstürme mit Spitzengeschwindigkeiten von bis zu 300 Kilometern in der Stunde über Mittelamerika. Am 13. September 1928 starben bei einem verheerenden Sturm 2500 Menschen im subtropischen Inferno. Das Unwetter traf Florida besonders hart. Riesige Wellen wurden weit ins Land hineingedrückt, Dächer abgedeckt; die Kraft des Windes trug erwachsene Männer mühelos davon, brachte Häuser zum Einsturz, knickte Bäume und Masten, zerriß Leitungen.

Da die rotierenden Massen aus Wolken und Wind einen Durchmesser von bis zu 1000 Kilometern erreichen können und besonders Küstengegenden schlimm treffen, beschränkte sich der Sturm nicht auf Florida. In Puerto Rico übergab man die Toten 1928 dem Meer, es waren zu viele, um sie angemessen auf dem Land bestatten zu können.

Das große Buch der Katastrophen, Tosa Verlag, Wien, 1998; Focus, 10. 5. 1999

Witwenverbrennung

W

Der Fall der 18jährigen Roop Kanwar, die am 4. September 1987 in Deorala im nordwestindischen Staat Rajasthan unter dem Jubel der Bevölkerung Sati (Selbstmord durch Verbrennung neben dem Leichnam des Gatten) beging, entfachte die Diskussion über die jahrhundertealte Selbstmordpraxis aufs neue. Die Politiker in der Hauptstadt Neu Delhi wurden erst alarmiert, als sich zwei Wochen nach dem Tode der jungen Frau in dem Dorf nahezu 100000 Menschen versammelt hatten, um die Witwe als Sati-Göttin zu verehren. Unter dem Druck indischer Frauenvereinigungen und der Presse entschloß sich die Regierung Rajiv Gandhi, das geltende Sati-Gesetz zu verschärfen. Dieser Schritt löste bei der Bevölkerung Rajasthans erhebliche Proteste aus. Schließlich legte einer der vier höchsten Hindu-Priester sogar vor dem Obersten Gericht in Neu Delhi Beschwerde gegen das Gesetz ein, das die Beihilfe zur Witwenverbrennung unter schwere Strafe stellte: Wer die Frauen bei ihrem Selbstmord aktiv unterstützte, mußte mit der Todesstrafe rechnen; wer die Selbstverbrennung glorifizierte, wurde mit hohen Freiheitsstrafen belegt. Doch der höchste Priester und einer seiner Kollegen vertraten die Ansicht, es müsse jeder Hindu-Frau freigestellt bleiben, sich aus Liebe und Loyalität auf dem Scheiterhaufen neben ihrem toten Ehemann verbrennen zu lassen. In seiner Beschwerde formulierte er, das Gesetz verstoße gegen die indische Verfassung, weil es die religiöse Freiheit einschränke.

Fakt ist jedoch, daß die Frauen keineswegs freiwillig auf den Scheiterhaufen stiegen, sondern sehr häufig von den Verwandten des Mannes dazu gezwungen wurden.

dpa-Basisdienst, Hamburg

Würgegriff

Schon lange war Alfons von Aragón seinem machtgierigen Schwager Cesare Borgia, Sohn des mächtigen Papstes Alexander VI., ein Dorn im eifersüchtigen Auge, und schon lange suchte Cesare nach einer Gelegenheit, den Mann seiner Schwester aus dem Weg zu räumen. Am 15. Juli 1500, drei Stunden vor Sonnenuntergang, überquerte Alfons von Aragón den Petersplatz, als sich ihm eine kleine Gruppe bewaffneter Männer entgegenstellte. Alfons versuchte zu fliehen, wurde aber von den Angreifern überwältigt und brach kurz darauf schwer verwundet zusammen. Die Attentäter suchten in dem Glauben, ihr Opfer getötet zu haben, das Weite. Aber der Herzog lebte. Diener brachten ihn vorsichtig in den Vatikan, wo seine Frau Lucrezia und seine Schwester die Pflege übernahmen. Beide waren sicher, daß Cesare Borgia hinter den gedungenen Meuchelmördern steckte, konnten dem Intriganten jedoch nichts nachweisen. Sie veranlaßten den Papst, eine starke Garde vor dem Schlafzimmer des Patienten zu postieren, holten Ärzte aus Neapel und bereiteten die Mahlzeiten für den Kranken aus Angst vor einem Giftanschlag selbst zu. Derart versorgt und behütet, erholte sich Alfons von Aragón schnell von Schrecken und Verletzungen und war auf dem Wege der Besserung, als es seinem Schwager Cesare gelang, sich Zutritt zu seinem Gemach zu verschaffen. Er neigte sich zu den Rekonvaleszenten und flüsterte ihm etwas ins Ohr, das der ebenfalls Anwesende venezianische Botschafter deutlich verstehen konnte: »Was am Morgen nicht vollbracht wurde, soll am Abend geschehen.« Der entsetzte Botschafter erkannte die hinterhältige Mitteilung und erzählte Papst Alexander sofort von dem Ereignis; der stand jedoch wie immer auf der Seite seines Sohnes und wollte von dergleichen Komplotten nichts hören.

Cesare fühlte sich mit dieser Rückendeckung vollkommen sicher, und am 18. August, drei Tage nach dem mißglückten Attentat, vermerkte der Chronist der Familie lakonisch: »Don Alfons wurde, da er an seinen Wunden nicht sterben wollte, in seinem Bett erwürgt.«

Ivan Cloulas, Die Borgias, Wilhelm Heyne Verlag, München, 1988

Z

Z

Zeppelinabsturz

Zeitlebens hatte er seine Vision beharrlich verfolgt und schließlich zum Erfolg gebracht – Ferdinand Graf von Zeppelin. Dem 1837 in Konstanz am Bodensee geborenen Flugpionier gelang es, das erste lenkbare Luftschiff zu bauen und damit die Ära des Luftverkehrs zu begründen. Am 2. Juni 1900 stieg das erste Gefährt des eigensinnigen Grafen, den seine Zeitgenossen den »Narren vom Bodensee« nannten, in die Lüfte. Im Jahre 1910 organisierte der umtriebige Graf die erste Passagierfahrt. Bis zu seinem Tod 1917 baute Zeppelin über 100 Luftschiffe und erlebte auch noch, daß seine spektakuläre Erfindung im Ersten Weltkrieg für militärische Zwecke eingesetzt wurde.

Der 6. Mai 1937 war ein stürmischer Tag im amerikanischen Lakehurst. Im Luftschiffhafen erwartete man die Landung des größten Luftschiffes der Welt, der deutschen LZ 129 »Hindenburg«.

Ursprünglich sollte der Zeppelin schon am frühen Morgen eintreffen, um acht Uhr Ortszeit. Doch die Wartenden, Angehörige der Reisenden und Reporter wurden enttäuscht von der sprichwörtlichen deutschen Pünktlichkeit. Längst war die »Hindenburg« überfällig, als sich am späten Nachmittag ein Gewitter mit heftigem Wind und starkem Regen entwickelte. Die »Hindenburg« war in Frankfurt am Main gestartet und hatte bereits den Atlantik überquert. Zunächst entschied der Kapitän, das Gewitter zu umfahren. Eine Stunde später entschloß er sich doch zur Landung. Das Luftschiff näherte sich dem Landemast bis auf wenige hundert Meter; die Landungsseile waren bereits herabgelassen, die Reisehöhe betrug nur noch 60 Meter – da ereignete sich das Unglück. Eine Explosion erschütterte zuerst den hinteren Teil des Rumpfes, kurz darauf erfolgte im Mittelteil des Zeppelins eine weitere Explosion. Innerhalb weniger Sekunden fing das Luftschiff Feuer. Die »Hindenburg« brannte. Noch stundenlang schlugen Flammen aus dem Wrack, bis der Zeppelin völlig ausgebrannt war. An Bord befanden sich zum Zeitpunkt der Katastrophe 36 Fahrgäste und 61 Mann Besatzung. 13 Passagiere und 22 Besatzungsmitglieder starben. Die anderen konnten sich wie durch ein Wunder retten. Auch ein Arbeiter des Bodenpersonals verlor sein Leben. Ebenfalls unter den Opfern der Kapitän des Luftschiffes, der schwerverletzt bis zu seinem Tod immer nur murmelte: »Ich kann es nicht verstehen.«

Das Desaster von Lakehurst bedeutete das Ende einer großen Ära. Am 7. Mai 1937 ordnete der deutsche Reichsluftfahrtminister die vorläufige Einstellung des Luftschiffverkehrs mit der LZ 127 »Graf Zeppelin« an, die bis dahin den Transatlantikverkehr u. a. nach Südamerika bediente. Obwohl die deutschen Medien sich dafür einsetzten, daß das Verkehrsnetz der Luftschiffe weiter ausgebaut wurde, bedeutete der Brand der »Hindenburg« das Aus für die deutschen Luftschiffe.

Das Große Buch der Katastrophen, Tosa Verlag, Wien, 1998

Z

Zugunglück

Zugunglücke enden zumeist tödlich für die Beteiligten, denn sind die Tonnen von Eisen und Stahl erst einmal in Bewegung, gibt es im Unglücksfall meist kein Halten mehr.

Beim Versuch, seinem Mischlingsrüden »Racker« das Leben zu retten, verlor ein 64jähriger Rentner aus Bielefeld sein eigenes. Auf einem Spaziergang mit seinem Hund war der Mann an eine geschlossene Bahnschranke gekommen und wartete davor. Plötzlich rannte der Hund los, passierte die Schranke und setzte sich mitten auf die Gleise. Sein Herrchen zögerte keine Sekunde, lief ebenfalls auf die Schienen und versuchte, seinen Racker vor dem herannahenden Zug zu retten. Der entsetzte Lokführer des Personenzuges Paderborn-Bielefeld zog die Notbremse und betätigte mehrfach das schrille Warnsignal. Vergeblich, Racker machte seinem Namen alle Ehre und bewegte sich keinen Millimeter. Sein Besitzer gab nicht auf und bemühte sich weiterhin, den Hund von den Schienen zu ziehen. Im buchstäblich letzten Augenblick sprang das wendige Tier dann doch noch unverletzt zur Seite, der Mann wurde vom Zug mitgerissen und erlag seinen Verletzungen.

Im Juni 1967 erfaßte ein Personenzug bei Magdeburg an einem Bahnübergang einen mit 15000 Litern Benzin gefüllten Tankwagen und löste eine Explosion aus, die 96 Menschen das Leben kostete, darunter viele Kinder. Bei Aitrang in Schwaben entgleiste im Februar 1971 der TEE »Bavaria« wegen zu hoher Geschwindigkeit. 28 Menschen starben, 35 wurden verletzt. Wenige Monate später begrub ein D-Zug ein Einfamilienhaus unter sich; 23 Tote und 121 Verletzte. Im Juni 1975 stießen zwei Eilzüge in Oberbayern zusammen. 41 Passagiere wurden getötet, mehr als 100 verletzt. Im niedersächsischen Northeim raste im November 1992 ein D-Zug in einen gerade entgleisten Güterzug. Dabei kamen elf Menschen ums Leben, 52 wurden verletzt. Anfang Juli 1997 verlor ein Güterzug bei Marburg Stahlrohre. Eines der Rohre schlitzte einen entgegenkommenden Regionalexpreß auf. Dabei starben sechs Menschen, weitere 13 wurden verletzt.

Auf diese Kette von Unfällen folgte am 3. Juni 1998 das bis dato schwerste Zugunglück in der Geschichte der Bundesrepublik. Es war kurz vor elf Uhr an diesem sonnigen Frühsommertag, als ein dumpfer Knall die Anwohner am Rande des Heidedorfes Eschede zusammenschrecken ließ. Mit einer Geschwindigkeit von 200 km pro Stunde war der ICE 884 »Wilhelm Conrad Röntgen« von München nach Hamburg entgleist und gegen eine Straßenbrücke gerast, die durch die Wucht des Aufpralls einstürzte und Teile des Zuges unter sich begrub. Helfern bot sich ein furchtbares Szenario: Ineinander verschobene und verkeilte Waggons, überall Verletzte und unter Schock umherirrende Überlebende. Das Gleisbett war auf einer Länge von 60 Metern aufgerissen. Der Lokführer berichtete später, er habe kurz vor dem Unfall einen Ruck verspürt und sofort eine Notbremsung eingeleitet. Erst im Bahnhof von Eschede habe er festgestellt, daß er keinen Zug mehr hinter sich habe. Die Lokomotive hatte sich vom Zug gelöst und raste alleine durch den Bahnhof. Auch die ersten drei Waggons waren noch unter der Brücke hindurchgekommen, doch aus den folgenden Wagen konnten nur noch Tote geborgen werden. Eine Woche nach dem Unglück waren 101 Opfer zu beklagen, 43 Menschen lagen schwer verletzt in Krankenhäusern, 57 erholten sich langsam von ihren weniger schweren Verletzungen. Einige von ihnen erstatteten Strafanzeige, was dafür sorgte, daß das Grauen von Eschede ein Aktenzeichen erhielt und sich das Verfahren wegen Körperverletzung und fahrlässiger Tötung zu einer der aufwendigsten deutschen Strafsachen entwickelte.

Das große Buch der Katastrophen, Tosa Verlag, Wien, 1998; Focus, 8. 6. 1998; Der Spiegel, 8. 6. 1998/21. 9. 1998; Westfälische Zeitung, 14. 8. 1993

Zyankali

Kaliumcyanid, auch Zyankali genannt, ist eine weiße, kristalline Cyanverbindung. In trockener Luft beständig, spaltet es im Wasser oder in feuchter Luft Blausäure ab und ist damit äußerst giftig. Die tödliche Dosis liegt bei etwa 50 mg. Abhängig von der aufgenommenen Menge treten binnen Sekunden heftige Krämpfe, Angst, Atemnot, Erbrechen, Bewußtlosigkeit und schließlich der Tod durch Atemstillstand ein.

30. April 1945, gegen 2.30 Uhr morgens: Im Führerbunker zu Berlin begann der endgültig letzte Akt einer Tragödie.

Paul Joseph Goebbels (1897–1945) stand im mittleren Gang, um sich von Hitler zu verabschieden. Der hatte am Tag zuvor bereits seinen geliebten Hund Blondi vergiften lassen und seinen Sekretärinnen Giftkapseln ausgehändigt. Am Nachmittag des 1. Mai bat Magda Goebbels Dr. Kunz, den Arzt ihres Vertrauens, zu sich. Um 20.40 Uhr injizierte der Doktor auf Wunsch der Mutter allen sechs Goebbels-Kindern eine Dosis Morphium, weigerte sich jedoch, ihnen das tödliche Gift zu verabreichen. Magda Goebbels tötete ihre Kinder selbst. Einzeln zerdrückte sie die gläsernen Zyankalikapseln in den Mündern von Helga, Hilde, Helmut, Holde, Hedda und Heide. Draußen erkundigte sich der von Todesängsten gepeinigte Goebbels ständig nach dem Stand der militärischen Lage. Das Gesicht übersät mit hektischen roten Flecken, zündete er sich eine Zigarette nach der anderen an. Als die Zeit immer knapper wurde und jeden Augenblick mit dem Vorstoß der Sowjets in den Bunker gerechnet werden mußte, nahm Goebbels seinem Adjutanten das Versprechen ab, seinen und den Leichnam seiner Frau zu verbrennen. Dann verabschiedete er sich sichtlich um Fassung ringend von den anderen.

Die letzten Einzelheiten werden wohl immer im dunkeln bleiben. Sicher ist nur, daß Joseph und Magda Goebbels sich mit den gleichen Zyankalikapseln vergifteten, mit denen Magda zuvor ihre Kinder getötet hatte. Nicht geklärt ist, ob sich Goebbels zusätzlich eine Kugel in den Kopf schoß. Am 2. Mai wurden die verkohlten Leichen von sowjetischen Offizieren gefunden und mit denen der Kinder zur Identifizierung abtransportiert.

Ralf Georg Reuth, Goebbels, Piper Verlag, München, 1990

Dank

Zuallererst und ganz besonders möchte ich meinem Vater Christoph von Dohnányi danken – er hatte die Idee zu diesem Buch.

Weiterhin habe ich mich bei meinem Mann Josef, meinem Bruder Justus, meinem Sohn Vincent und einigen Freunden zu bedanken, die mir bei der Materialsammlung sehr geholfen haben. Hier gilt Iris Schadt ein ganz großes Dankeschön – ihr Einsatz war wirklich unermüdlich. Die Arbeit mit meiner Lektorin Daniela Schlingmann war ein Vergnügen, ich danke dafür! Dank auch meiner Agentin Karin Graf, die mich mit ihrem Team auch dieses Mal hervorragend betreut hat.

Personenregister

Sachregister

Schicksalhafte Momente, die die Welt veränderten

Katja Doubek
Lexikon der Attentate
Berühmte Verschwörungen,
Komplotte und Anschläge
Von Alexander I. bis Helmut Zilk
376 Seiten · geb. mit SU
€ 22,90 (D) · sFr 41,–
ISBN 3-8218-1606-6

»Auch du, mein Sohn Brutus!« konnte Julius Caesar noch stammeln, bevor er unter den Dolchstößen seiner Mörder zusammenbrach. John Lennon, Martin Luther King oder Mahatma Gandhi, Sissi oder Rudi Dutschke – sie alle fielen brutalen, heimtückischen Attentaten zum Opfer.

Detailliert und faktenreich erzählt Katja Doubek von historischen Momenten, in denen ein menschliches Schicksal die Welt verändert. Sie hat die berühmtesten, grausamsten und mißlungensten Attentate zusammengestellt für alle, die wissen wollen, wie es wirklich war.